# 謎病睡美人

各種罕見心身症的奇妙故事，
一位腦神經專家的醫療人類學全球踏查報告

# THE SLEEPING BEAUTIES

*And Other Stories of Mystery Illness*

Suzanne O'Sullivan

蘇珊・歐蘇利文——著　朱怡康——譯

# 目次

想了解他人的經驗，你必須先解構自己眼中的世界，
再以對方看世界的方式重組。

——約翰．伯格，《第七人》，一九七五

# 前言：神祕怪病
# Preface: The Mystery Illness

神祕（mystery）：目前仍屬祕密、不可解或未知之事。

我最早是從新聞網站讀到這個故事。當時是二〇一七年末，報導的標題是：瑞典神秘怪病。九歲女童蘇菲已形如槁木超過一年，動也不動，了無反應，不與人溝通，不吃不喝，甚至不睜開眼睛。事實上，她有很長一段時間只是靜靜躺著，似乎渾然不覺時光流逝。

該篇報導附有一張蘇菲的照片。她裹著一張粉紅毯子，背後黃色條紋的壁紙上釘著幾張孩子的塗鴉——也許是她發病前畫的。照片背景不是醫院，她躺在自家臥房床上。雖然她對外界毫無反應，但醫學檢查證明她的大腦健康無恙。掃描不但沒能解釋她為何陷入昏迷，反而顯示她沒昏迷。醫生群對她無計可施，只好請她家人帶她返家自行照顧。她就這樣躺了數月，沒有好轉，也沒有惡化。

雖然報導標題把蘇菲的病寫得猶如無解之謎，但內文其實已透露原因。蘇菲一家原本是俄國人，遭到當地黑幫迫害，逃到瑞典尋求庇護，蘇菲曾經目睹母親被人毆打，父親被警察逮捕。他們一家逃離俄國，抵達瑞典後沒多久，蘇菲就發病。所以醫生合理假設她的病是心理因素造成的。

身為神經學家，我很清楚心理對於身體所能發揮的力量，也許比大多數醫生都更明白。我不時看到因為心理機制、而非身體疾病失去意識的病人。我認為這種現象一點也不罕見，甚至稱不上不尋常。許多轉介給我的病人以為自己是癲癇，但他們至少有四分之一是解離型癲癇或心身症癲癇。這種個案為數不少，在我的執業生涯裡不算異數——來神經科求診的病人，可能有高達三分之一其實是心身症。他們的身體症狀是真實的，也的確導致他們失能，只不過那些症狀不是疾病所致，而是心理或行為因素造成。不論麻痺、失明、頭痛、暈眩、昏迷、顫抖，還是任何一種你想得到的症狀或失能，都有可能是心身症。而當然，心理因素不只可能引起神經問題，也可能影響身體任何一個器官，造成各式各樣的症狀，從皮疹、呼吸困難、胸痛，到心悸、膀胱問題、腹瀉、胃痙攣……幾乎無所不包。

然而，儘管這類病症隨處可見，很多人還是心存懷疑，認為它們不像其他醫療問題那麼「真實」。我承認，我不懂大家為什麼小看心理對身體的影響，因為我知道身體會以各種方式對我說話，不論我想不想聽：我的姿勢會隨心情而變；即使我不想透露對別人的觀感，一沒控制好表情就等於昭告天下。既然內在世界會化為外在動作，說心理問題可能致病似乎並不過分。在我看來，「身體為心理代言」應該是不證自明之理，但我有種感覺，不是每個人都像我一樣，把身體變化和想法意念的關連看得這麼理所當然。所以，見到一個孩子因為極端壓力而出現僵直（catatonic）問題，大家才會如此詫異又困惑不已。

不過，只要想想醫生和科學家忽視心身症的歷史有多長，我們或許不會太驚訝大眾為何如此低估其威力。幾乎大半個二十世紀裡，大眾都透過佛洛伊德的眼光看神經性心身症，稱之為**歇斯底里症**（hysteria）或**轉化症**（conversion disorder）。在佛洛伊德對這個主題的開山之作《歇斯底里症研究》一書中，他推斷癲癇、麻痺、歇斯底里所造成的各種失能，都是隱藏的心理創傷轉化為身體症狀。舉例來說，過於害怕表達想法的女性可能壓抑恐懼，以致失去語言能力。依佛洛伊德的設想，每個症狀都能回溯到心理創傷形成的特定時刻。他的想法非常有吸引力，甚至到現在，還是有許多人（包括不少醫生）相信：只要從被壓抑的創傷和被否認的虐待切入，就足以完全解釋所有心身症。然而，由於有些醫生堅信病人的問題在於否認尚未解決的內心衝突，而病人如果不願接受這種解釋，便正好映證了醫生的觀點，所以數十年來，「心身症必因心理創傷而起」的看法其實對醫病關係有損無益。

心身症領域的科學進展停滯，為神祕敘事留下了許多開展空間。一個人的大腦看來完全健康，怎麼可能陷入昏迷？心身症患者的神經傳導路徑明明絲毫無損，為何腿部會癱瘓？那個虛無飄渺、被稱為「心智」的東西是怎麼造成癲癇的？事實上，二十一世紀已經為回答這些問題投入大量心血。在神經學領域，心身症已然成為顯學，相關研究迅速增加。至少在科學界，我們已經懂得更細膩地剖析心身症的成因，不再將之一味歸因於心理壓力。目前尚待努力的是，這些新知仍局限於專科醫生和病人團體之內，大眾對之依然相當陌生。

現在有人將過去稱為「歇斯底里症」的病改稱為「轉化症」，但更新、也更貼切的名稱是**功能性神經症狀障礙**（functional neurological disorder, FND）。雖然大多數醫學專科仍在使用「心身症」一詞，用來指涉他們認為是心理因素所致的醫療問題，可是神經科已逐漸以「功能性」（functional）取代「心身性」（psychosomatic），傾向使用前者，是因為既點出神經系統的功能出了問題，又拿掉了經常被（錯誤）解讀成心理脆弱、甚至瘋癲的前綴詞「psych」。「功能性」既指出這是生物性問題，又不像昔日觀點那樣假設壓力的存在。功能性一詞保持了開放性，接受情緒創傷不是心理過程影響大腦功能，甚至造成失能的唯一可能。

不論是一般醫學上的「心身症」，還是神經科的「功能性神經症狀障礙」，不但都十分常見，也都可能發展成非常嚴重的症狀。可是大家未必都能意識到這點，因為在大眾領域，它們可能被各種誤解、委婉說詞、陳腔濫調掩蓋，很難受到注意。從媒體報導就看得出來，他們經常把功能性神經症狀障礙說成「神祕怪病」。

二〇一九年，《鏡報》一篇報導如此下標：神祕怪病導致女童癲癇，行為有如幼兒。文中女童阿萊瑟雅十歲，在林肯郡上學。除了癲癇之外，她還有四肢無力的問題。她一開始是腳痛，後來對光線和噪音愈來愈敏感，接著肌肉日益衰弱，最後連頭都沒辦法從枕頭上抬起。另一方面，隨著癲癇症狀逐漸嚴重，她還出現古怪的幼兒行為：她忘了怎麼使用刀叉，必須像嬰兒一樣由旁人餵食。不過，儘管報紙標題說她罹患的是神祕怪病，她的神經科醫生其實已經做出明確診斷：非癲癇性發作（non-epileptic seizures，心身性癲癇的諸多名稱之一）和功能性神經症狀障礙。寫這篇報導的記者顯然不認為這兩項診斷稱得上醫學解釋，因為他接著就說：「醫學檢查未能提供任何答案」。

看完蘇菲和阿萊瑟雅的故事之後，我開始思考：媒體在報導心身症和功能性疾病的時候，為什麼獨鍾使用「神祕疾病」一詞？不會是基於我們還不完全了解它們的成因，只能根據現有知識猜測造成心身症的生物機制，畢竟我們不清楚成因的神經疾病很多：多發性硬化症、運動神經元疾病、阿茲海默症等等，這些病我們都不完全了解，無法治癒，也都不知成因，可是在提及的時候，我們會直接說出病名，不會用神祕疾病這種模糊的稱呼籠統帶過。

為功能性神經症狀障礙（以下簡稱FND）患者做客觀醫學檢查乃是常規，即使患者嚴重失能亦然。癱瘓的FND患者，掃描結果依然正常，即使是陷入昏迷的個案，腦電圖還是沒有異狀。我們也許無法解釋多發性硬化症的成因，但患者至少可以拿出白紙黑字的磁核造影結果，明確指出他們的大腦和脊髓哪個部位異常，為自己的受苦背書。但我得說，缺乏檢驗佐證也不可能是功能性神經症被當成神祕疾病的原因，因為偏頭痛同樣無法以掃描佐證，卻不會被當成神祕疾病。FND雖是臨床診斷，卻又遠遠不只是臨床診斷而已。拿帕金森氏症來說，它一直到非常晚近才有檢驗可以佐證，在此之前，醫生只能靠病歷和臨床檢查做診斷，但沒人會說帕金森氏症是神祕疾病，也沒有人會只因沒有客觀檢查佐證，就否認此診斷。難道大家對心身症和FND有雙重標準？

在我看來，最容易被冠上神祕之名的，往往是與「心智」（mind）概念相關的疾病。雖然多數人察覺得到情緒與身體常見變化的關連（例如流淚或臉紅的反應），卻很少能推及更極端的認知過程與身體健康之間的互動。我們知道自己能訓練大腦，透過它解決智力上的難題（例如下棋）或掌握複雜的身體技能（如足球），卻難以想像大腦也可能拋下好不容易學到的本領。可是，既然某一些行為能教會你新的技巧，顯然也會有另一些行為能移除這種技巧，不是嗎？這正是許多心身症和功能性疾病發展的基本過程。

心身醫學領域的確還有許多未解之謎，神經學領域亦不遑多讓，有待回答的問題數不勝數。可是，現在幾乎只剩功能性神經症（以及被統稱為「心身症」的諸多病症），仍需要甩掉數百年的窠臼，為自己爭取作為醫學疾病的正當性。

看了蘇菲的故事，我認為她很可能是受到創傷，以至於關閉了與外界連結的生理機能。有一種生理和心理過程叫**解離**（dissociation），指的是記憶、感知、身分認同發生斷裂，可能導致自我感喪失（depersonalization），並造成暈眩、昏厥、失憶，甚至解離型（心身型）癲癇等症狀。雖然大腦沒病卻失去自我意識的現象可以用「解離」解釋，然而，光是用佛洛伊德所謂的「心理機制」，就足以讓蘇菲陷入昏迷嗎？我們能說她的昏迷不過是較為嚴重的生理壓力反應嗎？

我見過很多人像蘇菲這樣，因為解離而失去意識幾個鐘頭，甚至幾天，成人兒童都可能出現。不過，這不代表蘇菲的故事對我來說一點也不神祕，因為她有一些特點我從未見過：她已經動也不動超過一年，而且一次也沒睜開眼。我見過很多人因為解離而失去意識，但從沒見過像她這麼嚴重的。更耐人尋味（也更令人憂心）的是：蘇菲不是孤例，還有很多孩子和她一樣——而且全都在瑞典。從二〇一五到二〇一六年，瑞典各地有一百六十九個孩子上床之後再也沒有醒來。我們面對的是一個罕見的兒童醫療問題，還集中在單一國家。如果我把蘇菲的問題歸因於她的心理壓力，怪罪給她腦子裡的生理過程，又該怎麼解釋這種奇怪的地理分布呢？

西方醫學訓練出來的醫生傾向用刻板的方式解讀症狀，把疾病視為病人個人的事。如果有人胸痛，我們會先檢查心臟和肺臟，再去考慮別的可能性；如果我們認為問題可能是心理因素造成，我們會在病人的情感生活裡找答案。雖然每個醫生都知道外在因素也會影響疾病，但我們無法控制病人所處的環境，只好把注意力全部集中在眼前的病人。雖然醫病關係本身有其親密的特質，但醫療制度要求我們在院所高牆之內執業，只處理符合自己專科資格的問題。蘇菲和其他一百六十八個瑞典昏迷兒童的故事，讓我看見自己對影響病人甚鉅的外在因素多麼疏忽。雖然傾聽ＦＮＤ患者的個人故事已經讓我獲益良多，但我顯然還需要進一步拓展視野。

一九七七年，美國精神科醫生喬治・恩格爾對醫界提出諍言，批評醫生單從（或主要從）生物學角度看待疾病的傾向。他在一篇發表於《科學》期刊的論文裡提醒：行為在環境背景下發生，所以看人絕對不能脫離環境背景。他建議採取新的醫學模式，稱之為**生物－心理－社會醫學**（biopsychosocial medicine）。

每個醫學問題都有生物、心理、社會三個面向，只是三者比重不同。例如癌症既是生物問題，也會帶來心理衝擊，還會讓患者在社會生活上遭遇困難。有的癌症則是環境所致。而不論是哪一種，都會影響一個人在世界上的位置，也都有能力破壞生理機制，並造成嚴重的心理痛苦。相較於癌症，因壓力事件而起的反應性憂鬱症（reactive depression）雖然主要是心理疾病，但同樣有其生理和社會面向。在生理層面，它會造成體重增加或減少、高血壓、失眠、掉髮以及許多身體變化。在社會層面，雖然情緒低落牽涉到腦內化學變化，但憂鬱症既有社會成因，也與社會因素息息相關，既能影響一個人在生活中的互動品質，康復過程亦受旁人的回應方式影響。癌症和憂鬱症都是生物－心理－社會疾病，只是三種因素的比例不同。恩格爾鼓勵醫界將疾病的社會面向放在心上。

**心身症**psychosomatic disorders，psyche指心智，soma指身體。心智是大腦的功能，是生理機制創造的，不是笛卡兒所談的無形的獨立存有，也不會在死亡時飄出身體。記憶、覺知、感覺、意識都是心智的一部分，即使我們對它們並不完全了解，但它們都有某種可測量的神經性質。儘管如此，很多人都認為：描述心智的時候若不談環境，就像忽視社會對健康的影響一樣愚蠢。哲學家大衛．查爾默思曾用一個思考實驗說明心智如何向外延展到環境，他的故事是這樣的：奧圖和茵佳兩個虛構人物要去博物館。奧圖有失智症，所以他依照寫在筆記本上的指示過去；茵佳的記憶沒有問題，所以方位都在她腦子裡。因此可說，奧圖的心智向外延展到他的筆記本，筆記本取代了他喪失的認知程序。奧圖的筆記本和茵佳的記憶發揮了同樣的功能。

雖然少數醫生仍不贊同疾病的生物－心理－社會概念，然而大多數醫生已不再用有限的框架看待心智，可是，即使我們有意在實務中結合這些觀念，現代醫學體系並未提供足夠的空間。醫院裡的醫生分工精細，很多人只處理一個器官，不敢越專業雷池一步。雖然有些醫生更注意整體因素（全科醫生尤其如此），但即使是他們，還是把焦點放在生理層面。至於我，我以前的確也忽略了外在因素對身心（功能性）疾病的影響，原因很簡單：我覺得這些問題太大，大到沒辦法探究。患者家人和同儕的影響的確問得出來，但教育、宗教信仰、文化傳統、健康照顧系統、社會服務系統、主流媒體、社群媒體和其他種種因素的影響，又該從何問起？以蘇菲的極端例子為代表的瑞典兒童案例，正是我需要的提醒，讓我牢牢記住社會和文化對形塑疾病何其重要，觀察它們的影響能學到的東西又何其多。心身症和ＦＮＤ的答案，未必在患者的腦子裡。

在一塊小小的地理區域之內，出現一百六十九名兒童據信因為心理因素陷入昏迷，意味著有一百六十九顆大腦被誘迫或重塑，以獨特而怪異的方式行動。受害者的地理分布既然這麼集中，他們的社會環境裡一定有某種因素造成了這種可能性。

二〇一八年，我去了一趟瑞典。探望過和蘇菲一樣的孩子之後，我發現：類似這種在小型社群中爆發的集體疾病，其實能提供我們很多資訊，讓我們看見社會和文化因素如何影響生物機制和心理，進而創造出心身症和功能性障礙症。這些疾病猶如放大鏡，讓社會因素對健康的影響變得清晰。瑞典之旅讓我注意到其他同樣耐人尋味的案例：在美國德州，尼加拉瓜族群傳承的敘事將癲癇代代相傳；在哈薩克的一個小鎮，一百多人「莫名其妙地」連續沉睡數日；在哥倫比亞，數百名年輕女子的人生因癲癇破碎；在紐約上州，媒體炒作對十六歲中學學生的健康造成嚴重影響。不論在走訪各地或瀏覽報紙的過程中，我都發現一些主題不斷出現在很不一樣的族群身上，而且即使在當中最奇特的故事裡，也有許多片段讓我想起我的病人。瑞典那些孩子陷入局限於特定時空的健康危機，但他們絕不是唯一有這種遭遇的一群。集體心身症出現在世界各地，每年爆發多次，但因為受到影響的群體看似毫無關連，所以他們沒有機會從彼此身上學習。

蘇菲屬於一個群體，這個群體的共同點一定是他們之所以都昏迷的關鍵。阿萊瑟雅也屬於某個群體，即便她自己不知道。與她處境相似的還有數十萬人，其中一些幸運獲得診斷，但更多的人只能無奈接受「神祕怪病」的標籤，不知道醫學已有進展，他們的病現在可以得到解釋，更重要的是：他們現在能夠得到幫助，只要他們知道該往哪裡找。

# CHAPTER 1 睡美人 The Sleeping Beauties

化約論（reductionism）：相信人類行為可以拆解成較小的部分加以解釋。

我很少像此刻這樣躊躇不前，而且才到房門口已微微產生幽閉恐懼。我想掉頭，但大家魚貫進入我前方的房間，還有一人停在我正後方，貼得有點太近，想臨陣脫逃也來不及了。

我看到諾拉躺在我右手邊的床上。她大概十歲，我猜想。這裡是她的房間。我來的時候就知道會看到什麼，但還是沒做好心理準備。雖然已經有五個人和一隻狗走到床邊，她卻像是完全沒注意到我們，文風不動地閉著眼睛，神態平靜。

奧爾森醫生俯身輕拍她的臉頰，說：「她已經像這樣超過一年半了。」

這裡是瑞典斯德哥爾摩北方一百英里的一座小城宏達爾。我的地陪奧爾森醫生是一位纖瘦黝黑的六旬女士，淡褐髮色前方有一片顯眼的白色瀏海。她從諾拉第一次發病就開始照顧這個孩子，和他們一家人都熟。奧爾森醫生的丈夫山姆和他們家的狗也來了。這兩人一犬常來諾拉家，對這裡熟門熟路，從大門直接把我帶進諾拉的房間，對我來說有點太突然。前一分鐘我們還在戶外正午陽光下，後一分鐘就走進一個沉睡孩子的昏暗房間。我有股衝動想去拉開窗簾。奧爾森醫生大概也有這種感覺，因為她直接走向窗戶，拉開簾子讓陽光透進來，轉頭對諾拉的父母說：「得讓她們知道現在是白天。她們的皮膚得曬曬太陽。」

「她們知道現在是白天。」她的母親趕忙辯解：「我們早上讓她們在外面坐過了，是因為你們要來才讓她們躺回床上。」

房間不是諾拉一個人的，比她年長一歲的姐姐赫蘭也在房裡，靜靜躺在我左手邊一張雙層床的下舖。我從門口只看得到她的腳底。上舖是她們弟弟睡的，現在空著。弟弟還健康，我進房時看到他從轉角探頭偷看我。

奧爾森醫生轉身對我說：「蘇珊，妳杵在那裡幹嘛，怎麼不過來打聲招呼？妳不就是來看她們的嗎？」

她在諾拉床邊蹲下，伸手把這孩子的一頭黑髮撥到一側。我站在門口猶豫了一下，幾乎是掙扎著踏出這最後幾步路。我覺得自己一定會忍不住掉淚，但我不想其他人看見。不是怕丟臉——我也是人，見到別人不幸本來就會悲傷，看到病童尤其讓我難過——而是這家人已經受了這麼多苦，我不想讓他們還得反過來安慰我。我擠出笑容走近諾拉，一邊瞄了赫蘭一眼。令我驚訝的是，她居然睜眼看了我一下，然後再度閉上。

「她醒著嗎？」我問奧爾森醫生。

「對，赫蘭還在前期。」

諾拉絲毫沒有醒來的跡象，只是靜靜躺在床上等我。她穿著粉紅色洋裝和黑白相間的緊身褲，頭髮濃密，富有光澤，皮膚卻十分蒼白。她的嘴唇幾乎毫無血色，只透出淡淡的粉紅。她雙手交疊在腹部，神態平靜，像吃了毒蘋果的公主。全身上下唯一透露出她病態的，是伸進鼻子、用膠帶固定在臉頰的鼻胃管；而她唯一的生命跡象，是微微起伏的胸脯。

我在她床邊蹲下，向她自我介紹。雖然我知道就算她聽得到我說話，大概也聽不懂（她懂的英語很少，而我完全不會說瑞典語和她的母語庫德語），但我還是希望我的語調能讓她安心。我說的時候又看了一眼赫蘭。她睜著眼睛對上我的視線，讓我能看見她在看我。我對她微笑，但她的表情絲毫沒有變化。她們的母親站在諾拉床尾，一側肩膀倚在牆上。她是個讓人忍不住多看一眼的婦人，顴骨高，額頭上有一塊明顯的淡褐色胎記。她讓奧爾森醫生主導一切，但也在一旁仔細觀察我，整個人看起來鎮定莊重。她的丈夫，三個孩子的父親，則在房門外踱來踱去。

如同我在報紙上讀到的女孩蘇菲，二十多年來，瑞典零零星星有數百個孩子陷入沉睡，諾拉和赫蘭便是其中之二。昏睡病的病程緩慢，不易察覺，這場大流行正式的醫學報告最早出現在二〇〇〇年代初。病童一開始是變得焦慮和憂鬱，接著行為逐漸改變：先是不再和其他孩子玩，一段時間之後甚至不再玩耍。他們變得愈來愈退縮，最後沒辦法上學。他們話愈來愈少，最後不再開口，只躺在床上。當他們進入最深的沉睡期，便不再進食，不再睜眼，完全不動，對家人和朋友的鼓勵毫無反應，似乎也感覺不到疼痛、飢餓或不適。簡言之，他們不再與世界互動。

最早出現症狀的那些孩子會入院，醫生給他們做了電腦斷層掃描、血液檢查、腦波檢查，甚至做腰椎穿刺抽脊髓液檢查。結果無一例外，全部正常。儘管這些孩子對外界毫無反應，腦電圖卻像健康人一樣出現「醒－睡」週期。情況最嚴重的一些孩子轉入加護病房，由醫護人員嚴密觀察，但還是沒人能喚醒他們。因為查不出病因，醫院能提供的幫助十分有限。他們用鼻胃管為孩子餵食；物理治療師每天為他們活動關節，確保呼吸道暢通；護理師也定時為他們翻身，免得他們因為長期不動產生褥瘡。最後，住不住院對他們來說差別不大，許多孩子被帶回家中由父母照顧。孩子的年紀從七歲到十九歲都有，較為幸運的沉睡數月，更多人過了數年才醒過來，其中一些直到現在仍未清醒。

這病症是何時出現的，以前從未遇過，所以也沒人知道該怎麼描述它。稱之為「昏迷」，似乎不盡正確：昏迷指的是陷入深層的無意識狀態，但一些孩子好像還是察覺得到周遭變化，檢查顯示他們的大腦對外界刺激有反應。稱之為「沉睡」，也不太對：睡眠是自然的，但這些孩子並非如此，他們怎麼也叫不醒。最後，瑞典醫生群決定用「淡漠」（apathy）來形容這種症狀。依瑞士精神病學家卡爾．雅斯培的定義，「淡漠」是沒有感覺、無意行動，苦樂無動於中，全然不受情感或其他事物所動。醫生群認為這個描述符合他們見到的狀況。幾年後，「淡漠」成為正式的醫學名稱——瑞典文*Uppgivenhetssyndrom*字面意義是「放棄」，中文譯為**放棄生存症候群**（resignation syndrome）。

站在諾拉床邊，我覺得這個名稱不失精準。奧爾森醫生掀開諾拉的洋裝，露出她的腹部，讓我看她緊身褲裡還包了尿布。諾拉毫不抗拒這侵犯之舉。她一隻手垂在床邊，狗過來用鼻子拱她的手，她還是沒有反應。奧爾森醫生輕壓她的腹部，拿聽診器聽，接著又聽她的心臟和肺部。不論是檢查、奧爾森醫生的親切閒談、屋裡的陌生人，還是狗在房內走來走去，統統沒有引起任何一點反應。

奧爾森醫生不時轉頭對我說檢查結果。

「心率九十二，偏高。」

我聽了一陣不安，又難過起來。我也覺得九十二偏高，不像沒有情緒、超過一年文風不動的孩子的心率。這個數值顯示她處在情緒激發狀態——換句話說，和淡漠恰恰相反。心率是由自律神經系統控制的，不受意識操控。副交感神經在我們休息時將呼吸和心跳放慢；交感神經系統在危機時啟動戰或逃機制，加快心跳以準備行動——諾拉的身體在準備什麼呢？

奧爾森醫生捲起諾拉的袖子量血壓，她還是動也不動。「一百，七十一。」奧爾森醫生對我說。這倒是孩童休息時的正常數值。她抬起諾拉的手讓我看看它多麼無力，她一鬆手，那隻手臂就直直落回床上。我看過一些奧爾森醫生的報導，她曾把冰袋放在這些孩子的皮膚上，看看他們會不會有反應。我也看過報紙上的一張照片，一名放棄生存症候群的病童敞著的肚子上放了一包冷凍蔬菜。我讀醫學院時學過，疼痛刺激是評估病人有沒有意識的標準程序。但我現在不這樣做了，因為我漸漸認為這是不必要的殘酷檢測。所以，我很高興奧爾森醫生並不打算為我再做一次這種測試。孰料她轉向我，要我為諾拉做些檢查。

我遲疑了。我是醫生沒錯，但我不是諾拉的醫生。我向諾拉的母親望了一眼，她還是站在床尾。我們兩人語言不通，之前短短的幾句對話都是透過奧爾森醫生。她似乎很高興我來訪，但我多希望能不經轉傳直接和她聊聊。我們圍在床邊的一群人語言太多，彼此之間的關係又各有不同，我很難捉摸房裡的氣氛。

奧爾森醫生挑挑眉毛問我：「不然妳來這裡做什麼？」問得好。一時之間，我也不曉得自己為什麼在這了。在執業生涯中，我其實見過不少和這兩個孩子有點類似的病人。她們哪一點特殊到讓我覺得非跑這一趟不可？我本來到底想得到什麼？

奧爾森醫生用拇指輕輕撥開諾拉的眼瞼。諾拉的眼睛上翻，只看得到眼白。「貝爾現象。」奧爾森醫生說。

貝爾現象是閉眼時的正常反射動作：眼球會在眼瞼閉上時向後翻。但奧爾森醫生是刻意撐開諾拉的眼睛，不讓她閉上，所以我看到的是這孩子抗拒睜眼的證據。她的眼球之所以後翻，是因為她正試圖讓眼睛闔上。這到底是無意識的反射動作，還是諾拉其實是更主動地抗拒溝通呢？

「試看看嘛。」奧爾森醫生進一步慫恿我：「妳才是神經科醫生，對吧？」

我想起我為什麼會來這裡了。奧爾森醫生是已經退休的耳鼻喉科醫生，她亟欲幫助這兩個孩子，多給這家人一些支持。她歡迎我來訪，是因為我是神經科醫生。她希望我能解讀臨床症狀，為這種至今無解的病症提出解釋，給兩個女孩的苦痛一個說法，好說服別人幫助她們。好像諾拉不吃不動躺在床上一年半這事本身，還不夠奇特到讓她得到需要的幫助。找神經科醫生這種腦部疾病專家來看看，說不定能為診斷添點分量——至少奧爾森醫生希望如此。

這便是現代醫學的運作邏輯：疾病（disease）才能引人矚目，病症（illness）如果不能找到證據證明它是疾病所致，就不會受到關注。所以在醫學疑難雜症中，心理問題、心身症、功能性疾病是最不受重視的。

「妳來檢查看看。」奧爾森醫生又說了一次。

我硬著頭皮捧起諾拉的雙腳，先捏捏肌肉，再活動四肢，評估靈活度和肌張力。她的肌肉感覺起來還算健康，沒有流失，她的反射動作也正常。除了毫無反應之外，她沒有什麼地方不正常。我試著像奧爾森醫生那樣撥開她的眼瞼，感覺她在抗拒。奧爾森醫生要我對她的臉頰做觸診，不同於她幼小身軀的其他肌肉，她臉部肌肉是僵硬的。此外，她牙齒緊咬——再次證明她不是淡漠無感地消極抗拒。

我望向背後的赫蘭。狗盯著她看，奧爾森醫生的丈夫拉著狗的項圈，免得牠失控。赫蘭的視線越過狗直直望著我。我再次對她微笑，她的眼神一片空洞。

奧爾森醫生跟著我看向赫蘭。「先發病的是諾拉。赫蘭是第三次庇護申請被駁回之後才出現症狀，官員說他們得離開瑞典。」

雖然奧爾森醫生興致勃勃，想查出這一切出於什麼大腦機制，但不論是家人、醫生、官員，每一個人都清楚諾拉和赫蘭為什麼發病，而且也知道怎麼做能讓她們好起來。放棄生存症候群會挑病人，它專找申請庇護家庭的孩子。這些兒童早在發病之前就已創傷累累，有的才抵達瑞典就出現這種病的早期症狀，但多半是進入漫長的庇護申請過程之後才開始退縮。

諾拉到瑞典時才兩歲半——至少是她到這裡時官方認定的年齡，雖然判定的人之前從來沒見過她。她還在學走路時，全家就已逃到土耳其和敘利亞邊界，後來不知道循什麼途徑到了瑞典。他們的證件在旅途中毀了，到瑞典邊界時已經沒辦法證明自己是什麼人，從哪裡來，所以他們的年齡只好由有關當局認定。官方最後認定諾拉兩歲半，赫蘭三歲半，她們的弟弟一歲。

諾拉一家是雅茲迪人。雅茲迪人是原居於伊拉克、敘利亞、土耳其的少數民族，全世界據估不到七十萬人。從門口走進諾拉房間時，我看見牆上掛著一幅畫，畫裡的深藍色孔雀神氣地展示牠的尾羽。諾拉父親的手臂上也有一個孔雀刺青。孔雀天使是雅茲迪宗教的信仰核心。他們相信至高神創造了孔雀天使，讓他統治世界。有的故事把孔雀天使和其他宗教連在一起，說亞當夏娃是被他開了智慧。也有人說孔雀天使反抗神，被神逐入地獄，所以他代表的是撒旦。因為尊崇孔雀天使的關係，雅茲迪人被其他宗教當成魔鬼的信徒。也因為外人這樣看待他們的信仰，他們數百年來不斷受到迫害。光是在十九和二十世紀，他們就經歷過七十二次種族屠殺。到了二十一世紀，他們還是一再成為血腥攻擊的犧牲品，先是在伊拉克，近幾年又到了敘利亞。女人和孩童被擄為性奴，遭到輪姦。據稱該地區已有七萬名雅茲迪人逃到歐洲尋求庇護。

沒有人能證明諾拉一家抵達瑞典前受到什麼傷害，我在這裡只能寫下我聽到的：他們家原本住在敘利亞一處低度發展的農村，靠近土耳其邊界。村裡的人大多沒有自來水，必須去公用水井打水。諾拉的母親也不例外，每天都得去好幾趟。有一天早上，諾拉的母親在取水的路上被四個男人擄走。他們把她拉進樹林，性侵了她。回家之後，她對娘家吐露經過，沒想到她的父親勃然大怒，斥責她敗壞門風。接下來數星期，諾拉的外公和父母多次激烈爭吵，其中一次外公威脅要殺她母親，諾拉三姊弟在房裡全聽見了。遭到性侵那天，諾拉的母親懷上了第四個孩子，但沒過多久就流產了。

內外交迫之下，諾拉一家在敘利亞再無立足之地，不得不遠走他方。到瑞典時，他們沒有證件，不會說瑞典語，也看不懂拉丁字母。他們光是與人溝通都費盡全力，更不可能證明自己從哪裡來、是什麼人。雖然他們馬上申請庇護，但庇護需要他們證明自己在原來的國家遭受迫害，說服當局相信他們回到那裡不安全。

瑞典當時對尋求庇護者十分寬容，諾拉一家拿到了臨時居留證。但申請永久庇護的流程極為緩慢，諾拉和赫蘭都進了學校，審查還沒開始。又過了幾年，相關單位才開始審查他們的庇護申請——但裁定拒絕。雖然諾拉他們還有兩次上訴機會，但當時敘利亞已經爆發戰爭，他們的故鄉變得更加危險。諾拉就是在這個時間點出現退縮症狀。

兩個女孩在瑞典生活的時間已經長過任何她們待過的地方。她們的朋友都在這裡，她們也都說得一口流利的瑞典語。赫蘭還學了英文，而且學得不錯。我不曉得諾拉和赫蘭對她們的出生地記得多少，但即使父母從來沒有和她們明確談過，她們一定也感覺得出回到那裡凶多吉少。不論別人相不相信，當初要不是走投無路，他們也不會無緣無故舉家犯險逃離敘利亞。

「我請孩子的父親示範一下，讓妳看看他們抱諾拉下床之後是什麼樣子。」奧爾森醫生說。諾拉的父親依她要求扶女兒坐起，把她雙腳挪到同一側。諾拉耷拉著頭，身子像只破舊的娃娃。她的父親又站到她背後，從她腋下將她架起。只見她聳著肩膀，雙手垂在兩側。接著，在奧爾森醫生建議下，他像抬人偶一樣抬著諾拉走了幾步，諾拉的雙腳無力地落在背後，腳趾緩緩拖過地毯。我知道他們為什麼要讓我看這近乎怪誕的一幕——我們常常認為病人就該看起來病懨懨的，最好還能有至少一項客觀醫學檢查反常，好證明他們真的病了。儘管諾拉的檢查全部正常，奧爾森醫生和諾拉的家人還是希望我明白情況有多糟，所以讓我親眼看看。

看著諾拉的父親將她抱回床上，母親幫她調整姿勢，奧爾森醫生說：「看信的都是孩子。」

「抱歉，妳的意思是？」

「父母不懂瑞典文，所以移民局的信寄來的時候，通常都是小孩子看信，再翻譯給父母。」

「這樣不太好吧？」

「沒辦法，他們是父母和新世界的橋樑。」

「一定有更好的方式才對……」

奧爾森醫生笑了：「妳太天真了，這種事瞞不過小孩子的。」

「說得也是。」我不禁想起自己的孩子——無憂無慮，備受呵護；再看看赫蘭——小

小年紀，卻受了這麼多苦。「赫蘭今年幾歲？」我問

「十一歲，不過他們連這點都懷疑。」奧爾森醫生做了個鬼臉：「學校說她說話像大人，年紀絕對不像他們家說的那麼小。」

不論在哪一個國家，正確認定尋求庇護者的年紀都是棘手難題。看起來年紀較大的兒童常被錯誤安置在成人庇護所。也有人說有些成人為了得到寬待，會假裝成小孩。問題是，醫生評估年紀絕非萬無一失，因為尋求庇護者的外貌、骨齡、肌肉發育、性成熟，還有行為和語言能力，都已受到程度不一的長期匱乏、虐待、營養不良影響（當然，逃亡和申請庇護過程本身也會造成影響）。至於影響多大，我們目前沒有可靠的方式可以判斷。

雖然有人質疑赫蘭的官方年齡，但她毫無疑問還是個孩子。她尚未進入青春期，而且和諾拉還有母親一樣，都留著一頭濃密的烏黑長髮。雅茲迪女性從不剪髮。看著她的時候，我發現她重複睜眼、閉眼數次。聽他們說她會說英文，我跪在她床邊，向她自我介紹。令我驚訝的是，她居然低聲回應了我。她的聲音非常小，我請她再說一次，湊近她仔細聽。她說的是自己的名字：「赫蘭。」

赫蘭發病才幾個月，她是在她家第三次、也是最後一次庇護申請遭駁回時發作的。

「第三封駁回信寄來的時候，赫蘭問：『那我妹妹怎麼辦？』」奧爾森醫生對我說：「然

後她就不說話了，但我們只能眼睜睜看著她愈來愈嚴重。我要她父母別讓她待在床上，要想辦法讓她進食，繼續上學，但真的沒辦法。」

奧爾森醫生告訴我，相關當局認為他們是土耳其人。如果他們是敘利亞人，當地已陷入戰火，不能遣返；但如果他們是土耳其人，就可以把他們送回去。我實在難以想像，一個孩子得知自己必須離開家園，去到恐怖故事裡才會出現的地方，會是什麼感覺。開車來他們家的時候，我們經過一條寬闊的林蔭道，美得懾人，我當時心想這裡環境真好。雖然三個孩子得共用一個房間，但他們的公寓寬敞舒適，還能俯瞰一座綠蔥蔥的遊樂園。孩子房掛著圖畫，角落擺滿各式各樣的書和桌遊。桌遊看起來常有人玩——但我想，玩的人不是這兩個女孩。

「她學校同學還是會來看她。有個女孩每個禮拜都來，讀書給她聽。」奧爾森醫生對我說。接著，她轉頭問赫蘭：「想聽故事嗎？」

小女孩點點頭。

奧爾森醫生從書堆裡拿了一本繪本，開始說故事。她們的弟弟怯生生地躲在門邊偷看。我原本以為他也想聽故事，後來才發現他感興趣的是那隻狗。山姆也注意到了，問他想不想牽狗遛遛，兩人開開心心地走出門外。

山姆和妻子一樣，熟識這些放棄生存症候群兒童的家人。他是個和藹可親的白鬍子老先生，出生在美國，是學有專精的心理學家，不過在瑞典從事的是資訊業。他們夫婦總共照顧七個家庭的十四個孩子，每個孩子都處在放棄生存症候群的不同階段。我昨晚住在他們家舒適的木屋，屋裡滿是書籍、盆栽、家人的相片。在花園吃司康、喝薄荷茶的時候，山姆和我談起他們的協助經驗：得到居留權後，這些孩子雖然不會一夕康復，但往往會逐漸清醒。好轉的過程就像當初發病一樣漸進而漫長，通常得花上數月或更久，視患病時間長短而定。

雖然沒有奇蹟似的甦醒，但一旦康復，這些孩子總能活出新的人生。他們照顧的另一個孩子愛莉雅就是如此：她來自前蘇聯共和國，因為少數族群的身分而遭到迫害，逃往瑞典。她曾陷入放棄生存症候群一年多，其間完全沒有自主活動。直到獲知自己終於取得瑞典永久居留權那天，她才睜了一下眼睛。過了幾個星期，她完全醒了。幾個月後，她恢復上學。雖然進入瑞典學校體系的時間較遲，課業進度也落後許多，可是她的成績非常好，現在在讀法律學位。

「她有沒有說放棄生存症候群是什麼感覺？」我問。

我從第一次聽到這種病就很好奇這件事。光看報紙，你會覺得這種病是全然被動的，但我對「放棄」和「淡漠」這兩個標籤有所保留，懷疑它們是否真的說中患者的感受。

「她不想談。每個生過這種病的孩子都一樣。康復以後只想把它拋到腦後。」山姆對我說。

但我真的需要知道這件事，所以我換個方式再問一次：「她還向你們提過什麼嗎？例如那段時間她有沒有意識到周遭發生的事？還是覺得像睡著了一樣，一段時間就這樣憑空不見了？」

「她說像是在一場不想醒來的夢裡。」

我喜歡這個說法。不會讓人聽不懂，也讓他們的遭遇感覺起來沒那麼恐怖。我在雜誌上讀過一個小男孩的描述，他的說法就令人揪心得多：「他覺得自己像是被關在脆弱的玻璃箱裡，沉在大海深處。要是他說話或亂動，他的聲音和動作會造成震波，把箱子震碎，『水會跑進來淹死我。』他說。」

愛莉雅常來奧爾森醫生和山姆家住。就算孩子們康復了，這對熱心的夫婦還是會繼續幫助他們和家人，為需要就業的人找工作，也幫助他們申請學校或大學。要是哪一家人沒地方住，他們甚至會讓一整家人住進他們家。

我看著奧爾森醫生偎在赫蘭床邊，以我不懂的語言念故事書給她聽，不時把書朝向赫蘭，好讓她看到圖片。與此同時，孩子的母親坐在諾拉床邊，用梳子輕刷孩子露出來的手腳。這是他們每天的例行公事，親子之間的肌膚之親。刷完以後，她活動諾拉的關節，把她的膝蓋和手肘彎曲再伸直，轉動她的髖部、肩膀、手腕。這些都是她向物理治療師學的，以免孩子出現攣縮，因長久不動而造成肌腱僵硬和短縮。

我來回觀察兩個女孩。諾拉除了臉色蒼白以外，看起來十分健康；赫蘭的嘴唇和皮膚仍有血色，看得出來她動得較多，生病的時間也比較短。父母還是每天幫她們洗澡和換衣服，也設法維持固定作息，讓她們感覺到現在是上午、下午還是晚上。他們不時為兩個女兒調整姿勢，以免產生褥瘡。到了晚餐時間，他們會用輪椅把她們推到餐桌旁，讓她們感受到自己仍是家裡的一分子；他們會拿小塊的食物放在她們舌頭上，希望能引起她們的食欲；他們會用水濕潤她們的嘴唇；他們還會為兩個女兒準備吸管——赫蘭還有辦法吸個幾口，諾拉不為所動。

日常照顧和床邊故事構成一幅溫馨的畫面。赫蘭不時隨著奧爾森醫生讀書的聲音喃喃低語，我發現她是在複誦她記得的部分。讀完之後，奧爾森醫生答應赫蘭她下一次來會換個故事。我們離開的時候，兩個女孩一如我們進來時，靜靜躺在床上。

❖ ❖ ❖

二〇〇五年開始，我們陸續可以查到放棄生存症候群的正式報告。有人說一九九〇年代其實已有案例，但病童人數是到世紀之交才大量增加。二〇〇三至二〇〇五年總共有四百二十四個案例，此後又增加了數百個。雖然患病的兒童有男有女，但女孩略多。

最早患病的兒童往往會入院接受檢查和治療。但無可避免地，在檢查顯示一切正常之後，有些人開始指控他們裝病。對身體失能卻無法將病因歸咎於器質性疾病（亦即，他們的病沒有可量化的生化數值佐證，也找不到解剖學上的結構異常）的病患來說，「裝病」的指控司空見慣。然而，這種指控顯然不符實情：即使在長期住院期間，連年僅七歲的孩童都對外界毫無反應。很多病童在各科醫生監督下接受醫學檢查和住院治療，最早的一些案例甚至住進加護病房，不但和父母分開，也受到嚴密的醫學檢視，他們還是沒有清醒。沒有兒童能主動保持這麼長的淡漠狀態。

一些人把眼光轉向父母。難道他們勸誘孩子這樣做？甚至，搞不好他們給孩子下毒？有媒體報導有醫生看到一對父母餵孩子喝藥水。可是這不難查證，那個孩子的尿液和血液樣本也沒檢查出毒素。也有人說這是代理型孟喬森症候群（Munchausen's syndrome by proxy）

——一種兒童虐待：父母或照顧者製造出孩子生病的假象，再不斷尋求他們根本不需要的醫療照顧。支持這種說法的人認為，這些病童是在父母誘迫下發展出放棄生存症候群。一名醫生說這些家庭是在利用孩子，把他們當成為其他家人拿下居留權的特洛伊木馬。還有人說護理師為他們插鼻胃管的時候，一些本應沒有反應的孩子突然開始反抗。

難道窗簾拉上的時候，諾拉在屋子裡其實行動自如？難道這兩個小女孩的父母曾教她們，只要有人拜訪，就趕快躺上床鋪？我在二〇一八年造訪瑞典的時候，除了報紙上有一些捕風捉影的謠言之外，沒有一丁點證據能支持這種說法。可是在二〇一九年十月，有位成年女性出面聲稱她曾被父母逼著表現「淡漠」的狀態。頓時群情激憤，一片撻伐。一時之間，每個病童的家人好像都成了騙子。可是，世上就是會有詐領殘障補助或保險金的人，我們總不能因為有人利用制度謀取私利，就認為特定族群全都造假。況且除了這個已經算是虐童的悲劇之外，官方調查未曾發現任何病童或其家人有欺詐行為。即使在住進精神病房接受長期照顧的病童身上，也看不出任何符合代理型孟喬森症候群指控的行為。另外，儘管這些孩子在得到庇護、重獲希望之後康復了，但他們的康復是漸進的，和其他長期重病的病患並無二致——好得多快，得看他們已經病了多久，還有目前失能的情況有多嚴重。

因為心理因素而出現身體症狀的人，總是擔心別人說他們裝病。所以我懂奧爾森醫生的心情，她之所以這麼希望我提出與大腦相關的解釋，原因之一就是要杜悠悠之口，讓這些孩子別被當成裝病。她也相當清楚：大腦疾病比心理疾病更可能得到尊重。要是把放棄生存症候群說成壓力所致，很可能讓人以為這些孩子的情況並不嚴重。這個世界就是這樣：即使一個人生病、不動、沒有反應，只要腦部掃描看不出相應變化，就不容易受到關注。

生物相關數據常被用作於心身症的佐證，如果能舉出血液檢查或掃描的客觀變化，比較容易說服別人相信。所以不令人意外的，學界把不少氣力都花在探究放棄生存症候群的生物機制上。這樣做固然是為了科學興趣和決定治療方向，但最重要的是：了解生物機制是想證實孩子的失能程度。目前已有幾個理論試圖說明這種病的生物機制，但它們都有不足之處。醫生已經發現有的病童心跳偏快、體溫也偏高，這代表受賀爾蒙啟動的壓力反應或自律神經系統可能與這種病有關。一份小型研究調查了四個病童，發現他們的皮質醇（俗稱壓力賀爾蒙）數值缺乏一般人一天中會有的起伏，此結果似乎為壓力理論添了一點分量。於是，一群科學家繼續沿這個脈絡猜測：懷孕期間的壓力賀爾蒙或許影響了胎兒的腦部發育，導致這些孩子日後處理壓力的能力降低。然而，這些觀察和理論都有同樣的問題：不論壓力賀爾蒙、自律神經系統或腦部發育不良，都不足以解釋為何此病的症狀會這麼嚴重而持久，而且有如此奇怪的地域性。世界各地都有尋求庇護的家庭，但只有瑞典的孩子出現這種反應。壓力到處都有，放棄生存症候群卻只出現在這裡。

一些科學家聯想到僵直症（catatonia，又譯緊張性抑鬱障礙），該症患者仍有意識，可是動也不動，沒有或幾乎沒有身體反應。僵直症可能是大腦疾病所致，但精神疾病下也可能出現。雖然我們對它了解有限，但已發現它可能牽涉多種神經傳導物質，發作時的大腦掃描結果也顯示異常（額葉區域在僵直狀態時出現代謝變化）。瑞典科學家很想為放棄生存症候群病童做更仔細的腦部掃描，查清他們的額葉是否也有同樣的現象。不過，儘管諾拉和赫蘭的情況與僵直症有類似之處，但放棄生存症候群的病人身體柔軟，沒有僵直現象。僵直症病人像動物標本，諾拉則像個任人擺布的娃娃。

直到現在，我們還是不曉得這些孩子有沒有意識到周遭的情況，他們自己似乎也不願或無法解開這個謎。雖然他們有時候會被簡單地指為昏迷，但旁人觀察到許多病童會流淚，甚至偶爾有眼神接觸。換句話說，他們並非處於昏迷。由於醫院會用功能性磁核造影評估植物人的意識狀態，有的科學家建議依樣畫葫蘆，用這種方式解開這些病童對周遭有沒有意識的問題。

不過，醫界切入這種病的方式並非完全依賴血檢和腦部掃描，一些解釋更側重心理層面，將這種病比做廣泛性拒絕症候群（pervasive refusal syndrome，又稱廣泛性激發退縮症候群pervasive arousal withdrawal syndrome, PAWS），一種屬於兒童和青少年的精神疾病，患者堅拒進食、說話、走動，也不與周遭互動。PAWS的病因不明，但應該與壓力和創傷有關。然而，PAWS的退縮是主動的（「拒絕」一詞正說明了這點），淡漠則不是。不過，由於PAWS和絕望脫不了關係，它與放棄生存症候群的共同點似乎還是多於其他病症。

放棄生存症候群的病童雖然是在瑞典發病，但他們大多在原本的國家已經受過創傷。所以，這種病與過去的創傷似乎關係不小。難道這是一種後創傷壓力症候群？還是他們的父母受創太深，連帶削弱擔負親職的能力，從而影響孩子的情緒發展？有個偏向心理動力學的理論說：受過創傷的母親會把她們的痛苦投射到孩子身上，有醫生稱之為「致命教養」（lethal mothering）。

如果能同時從心理和生物層面探究放棄生存症候群當然更好，但即使雙管齊下，恐怕還是不夠全面。心理學的解釋太強調壓力源和當事人的精神狀態，沒有考慮到更深遠的因素。這種理論會無可避免地走向究責，讓孩子和他們的家人感受到批評。這種理論也有淡化病童一家困境的風險——同樣是受苦，心理的苦就是不像身體的苦那麼容易引起同情，那麼讓人感到他們亟需幫助。

然而，心理進路的解釋固然欠妥，生化進路的問題甚至更大。雖然釐清生物機制的部分目的是保障病童，讓他們的狀況被認真看待，但這種理論可能讓人只見一隅，忽略造成他們失能的長期外在因素。另一方面，對於找出放棄生存症候群的大腦機制，磁核造影的確是個實用的工具，能為我們在大腦如何控制意識和動機方面提供大致的理解。但針對個人所做的掃描真的能說明群體現象嗎？我認為這樣的期待似乎有點荒謬。

我是神經科醫生，大家總以為我感興趣的是導致失能的大腦機制。但站在諾拉和赫蘭的房裡，我有一種感覺：將這兩個孩子困在床上的複雜神經網絡，似乎只是這整件事的末端，只是導致她們發病最不重要的環節。把諾拉和赫蘭帶到瑞典，成天躺在這間不見天日的斗室的，是她們的整個生命歷程。

放棄生存症候群的生物和心理假設都是化約論，亦即恩格爾的生物－心理－社會途徑所批判的思路。生物和心理假設都把焦點放在內於病童的因素，卻未能解釋外於他們的現象——放棄生存症候群奇特的地理分布。事實上，故事中還有更多疑點，都證明了過度以個體主義解釋對於理解孩子的病況只是徒勞。例如：放棄生存症候群不但只找在瑞典尋求庇護的兒童，而且只針對其中幾個族群，不是所有尋求庇護者都會得這種病。來自前蘇聯共和國和巴爾幹半島的孩子比較容易患病，雅茲迪人和維吾爾族——近年飽受迫害的兩個少數民族——患病的人數也高得不成比例。相較之下，目前還沒有非洲難民發病的紀錄，其他國家和少數民族得這種病的也非常少。

如果放棄生存症候群的病因完全是心因性（psychogenic）或生化性的，為什麼世界其他地方看不到這種病？又為什麼不同年齡和背景的人不會得？每個社會都有心理創傷和人生困境，每個人的大腦從生物學上來說也都一樣，可是這種病卻具高度選擇性，只攻擊特定族群。由此可知，只把它當成單純生物問題或單純心理問題都不對，因為它不只和賀爾蒙與神經傳導物有關，也不只是個人人格特質的問題。

聽完兩個女孩的遭遇之後，在我看來似乎很明顯：我們可以從這種病症的文化特殊性學到一些東西。也許，放棄生存症候群並不是西方意義下的生物疾病或心理疾病，而是一種社會文化現象。如果真是如此，不斷做大腦掃描和測皮質醇值的意義恐怕不大。

探望過諾拉和赫蘭之後，奧爾森醫生和山姆帶我回他們家過夜。我們在露臺上享用鮭魚和沙拉當晚餐，從那裡望出去是一片高低起伏的綠地，間或點綴著幾座紅色小木屋和穀倉。我們談起兩姊妹的時候，我趁機提起這種病奇特的地理分布，以及它似乎只針對一小群弱勢族群的現象。奧爾森醫生臉色一沉，我感覺得出她對我大失所望。原來我不是什麼神經科名醫，既不能為放棄生存症候群提出漂亮的生物學解釋，也無法為這兩個孩子向瑞典移民局請命，讓她們獲得需要的庇護。

「她們不是因為身為雅茲迪人才遇到這種事。」我談到這個話題的時候，她這樣說。

可是，令我產生懸念的「文化」並不是雅茲迪文化，而是奧爾森醫生本身所處的文化，她和這兩個孩子現在共享的文化，我對這個文化的好奇程度，絕不下於對女孩原本國家和族裔的。不論是雅茲迪、維吾爾、巴爾幹半島、還是前蘇聯共和國的尋求庇護者，只要他們不是逃到瑞典，就不會出現放棄生存症候群。如果這種病是社會因素所致，因素不會單單出自其母國，而是種種遭遇交織而成。過去的創傷固然對病童影響重大，逃亡旅程以及在瑞典生活的影響亦不容小覷。畢竟，諾拉和赫蘭的大部分人生都是在瑞典度過的。

諾拉一家來到瑞典的時候，這個國家張開雙臂歡迎他們，不但在辦理庇護期間為他們安排住處，也先發給他們臨時居留證。然而，他們的申請件過了三年才開始審查。兩個女孩當時都已上學讀書，會說流利的瑞典語，也交了朋友。我好奇她們知不知道別人看她們的眼光不太一樣，曉不曉得自己的家可能只是暫時的。審查開始之後，程序一拖數年。雖然這些家庭不是出庭受審，但他們的感覺卻像在受偵訊，而非被傾聽。畢竟，庇護審查的目的是發現漏洞，過濾掉有疑義的人選，而非尋找讓申請者通過審核的證據。

全世界的庇護審查程序都有類似的問題。尋求庇護的家庭往往來自人權紀錄不佳的地區，當地政府的說詞根本不可信。申請者在審查過程中必須接受一輪又一輪的質問，不斷被要求證明他們際遇的真實性。聽證會上的問題可能相當尖銳，提問者的態度也常常咄咄逼人，很少考慮到申請者已經身心受創的事實。申請者不得不在緊繃的氣氛中為自己辯護，事後由一小群人決定他們的證言是否可信。小孩子通常也必須出席聽證會。

瑞典向來以自由開放聞名，比多數國家對移民友善，也比較沒有種族歧視。一直到近幾年，家中有放棄生存症候群病童的家庭都還能直接獲得庇護。二〇一四年，瑞典總理呼籲大眾對尋求庇護者「敞開心胸」，接下來一年，外國國民移入瑞典的人數創歷史紀錄。然而民意如流水，瑞典不久也陷入當時席捲全球的右翼政治浪潮，反移民聲浪高漲，新的庇護案數量大減。雖然敵視移民的緊張氣氛的確可能推波助瀾，導致放棄生存症候群的擴散，可是在輿情轉向反對庇護難民之前數十年，瑞典便已陸續出現放棄生存症候群的案例。既然很多人認為放棄生存症候群是絕望所致，只要重燃希望就能康復，那麼說漫長的庇護申請程序（總共要經過三個階段的聽證），恐怕是造成這種疾病發展的因素並不為過。諾拉和赫蘭幾乎一輩子都在期待與失望之間擺盪，這無疑會對她們的身體造成影響。

這些孩子處理壓力的身心機制和一般人並無二致，他們與眾不同之處在生命經驗。因此，我認為可以這樣推論：他們之所以對心理壓力產生如此獨特的身體反應，一定是受到他們環境中的某個因素影響。雖然這些失能狀態無疑與大腦有關（畢竟，沒有一種行為與大腦無關），但導致這些病童出現放棄生存症候群的關鍵，不是內在生理機制，而是外在因素影響他們大腦的方式。

面臨驅逐出境的兒童當然心情緊繃。這些情緒造成生理壓力，進而導致身體症狀。到這裡為止，這些兒童的生理變化並無特殊之處，和其他受過創傷或承受壓力的人沒什麼不一樣。諾拉和赫蘭這些病童是到了下個階段才和別人分道揚鑣，而這個階段與生活經驗息息相關。

放棄生存症候群是一連串事件造成的，無法歸咎到單一孩子或單一家庭上。我們不太可能靠關注病童的大腦來破解這種病，因為問題的癥結比那要大得多。這群孩子之所以變得脆弱，是因為長期承受壓力，忍受匱乏。他們對庇護申請的反應不太可能單純是生物機制，反而比較像是早已寫進大腦的**預期**（expectation）開始啟動。這份預期是他們環境裡的每一個人一起塑造的，他們的母國固然有份，但歐洲扮演的角色甚至更重。他們猶如把社會文化現象**身體化**（embody）了。他們的故事屬跨國共同執筆，故事裡有惡劣的社會環境、貧乏的營養供給、表觀遺傳學[1]，還有惡徒、官員、政客、父母、醫生、媒體。這些故事之所以獨特，正是因為這些因素構成巧妙組合，沒有正確組合，就不會出現放棄生存症候群。

放棄生存症候群不單只有心理和生物兩面，事實上，所有的心身症和功能性疾病都是如此。放棄生存症候群的文化特殊性提醒我：在面對其他類似疾病的時候，千萬不能低估社會因素的影響。平日行醫時，大多數醫生都會意識到社會因素在疾病中的角色，可是這個議題不容易討論，更不容易對付。它太龐大、也太棘手，遠遠超出個別醫生的能力範圍。這也意味著，我們遺漏了一些東西。心身症和功能性疾病一定有心理和生物因素，因為症狀是它們製造出來的。可是，社會文化因素的重要性恐怕還更勝一籌，不論是病程、症狀、嚴重程度，還是結果，也許都有其在幕後操控；不只告訴我們該往哪個方向求助，連治療方式都決定好了——放棄生存症候群的病童知道：在得到庇護之前，自己不可能清醒。於是事態就這樣發展下去。他們「無意識地」扮演了病人的角色，成為他們這個小群體裡的民間傳說。

雖然這樣的孩子不多，他們的處境卻能讓我們學到不少。長期以來，我們總是傾向從心理和生物層面來解釋疾病的發展，卻忽略社會環境所扮演的角色。但我也是個務實的人，我很清楚對罹患這類疾病的人來說，這樣的觀點未必有幫助。像奧爾森醫生就擔心：將放棄生存症候群視為社會文化疾病，恐怕更像扣帽子，而非開啟新知。就算我能不靠翻譯直接和諾拉的父母談，我想他們想知道的也是生物機制，畢竟，大家想知道的最終都是這個部分。

目前有待釐清的問題是：外在因素如何能夠改變生物機制，製造出放棄生存症候群獨特的臨床特徵？與諾拉和赫蘭的會面讓我踏上一段旅程——既是知識之旅，也是實地的上路。我想找到新的思考框架，重新整理我對社會因素如何製造疾病的想法。我知道自己必須拋開自身的慣性，不要死盯著造成心身症的心理因素，而去注意社會因素這頭房間裡的大象。當然，透過檢視病人的社群來探究病因有其挑戰，因為常常會被解讀成想怪罪什麼人。但我知道自己必須結合社會和生物因素，如實呈現兩者互依共存的一種整體性。對於我這種從社會文化面切入的角度，奧爾森醫生的態度很清楚：要是妳沒辦法說明他們的大腦出了什麼事，不會有人理你。

醫生的診間是拘謹而正式的場域，不太容許討論病患的私人生活。瑞典行只是開始。為了達成我的目標，我必須離開診間，把西方醫學傳統擺到一邊，多去看看「野外」的大腦。雖然醫生在消毒過的診間裡用掃描儀、顯微鏡檢查病人，但病人立足於社會之中，他們的世界複雜得多。如果放棄生存症候群是政治、媒體、民間傳說、社會環境、醫療體系、

1 epigenetics，研究基因在不改變組成結構下，受外部影響產生不同表現的一門科學。

生命經驗等各種因素共同造成的，它們各自做了什麼？

在我下筆的此刻，距離我探望諾拉和赫蘭已超過一年。期間我花了不少時間拜訪有著類似健康問題的人們，聆聽他們的故事，希望能進一步了解環境會以何種方式讓人生病，而且連病人自己都不明白。與此同時，諾拉和赫蘭依然沒有康復。她們的庇護申請也依然沒有得到核准，她們都還繼續困在床上。雖然我是以神經科醫生的身分去看她們，可是我想得愈多、學得愈多，就愈不認為她們的問題是神經學所能解決的，甚至不是醫學所能解決的。難怪我待在她們房間時充滿無力感。放棄生存症候群是我還沒學會的語言，它的存在讓她們能說出自己的故事。沒有了它，她們無法發聲。

# CHAPTER 2 癲狂 Crazy

文化（culture）：屬於特定民族或社會的觀念、風俗、社會行為。

又是一個陽光普照的日子，溫暖的一月天，我人在德州亞瑟港。汽車旅館的人提醒我天氣有點冷。可是以我的愛爾蘭標準來看，倒是比較像春末入夏的天氣。我整個早上都在靜悄悄的街道穿梭，在這座沒什麼人行道的城市，我是唯一的行人。我想找個地方吃東西，但怎麼看都只看到低矮的民宅。大多數是獨棟的，各有花園，但彼此之間沒有圍籬。住宅區一直延伸到一條寬闊的公路。我發現對街有間得來速，很想橫越馬路跑過去，但幾台皮卡車呼嘯而過，讓我打消了主意。可是我怎麼樣都找不到行人穿越道，最後只好在加油站買包餅乾和咖啡將就。櫃臺的人說我的雕花皮鞋很好看，問我該上哪兒買。他說他結婚沒多久，想買一雙同一款的送給新婚妻子。結帳才短短幾分鐘，他像是把一輩子的故事全告訴我了。等到他又一次提到我的鞋子，我遲疑了一下，心想他是不是希望我脫下來送他。但我馬上回神——這裡是德州，人與人之間比我習慣的更友善，他只是隨口聊聊而已。到這裡以後，我遇到的每一個人都會和我聊上幾句。而且他們不分長幼，全都稱我為「夫人」（ma'am）[2]。

連機場海關都和我聊了幾句。我在美國機場的通關經驗並不都是好的，但德州似乎很想讓我感到賓至如歸。海關問我來這裡的目的，我說我是來找這裡的尼加拉瓜密斯基托族（Miskito）。他看起來有點困惑，所以我對他解釋密斯基托族本來在尼加拉瓜，但因為當地最近政治動盪，不太安全，所以我改來貴寶地——熱情好客又安全的德克薩斯州。

「除了尼加拉瓜之外，密斯基托族最多的地方就是亞瑟港。」我對他說。

「我知道我們這裡很多，但我沒想到情況這麼糟了。」他對我一笑，把護照還給我。

走了幾步，我才想到他以為我說的是蚊子（mosquito）。

❖ ❖ ❖

密斯基托族是莫斯基托海岸的原住民。海岸線很長，不但縱貫尼加拉瓜東岸，還一路延伸到宏都拉斯。我是從雜誌上知道他們的，那篇報導的標題是：中美洲爆發集體歇斯底里症。那篇報導說有三個村落、共計四十三人突然陷入恍惚狀態，而且全身顫抖、抽搐，呼吸困難，當地人說這種情況叫「格里西希克尼斯」（grisi siknis）。《精神疾病診斷與統計手冊》（DSM，美國精神醫學會用來分類精神疾病的書籍）也提到過這個詞，說它是一種「因文化而異的心理困擾（distress）」，意思是說：只有在特定文化或社會裡，這種病才會有心理與身體症狀，有時也稱為民俗病（folk illness）。出現民俗病的社群對它通常會有自己的解釋，也會使用特定的傳統療法治療。格里西希克尼斯就是密斯基托族的民俗病。

最早詳述格里西希克尼斯的是人類學家菲利普・丹尼斯，他在一九七〇年代注意到它。用丹尼斯的原話，得這種病的人會「失去理智」。剛開始常常只是一些小問題，像頭痛、疲倦、頭暈等一般症狀，但發展成熟之後，它會明顯引起非理性行為、抽搐、幻覺等典型症狀。發病的人變得情緒激動，有攻擊性，揮著大砍刀威脅要傷害別人，但往往是傷了自己，有的發病者傷得不輕，下半輩子都帶著傷疤。

這種病最大的特色是幻視，發病者總說有個可怕的陌生人來找他們，想帶他們走。陌

2 在英國，ma'am通常用來稱呼女性貴族，或是軍隊、警隊裡的女性長官。

生人形貌晦暗，往往戴頂帽子。有人對丹尼斯說那是魔鬼。魔鬼向每個人呈現的面貌都不一樣，對女性呈現為男性，對男性呈現為女性，總之都是人身。幻覺內容常常與當時當地的生活經驗有關。舉例來說，在一份歷史文件中，一名女性指稱她看到一名黑人男性駕船來找她——那個時代常有加勒比海黑人商人開船來做生意；另一份報告中，一名男性說他見到一名白人女性坐計程車來；還有一份說魔鬼騎馬而來。從旁觀者的角度看丹尼斯的記述，也許會覺得這些幻覺其實沒有多恐怖，但親眼看見是另一回事，當事人常常嚇到逃跑，衝進叢林或沼澤，為了安全，親友往往不得不限制他們的行動。

丹尼斯筆下的格里西希克尼斯充滿情色。魔鬼常常勾引出現幻覺的人，想和他們發生性關係。據說年輕女子更容易受害，因為魔鬼對她們更感興趣。丹尼斯說，一些女子在講述相關經驗時像是被挑逗一樣咯咯笑。女人發病的時候，沒受影響的男性村民也會參上一腳，呼朋引伴捉人，唯恐她們衝進水裡溺死，彷彿保護她們是自己的責任。這個傳聞還有比較邪惡的版本：據說，被村民捉住的女子可能遭到輪姦。這也是一些家庭限制女兒行動的部分原因。

這個病症的紀錄充滿巫術、傳說、英雄、惡棍，我第一次讀到時覺得像是鄉野奇談。不過，丹尼斯的記述距今已有五十年之久，我比較好奇的是剛剛看到的報導——新一次的爆發是怎麼回事，難道平靜多年之後又退回從前了嗎？上網查了一下，我發現並非如此——這個病症一直都在，它早就跟著我們一起進入二十一世紀。

二〇〇三—尼加拉瓜村莊陷入瘋狂。

二〇〇九—尼加拉瓜爆發超自然流行病。

二〇一九—神祕精神疾病染指尼加拉瓜少女。

這只是英文標題而已，西班牙文的還有數十個。為了進一步了解文化如何影響心理困擾的表現方式，我聯絡了一位對這個病著述甚豐的科學家，她又把我引介給一位住在美國的密斯基托人托馬斯。六個月後，我不小心讓德州海關人員誤以為德州是全世界蚊子最多的地方。

❖ ❖ ❖

托馬斯兩天前來奧斯汀和我碰面，載我一起到亞瑟港。托馬斯三十多歲，尼加拉瓜出生，但已在德州住了很長一段時間。亞瑟港的密斯基托人關係緊密，身為其中一分子的托馬斯，已經同意把我介紹給他的族人。托馬斯會說三種語言，密斯基托語、西班牙語、英語都說得很流利，所以他會當我的嚮導兼口譯。穿梭各個城市之間的車程不短，夠我了解他對自己的家鄉有多自豪。雖然他很滿意在美國的生活，但他還是希望將來能回到尼加拉瓜鬱鬱蔥蔥的鄉村。作為旅居英國的愛爾蘭人，我懂他的心情。雖然我骨子裡是愛爾蘭人，但我也非常喜歡倫敦，不同的時候我會切換到不一樣的身分認同。有的地方雖然你不再住在那裡，卻還是讓你感覺像家，不需要離開故土的人或許很難了解這種心情。

吃完我的加油站早餐之後，托馬斯來汽車旅館接我。他穿得整齊簡單，戴了頂棒球帽。在小卡車上，他一路向我介紹接下來的行程。亞瑟港是座產油城，海邊林立的煉油廠充滿科幻感，像是從地上長出的金屬叢林。即使在賞心悅目的住宅區之間，也看得見幾座小型工廠。托馬斯說，他準備介紹給我的人大多是憑專業來到亞瑟港，在煉油廠工作。我心想，知道這裡有很多密斯基托人，或許也讓他們更有決心來闖蕩吧？

「你親眼見過格里西希克尼斯這種病嗎？」我問他。

「見過。」他點頭。「我還在學校唸書的時候，我認識的人碰過這種事。學校直接停課，叫我們回家，把那幾個發作的鎖在教室裡。」

「把他們鎖在裡面？」

「對，非這樣不可，不然他們會跑進叢林。他們等一下會告訴妳。」他說著把卡車停在一戶人家門前，那裡已經停了五、六輛車。這幢平房看起來中規中矩，色調柔和，停滿車看起來卻像是要辦派對的樣子。音樂從敞開的窗戶傳到街上。

走出門口迎接的是伊納鳩，一名四十多歲的精壯男子。他熱情地招呼我們進屋，帶我們到一張長方形的大桌。我自動挑了角落靠牆的位子，希望能看見每一個人，仔細感受屋裡的氣氛，但我也覺得自己像是在躲什麼似的。坐下的時候，我知道大家都盯著我看。有幾個人已經入座，其他的人在廚房和客廳忙成一團。雖然每個人都只短短介紹幾句，但人實在多得讓我記不得。角落的聖誕樹倒是提醒了我：新的一年才剛剛開始。屋子裡充滿食物的香味，音響裡的鼓聲震耳欲聾。

「尼加拉瓜音樂。妳喜歡嗎？」伊納鳩問。

這裡是伊納鳩和瑪麗雅的家，他們已經定居美國三十多年了。應托馬斯之請，他們邀了一群人和我聊聊。只消看一眼桌邊的人，你馬上會發現「密斯基托族」顯然不是用種族定義的。不論從膚色、穿搭風格還是整體感覺，都看不出一個人是不是密斯基托族。屋裡的人看起來都不一樣，年紀大多在四十歲以上。聊過之後，我才知道他們全都在莫斯基托海岸出生長大。不過，出生地只是他們文化認同的一部分。一些人和托馬斯一樣，強烈認同自己是密斯基托人，其他人則覺得自己已經算北美人了。

和尼加拉瓜的主要人口一樣，密斯基托族也是混血為主。他們的血統主要來自歐洲白人和美洲原住民，但細分還有許多變化。歐洲血統中最多的是西班牙，早年被擄來加勒比海為奴的西非和北非人的比例也很高。尼加拉瓜族群多元，還有不少人來自英國、德國、義大利、中國和許多其他國家。原住民部落只占總人口的百分之五。雖然密斯基托族是南美原住民後裔，但現在的密斯基托族已經受到許多不同文化影響。當我走進瑪麗雅的廚房，看見她煮豌豆和米，聽著尼加拉瓜的鼓樂，看到滿屋子的聖誕節飾品，我想不察覺他們已經融入各種文化也難。

「有人說現在沒有純種密斯基托人了，但我想偏遠一點的村落應該還有一些。」托馬斯這麼對我說過。

托馬斯有德國、英國、加勒比海黑人和原住民的血統，在場的每一個人也都是歐洲白人、非洲黑人、美洲原住民的後裔。我造訪的時候是二〇一九年一月，當時有數千名尼加拉瓜難民北上穿越中美洲，希望能向美國尋求庇護。新聞頻道也都在報導川普打算在美墨邊界築牆。在這種時機拜訪他們實在五味雜陳。他們原本的文化數百年前已被收編，他們的宗教信仰和民族語言也已面目全非。雖然密斯基托認同對他們非常重要，但他們已經吸收太多新的東西，而且我看不出他們為此心有不甘。人會不斷適應新的環境。後來我也見到了他們的晚輩，新一代的密斯基托人，他們在美國出生。從他們身上，我見到這個族群如何把傳統信仰帶進新的生活。

瑪麗雅的年紀和丈夫相仿，也是四十多歲。她一直忙著做飯，一下子翻攪大鍋裡的辣味雞，一下子翻炒平底鍋裡的黃米。她的母親在她背後當下手，有時幫忙切蔬菜，有時用一種奇怪的廚具把大蕉削成長條，準備下鍋油炸。雖然不時會聽見有人敲門，但每個人都只等一兩秒就自己開門進來，沒人等應門。他們有的直接就坐，有的聞香而來，拿著便當盒便直往廚房等盛菜。瑪麗雅似乎手藝不錯，正在為左鄰右舍準備週六大餐。

廚房和客廳雖然各自獨立，但沒有隔間。地板是木質的，看起來很新，但只鋪到儲藏室門口，再往前是一塊塊髒污的油氈板。

「那邊是颶風之後重修的，還沒弄完。」伊納鳩發現我在看那裡，主動告訴我。「當時水淹到這裡。」他比一比膝蓋的高度。

兩年前，哈維颶風淹沒了這裡的每一棟房子。伊納鳩和瑪麗雅在亞瑟港住了三十年，從來沒見過這麼大的洪水。我剛剛在附近閒逛的時候，就注意到這裡的地勢低窪平坦，沒幾棟建築不是平房。我想起沿海岸線開車來亞瑟港的路上，沿途多數的房子都建在混凝土樁上。那些樁子高得不可思議，我忍不住請托馬斯停車讓我好好瞧瞧。那些混凝土樁大多有三層樓高，建屋前就已經用鋼筋混凝土建好陡峭的樓梯。然而，對抗全球暖化的工法似乎還沒傳到亞瑟港。

不過，在這一群人出生的莫斯基托海岸，房子早就已經建在樁子上了，目的是防熱帶豪雨，遠遠早於氣候變遷威脅德州以前。在我根本還沒聽過格里西希克尼斯的許多年前，我曾當背包客去莫斯基托海岸旅行。我記憶中的密斯基托房屋搖搖欲墜，簡陋至極，和德州這些房子天差地遠。它們建在林子裡的紅土地上，建材就是當地的樹木，四壁漏風，屋頂搭著幾片鐵皮，蟲鳴隨時震天價響。

瑪麗雅和伊納鳩的家則完全是美式風格，現代設備一樣不缺，也隨著節慶細心裝飾。我等到瑪麗雅上完菜，大家吃飽喝足，才吞吞吐吐地問大家有沒有親眼看過格里西希克尼斯這個病症。雖然我讀了一些相關的故事，卻還是半信半疑，不確定它們到底是真實事件，還是媒體加油添醋。

「是真的，我看過，大家都看過。」坐我對面的一名男性說。

整桌人點頭如搗蒜。每個人都看過別人發病，有幾個人的家人也發作過。看來這個病不是媒體渲染的神話，而是他們日常生活中的真實。

首先主導談話的是安東尼，一名四十多歲、叼根牙籤的男性。

「我看過很多次，超多次。」他神情嚴肅地點頭說道：「我七〇年代出生在卡貝薩斯港，九歲時搬到一個叫阿瓦斯塔拉的小地方。我住那裡時有認識的人撞過，他們說看到一個矮妖（leprechaun）。」

「矮妖！」我噗哧一笑，他們也跟著我笑。我還以為我二十年前就已離開矮妖的國度了。「可是矮妖在愛爾蘭欸，不是嗎？」

「矮妖是小矮人。」安東尼糾正我，旁邊有幾個人跟著點頭。「它們跟牛群一起生活。如果你看到哪裡有一大群牛，那裡就可能有矮妖。矮妖會把人搞瘋——瘋到爬上椰子樹的那種瘋。」

「真的，就是這樣。」伊納鳩點頭稱是：「就連平常不會爬樹的人，得病時也爬得跟猴子一樣。讓他們發病的就是這種小矮人。」

安東尼接著補充：「它還會叫他們做別的事，很多人會打破玻璃，把碎片吞下去。」

「對，我看過一個女孩若無其事地吃著玻璃。」瑪麗雅跟著接話。

整桌人再次點頭同意。他們都聽過或見過奇怪的事，可是都片片斷斷的，串不起來。我則是一直想著矮妖。這個故事已經和我原本預期的差太多，我不禁開始想這個病到底摻進了多少文化。最後我問：阿瓦斯塔拉有沒有愛爾蘭傳教士呢？

「我們有一間摩拉維亞教會。」安東尼說。

摩拉維亞教會源於歐洲，是最古老的新教教派之一。就算愛爾蘭真的有摩拉維亞教會，我也一定沒去過。在伊納鳩和瑪麗雅家的這些人都是虔誠的基督徒，他們在亞瑟港建立起了自己的摩拉維亞教會。

「他們看到的也不全是小矮人。」托馬斯說，他感覺到我有點糾結在矮妖這件事。

安東尼接著說：「對，有時候看到的是亡者，可能是他們認識的人，突然起死回生。靈有很多種，這種靈會跑進身體，能讓病奄奄的人亂跑起來，把好好的人弄得跟瘋子一樣。這種靈喜歡找年輕女人附身，一個換過一個。只要靠得太近，就有可能被附身。」

「不過，不只女孩子會遇到吧？」

「不只，男孩子也會遇到。老人也會遇到。」

「不對吧，年紀大了就不會遇到。」伊納鳩馬上表達異議：「它只找年輕人，尤其是女孩子。妳就沒問題，妳年紀太大了。」他指著我說。

我又開始笑，這群密斯基托人則是對誰會撞邪的問題爭論了一會兒。我不曉得是老得連鬼都嫌比較好，還是年輕但可能撞鬼比較好。最後，他們終於達成共識：受害者大多是年輕人，但有幾個人也看過老人發病。文獻紀錄和媒體都說得這種病的主要是少女，但顯然也有一些少年或較為年長的案例。據說女人結婚生子之後就不太會得這種病。

「妳知道『格里西希克尼斯』（grisi siknis）就是『瘋病』（crazy sickness）的意思嗎？」伊納鳩說。（編按：後文「格里西希克尼斯」以「瘋病」或「格里西瘋病」代稱。）

我很驚訝自己沒在第一次讀到這個病名時就發現這件事。密斯基托語雖然是原住民語，但它早已被英文入侵，也從英文借了很多詞彙。密斯基托語是依照語音拼寫，所以很容易讀懂，就算不會密斯基托語也不難猜出意思。雖然對「瘋」這個字的委婉說法本來就不多，但「瘋病」一詞的直白還是令我驚訝。不過，這一桌人雖然一直用「瘋病」來談這種病，感覺上卻沒有輕視的意思。對他們來說，得瘋病的人之所以行為古怪，是因為遭到邪靈附身、迷惑或脅迫。儘管他們表現得像瘋子，可是他們身不由己，錯不在他們。

「很多時候是因為有人讀了闇黑經（black book）。」

「闇黑經？」我問。

「闇黑經是魔鬼崇拜書。」有人為我解惑。他們說巫毒教也用闇黑經。全桌再次紛紛點頭，大家對闇黑經的致病力量顯然看法一致。

「就算妳送我那本書，我也不會讀。我連碰都不碰。有的人忍不住好奇打開來讀，就生病了。」托馬斯說。

「男人會用闇黑經勾引女人。」瑪麗雅說。

總算出現耳熟的主題了。到目前為止，他們談的瘋病和菲利普・丹尼斯記錄的東西很不一樣。經瑪麗雅這樣一說，這種病和性與情欲的關連終於成為話題。

「我聽卡貝薩斯港的一個計程車司機說過，不管他看上哪個妞，只要用闇黑經都能弄到手。」安東尼說。

「我姊就被人弄過。」開口的是露琪雅，一名五十多歲的迷人女子，在此之前一直靜靜坐著聽：「所以我離開家鄉了，我怕那個人也會那樣對我。」

露琪雅的姊姊發作時才十六歲。一開始她只是頭暈，但她的舉動愈來愈怪，人也變得瘋瘋癲癲的。

「她個子小小的，但發作時力氣奇大，要七個大男人才制得住她。我看到她光用指頭就撬起一塊木頭地板，光用指頭欸！」

我聽到的這類故事經常提到受害者突然變得力大無窮，文獻資料中也經常讀到相關紀錄。而且帶來這種病的是個不請自來的人，通常是個小個子的男人。由於闇黑經常常成為話題，我問大家哪裡可以看看闇黑經，結果全桌沒有人想承認自己知道，只不斷強調生這種病一定是遭人陷害。聽起來似乎是年長男性對年輕女性做了一些事，導致她們生病。最常被提到的症狀和跡象包括：抽搐、口吐白沫、瘋狂舉動、扯破衣服、狂躁奔跑、換氣過度、打破玻璃、吃玻璃。

年長男性到底怎麼害年輕女性生這種病呢，我很想知道。

「那個人做了什麼肢體上傷害妳姊姊的事嗎？」我問露琪雅。

我很難壓抑衝動，想用西方醫學解釋故事令人憂心之處。那個女孩遇上的威脅究竟是真實，還是想像？露琪雅語氣堅定地告訴我，不論那個男人做了什麼，他都是隔空做的。他確實對她姊姊造成肢體傷害，但手段是巫術。她姊姊開始抽搐，神智不清，家人只好把她綁起來關在屋裡。不這樣做，她一定會傷到自己。露琪雅的姊姊堅稱她肚子裡有東西，拚命要把它弄出來。

「最後她病倒了，吐出一團頭髮。」露琪雅垮著臉說，顯然心有餘悸。

他們家大驚失色，趕忙帶女兒去醫院，也去找傳統巫醫。結果醫生什麼也沒做，巫醫倒是給了他們一些草藥，要他們為她洗藥浴。村民群情激憤，和他們一家人一起去找那個男人興師問罪。

「男人被質問的時候，只回答他有一雙玻璃手。」露琪雅對我說。

「玻璃手？」

「乾淨清白，透明到你可以看穿。」

換句話說，他說自己是無辜的。可是村民不信，硬是把他趕出村莊，叫他永遠不要回來。問題是：就算他人不在村裡，他還是可以隔空傷害他想傷害的人。露琪雅擔心下一個會輪到自己，所以她搬來美國。有意思的是，格里西瘋病只攻擊莫斯基托海岸地區，而且主要是對小村莊下手，不找尼加拉瓜大都市裡或旅居國外的密斯基托人。反正，露琪雅逃了，她的姊姊後來總算康復了。很久以後，他們才聽說那個男人被趕走之後逃到牙買加，最後死在那裡，死因不明。

我終於問了我一直想問的問題：「依你們看，這種病可不可能某種程度是心理層面的？老實說，如果英國有人出現你們剛剛說的行為，可能會被轉診到精神科。你們覺得這種解釋說得通嗎？」

大家都搖頭，答案顯然是「不」。幾個人還笑了。

伊納鳩代表大家發言：「瘋病很不尋常，像癲癇發作。她們的力氣會變得很大，大到你想像不到。五個大男人都制不住一個小女孩。她們會咬你、掐你，抓住你的時候你怎麼樣也掙脫不了。」

「我在學校看過。」一直靜靜地聽的潔琳突然開口。她三十多歲，臉上始終掛著笑容：

「看起來就像癲癇，一點也不像裝出來的。」

潔琳在尼加拉瓜時曾在警局做事。有次一間學校爆發格里西瘋病，一天之內幾乎撂倒了一整班的學生。學校向警局求援，潔琳也跟著去。老師緊急聯絡家長和巫醫，由警察幫忙阻止學生跑走。瘋病傳得很快，除了接觸傳染之外，只要哪個孩子喊了另一個孩子的名字，那個孩子就會發病。集體爆發格里西瘋病在學校原來很常見，我在心裡默默記下。

「他們怎麼處理？」

「把發病學生綁起來再關起來，然後用巫醫給的草藥幫他們沖洗。」

「格里西瘋病和癲癇是一樣的病嗎？它是否被當成某種大腦疾病？」我想知道從他們的角度看，這病會被歸在哪一類。

「不是癲癇。它像癲癇，但不是。巫醫能夠治得好。它是醫學問題，卻是黑魔法造成的，所以還是不太一樣。」

西方醫學沒有給疾病分類留下多少彈性，所以我只好想辦法把格里西瘋病硬塞到我能理解的範疇。我在醫院裡見過很多癲癇病人，情況和這個病類似的其實不少。解離型（心身型）癲癇患者的家屬也常提到病人變得力大無窮，必須用蠻力才能制服他們。我得承認：我已經變成西方醫學訓練的奴隸——我一邊聽著格里西瘋病的故事，一邊想為它找個能擺進我醫學詞彙庫的詞，可是這個詞不存在。我請他們為這病歸類的時候，他們同樣想了半天也想不出來。最後，潔琳說用討論其他疾病的方式來討論這種「病」實在很難，因為它是醫療問題，但又和氣喘、癌症或糖尿病不一樣。但他們非常確定，如果你帶一個得格里西瘋病的人去醫院，即便是在尼加拉瓜，醫生也會告訴你這是心理問題，然後什麼治療也不做。總之，對這整桌人來說，醫生的意見根本沒用，倒是巫醫真有兩把刷子。所以要是有人遇到這種情況，家人通常都是找巫醫或牧師求助。

瑪麗雅走到櫥櫃，拿出一只裝了清澈液體的小塑膠瓶，打開。聞起來像熟透的水果。「這是佛羅里達水[3]，治療配方的一部分。」佛羅里達水是一種香水，有人說能淨化心靈。

接著，她走進儲藏室，拿出一個裝了藍色粉末的小塑膠袋，她說這種粉末可以幫發病的人除穢。另外還拿了一只外型做成聖母瑪利亞的容器，裡頭裝了聖水。在成長過程裡，我認識的每一個愛爾蘭家庭都有。我家也有一只，是去露德朝聖的親友送的（據說聖母瑪利亞曾在露德顯聖）。瑪麗雅說配方是把聖水和花露水混和，加進藍色粉末、檸檬、大蒜和幾種草藥，灑在得瘋病的人身上。很多人這樣一灑馬上好了。雖然有的人還會拖上數月，但絕大多數能完全恢復。

「魔鬼想暖和暖和，所以會跑進女孩子的身體。」安東尼說。

潔琳的先生馬里歐轉頭問我：「妳相信有魔鬼嗎？」

我想了一下。「我不相信有個個人或實體存在是魔鬼。」好不容易回答之後，換我問他：「你呢，你相信有魔鬼嗎？」

他搖搖頭：「我沒見過，所以我沒法證明有魔鬼。」

「可是你也沒看過神，卻相信有神。」

我知道馬里歐是虔誠的摩拉維亞教會會友。

「我確實沒看過神，可是我感覺得到祂。」見到我居然看不出這麼明顯的事，他不禁莞爾。他的笑可能也帶點同情，他知道我感覺不到神。

「你覺得呢，為什麼年輕女孩比較容易得這個瘋病？」我問他。

「不知道欸……我想也許是女孩比較脆弱，格里西瘋病讓她們變強。」

我也是這樣想的。

「莫斯基托海岸的年輕人，他們生活是什麼樣子？」我問。

3 Florida water，即花露水，只是英文名稱，並非由佛羅里達生產或起源。

「跟這裡很不一樣。」他指指屋裡的人和物品，說：「那邊的女孩子就是上學、放學、回家，不會出門，也沒有自由。這裡她們想去哪就去哪。」

「你覺得，得這病有沒有讓她們得到其他方式得不到的關注？」我問。

「也許有，也許沒有。」

隨著對話進行，有件事看得愈來愈清楚——密斯基托人的精神信仰是格里西瘋病的核心。雖然他們大多數人在美國的時間比在尼加拉瓜久，但他們並未拋下那裡的語言、音樂和兒時的宗教影響。面對格里西瘋病，密斯基托人無可避免被迫因應。一些對歐洲和北美社會來說或許顯得粗暴或奇怪的手段，實際上卻非常有效。他們會把發病的少男少女五花大綁，壓制在地，還會為他們灑淨和祈禱。

聽到他們每個人都有姊妹或朋友得過格里西瘋病，我覺得這病應該不是什麼見不得人的事——至少對眼前這群人是如此。他們暢所欲言，毫不避諱，雖然知道我可能認為他們的故事荒誕不經，卻還是設法讓我了解他們不是發瘋或錯亂，或是迷信過頭了。他們都受過教育，也有專業特長，而且和我一樣，也把健康照護交給西方醫學。可是格里西瘋病對他們來說沒什麼稀奇，輕易地便和他們西化的部分並存無礙。

「妳要拿一點嗎？」瑪麗雅揮揮手上那袋藍色粉末。

「我想一下……」我有點猶豫。把一袋不曉得是什麼的粉末帶上飛機，好像哪裡怪怪的。瑪麗雅看出我的遲疑，開始笑：「別擔心，不拿來對付瘋病，也可以拿來洗衣服。」

當天晚上，他們帶我去教會，請我上台談談我的工作。我既感榮幸，也覺惶恐。我沒想到他們會要我上台說話。他們是親切包容的聽眾，我試著別露出我的無神論傾向。

告辭之後，我在路邊找了一家速食店坐坐，看著德州的街景，一邊消化他們告訴我的東西。啜飲咖啡，寫著筆記，我突然想起那包藍色粉末，有點後悔沒收下來。那個機會已經過去了，我上網改訂佛羅里達水。回到英國時，它已在家等我，但我至今還未使用過。售貨網站上說它能招祥納福，我收好以備不時之需。

❖ ❖ ❖

在亞瑟港時，馬里歐對我說過：「密斯基托人啊——如果他們有四個故事，他們只會告訴你三個。」社會心理因素所引發的身體症狀有異曲同工之處。即使症狀說出了故事，身體也表現得很明確，背後的複雜因素還是晦澀難解。雖然密斯基托人熱情好客，樂意接受任何提問，也總是知無不言，言無不盡，但我還是想從更學術的角度了解這種病。我找到一位人類學博士，她的論文就是寫格里西瘋病。她是義大利人，在尼加拉瓜鄉村待過一段時間，現在在巴黎工作，我們約好在那裡見面。

巴黎和歇斯底里症的故事密不可分。巴黎是十九世紀神經學家尚－馬丹．夏科的家鄉，也是他的「歇斯底里症馬戲團」的主場。夏科投入數十年的光陰研究心身症（當時稱為歇斯底里症），每週在硝石醫院授課時，他會帶上幾個病人當教材，讓學生看看歇斯底里症典型的痙攣和古怪行為。底下的聽眾包括醫生、藝術家、公眾人物，佛洛伊德也是其中一員。

我很高興有冠冕堂皇的藉口可以重遊巴黎。我曾在那裡度過一段美好的日子，唯一的遺憾就是沒能待得更久。我和瑪妲蓮娜．康納博士約在咖啡館碰面，那裡剛好離硝石醫院不遠。在杯盤聲和週日喧鬧的人車聲中，她對我談起她在莫斯基托海岸研究格里西瘋病的日子。她當時寄住在當地人家裡，不但學會說和寫密斯基托語，也完全融入當地社群，和他們建立起良好的關係。一年的時間，她寄住的人家隨時為她注意哪裡有病情出現，也帶她到剛爆發的地點蒐集資料。她同意和我談談她的經驗，讓我從更客觀的角度了解這個病。不過，雖然她力持客觀，這些事情從她口中說出還是充滿情感，畢竟她的寄宿家庭已經像是她的第二個家，她甚至在那個村落收養了一個孩子。

「密斯基托人對病症的分類非常複雜。」她開宗明義就說。「歐洲人一聽到魔鬼或靈體，常就假定他們是天真無知的民族——但絕對不是。他們常常眼光獨到，對事情有一定的掌握。格里西瘋病是外化衝突的方式。」

瑪妲這番外人對這些神怪故事的反應，我覺得自己完全被說中了。第一次聽說格里西瘋病的時候，我也將圍繞它的信仰當作迷信。我在天主教氣氛濃厚的愛爾蘭長大，到二十出頭為止，我每個星期天都去望彌撒，四旬期時更天天都去。到了晚上，我媽總要全家一起跪著祈禱，不時還有各種敬禮（devotion）。為什麼我們家星期五總是吃魚？因為某條我已經忘了的天主教規定。雖然長大以後我失去了信仰，但值得一提的是：我從不認為我從小接受的宗教信仰是迷信。

我開始問瑪妲，密斯基托人究竟把格里西瘋病歸到哪一類？它是被歸為一種疾病，一種心理失調，還是完全不一樣的東西？分類對西方醫學非常重要，決定了你該看哪一科，影響治療方法、研究方向，乃至如何收費。我還是很在意這件事，覺得非把格里西瘋病放進我熟悉的架構不可。

瑪妲說：「我覺得大家對這個問題沒有共識。多數人會說它是疾病，只不過是靈體引起的。很多人認為這種靈體是一種『精靈』（*duende*）。對這種病的解釋五花八門，與其表現出來的症狀一樣多變，但大致可說，就是視為是某種靈體引起的生理疾病。也不是沒人把它當心理疾病——當然有人這樣想。總之，看法是流動的，各種看法之間有很多矛盾。我甚至聽一個人說過：造成格里西瘋病的邪靈就是心理醫生本身。」

瑪妲告訴我發病年齡平均是十六歲，在少男少女轉為成人的階段。雖然菲利普・丹尼斯是第一個討論這病的人（相關作品在一九八一年發表），但早在十七世紀就有文獻提到類似症狀，只不過名稱不同，解釋也不一樣。我問瑪妲：丹尼斯筆下的格里西瘋病不乏激情的情色描述，妳同意他的觀察嗎？

「這種病的確有情欲的一面，這毋庸置疑。」她說，可是「發病者被追她的人強暴」之說，她認為是以訛傳訛：「雖然相關敘事帶有性色彩，發動攻擊的邪靈也常被描繪成誘惑者，但那更偏向是對這種病的想像，不見得是真實發生的事。」

格里西瘋病的幻覺都有一個化為人身的角色。它是這種病的關鍵，形象與「誘惑」的主題對應，女性看到的常常是迷人的男性，男性則較常看到饒富魅力的女性。

「舉例來說，有個女人說她看到一名俊俏的男人拿劍走向自己。」瑪妲說。「這種病和道德衝突有關，一邊是整個社群的道德標準，另一邊是逐漸萌芽的性意識。欲望被當成撒旦的攻擊。」

在密斯基托社群中，年輕女性往往得承受許多男性的目光，後者通常年紀較大。一個少女可能有好幾個男人死纏爛打。雖然她們有時樂於接受男性的關注，但這不符合整個社群的道德規範。由於密斯基托的村落往往深受基督教保守派影響，不論她們對這些關注是困擾還是興奮，她們都不能表現出來。

一些男人會用格里西瘋病要脅女性，逼迫她們同意發生性關係，否則就要詛咒她們。在這種案例中，女性在幻覺裡看到的往往是那個施法的男人。當然，不只女性會遇到這種情況，男孩有時也會成為受誘的獵物，只不過他們在幻覺裡看到的通常是女性。

瑪妲說：「得格里西瘋病代表你這個人有吸引力，所以有其令人興奮的一面，卻也令人尷尬。另外，格里西瘋病反映的不只是性，也可能和別的衝突有關。我聽過一個女孩子說她看到的幻覺是嬰兒——因為她曾經幫忙非法墮胎。得格里西瘋病讓她有機會發洩她對這件事的感覺。這是非常複雜的過程。」

「格里西瘋病被汙名化了嗎，發病算不算羞恥？」我問。

「羞恥嘛……」她想了一下：「有一點吧。因為這代表你比較脆弱，屈從於邪靈，搞不好還和邪靈發生了關係。汙名化倒是沒有。相反地，邪靈的存在反而能讓發病的人不被汙名化——他們不是瘋了，而是被邪靈害了。」

歐洲和北美剛好相反，如果你說你看到邪靈，別人會說你精神異常。我在德州認識的密斯基托人就不是這樣，他們顯然不把這種情況當心理失常。此外，他們的看法和我在書上讀到的也略有不同。

「格里西瘋病的症狀彈性很大。每個人投射出來的東西五花八門，什麼都有。」瑪妲說。

格里西瘋病是暗示和預期塑造出來的，傳染性高，傳播迅速。學校裡的孩子尤其容易被傳染，通常從一個孩子開始，接著一個傳一個，幾乎能傳遍全校。瑪妲看過一次這種規模的大爆發。

她說：「看起來像恐慌發作。先是心跳變得非常快，然後是呼吸沉重，最後整個人虛脫。他們說像是做了一場惡夢。」

「這種時候學校會怎麼做？」

「校長通常會關閉學校，限制學生行動。」

她再次提到這類事件中的亢奮場面：抽搐的動作看起來挑逗，路過的村民經常像是看戲一樣地盯著女孩看。孩子的親人會來保護他們。這種情況通常會找薩滿幫忙，一些學校也會找醫生和牧師。

向誰求助主要取決於能找到什麼樣的人幫忙。許多密斯基托村莊非常偏僻，只能乞援於當地的薩滿。我問過馬里歐他成長的村子是什麼樣子，他說他小時候沒電，這幾年才架了電網，結果有好有壞。馬里歐的話一針見血：「他們把電說得像神蹟的時候，忘了告訴我們要繳電費。」同樣地，現代醫療的到來利弊互見，導致新舊傳統之間屢有拉扯。由於不論在世界其他地方還是在密斯基托社群裡，西方醫學都被說得高人一等，所以如果當地找得到醫生，有的發病者也會想上醫院，而不找薩滿。可是到了醫院，他們往往被投以苯二氮平類藥物[4]，甚至癲癇藥物。醫療介入通常鎩羽而歸，交給薩滿處理則大多能圓滿落幕。

「還有，如果醫院給他們打針，他們會發作得更嚴重。因為打針是身體被穿透，會讓他們聯想到性行為。戴護身符避邪的人認為打針會破壞護身符的功效，甚至會害死他們。」瑪妲說。

另一方面，傳統治療方式倒是對格里西瘋病非常有效。接受巫醫治療的人絕大多數都會好轉。雖然有少數人演變成長期症狀，或是重複發作，但並不常見。由於大家持續依賴傳統治療方式，地方醫院不得不設法讓新舊療法並行。事實上，尼加拉瓜的法律要求把疾

4 benzodiazepines，安眠鎮靜藥物。寧神平（Valium）、樂力靜（Lorazin）、羅眠樂（Rohypnol，俗稱FM2）皆屬之。

病的文化概念融入醫療照護，鼓勵巫醫和生醫工作者合作。人們普遍相信薩滿及其治療，如瑪妲所說：「薩滿的治療是象徵性的，其實就是心理介入，而且效果比苯二氮平類藥物還好。」

格里西瘋病也會被自己的故事影響。瑪妲在密斯基托村莊做田調的那段時間，自己也成了此病敘事的一部分。剛開始訪問村民的時候，她發現有些人不願詳談。她想或許可以換個方式，改請他們把相關經驗畫出來。他們本來不願意，因為他們認為精靈的圖像有魔力，可能會害別人發病。不過，一些人答應了。後來有一天，一位母親說那張畫把邪靈從她孩子身上趕跑。消息一出，瑪妲頓時從民族誌學者變成薩滿——雖然她一開始並不想接受這個角色。

「我告訴他們我沒受過醫學訓練，這種責任我擔不起。」

可是，等到又有一些人也被這些圖畫治好，她的「濟世」工作就這麼繼續下去。她拿了幾張圖讓我看。大多數都是怪誕、無臉、細如竹竿的人物，全都戴帽子。其中幾張畸形或沒有拇指，這些精靈戴帽，有男有女，手指只有四根，臉沒有畫出來，因為他們相信畫出臉可能害看圖的人得格里西瘋病。有張圖畫了犰狳，因為在他們的文化裡，犰狳與惡靈有關。另一張畫的是一個腹部充血腫脹的靈體。腸道寄生蟲病在尼加拉瓜很常見，腹痛有時也會引起格里西瘋病：由於腹痛也是格里西瘋病的徵兆之一，一些得寄生蟲病的人一感到身體有異狀，就以為自己碰上了格里西瘋病。於是他們惶惶不可終日，總是覺得自己即將發病，進而產生解離、頭暈等症狀，最後自己實現了自己的預期。所以，格里西瘋病也可能是醫學病症觸發的，未必要有心理困擾或衝突。

「妳想看看影片嗎？」瑪姐說著從包包拿出筆電，把螢幕轉向我，不讓別的客人看到。

影片畫面偏暗，鏡頭前又有太多人晃來晃去，第一眼不太容易看清細節。巴黎的咖啡館人聲鼎沸，正好蓋過筆電傳出的吵嚷和尖叫。眼睛漸漸適應畫面之後，我看見影片裡一群人抬著一名年輕女子，七手八腳想阻止她亂動。一片混亂中，我只瞥見那個女孩子幾眼。她奮力掙扎，整個頭往後仰。旁邊的人像是要把她抬到哪裡。有個女人把她的襯衫往下拉，將下擺打結，似乎是想幫她蔽體。女孩猛力左右甩頭，拉住她的人似乎試圖固定她的手腳。

「妳見過這種情況嗎？」瑪姐問。

影片裡的情景我看過不下一千次，搞不好還更多——她看起來非常像解離型（心身型）癲癇，我的門診經常遇到。病人家屬常常帶影片給我看，裡頭千篇一律是我的病人被他們所愛的人壓制——和瑪姐給我看的影片一樣——伴隨著恐怖的尖叫和哭聲，有時還有祈禱聲。雖然它們發生在城市，有的在車裡，有的在客廳，可是除了這些表面差異之外，影片內容和瑪妲給我看的非常類似。我的病人一發作就是數分鐘，中間稍微停頓，然後反覆發作。眼前影片裡的女孩子也是，她在幾次抽搐之間呈僵直的姿勢。

瑪妲說：「我拍這段影片的時候，他們說我馬上也會因此得到格里西瘋病。曾有一位藝術家畫了一張精靈的畫作，村子裡的人激烈反彈，逼得他不得不把畫改得比較含蓄。圖像和故事對鞏固這種病的影響十分重要。他們說那些畫作會讓我發病，可是現在網路上到處都是這種病的報導和影像，這又是一個他們必須忍受的矛盾和衝突來源。」

「妳覺得妳會得病嗎？」我問。

「我想得想瘋了。」她大笑。「我超想知道那是什麼感覺。我住在當地的期間，有一次也得了腸道寄生蟲病，他們說這代表快發病了。」

「結果妳還是沒發病？」

「我一直很留意，但就是沒有。不過，他們也說等我不再追著它跑就會得了。」

「好吧，來日方長。」

不過，你必須身在莫斯基托海岸才會得這種病。這是一種與古老傳統緊密結合的醫學疾病，格里西瘋病之靈被束縛在那塊土地，密斯基托人卻能闖蕩四方。

❖ ❖ ❖

如果諾拉和赫蘭光是表達出心理困擾，她們不可能得到像放棄生存症候群那樣的關注度。將心理困擾和衝突外化為身體症狀往往更立竿見影。可是，為什麼在尼加拉瓜是格里西瘋病，在瑞典是放棄生存症候群，在英國又是別的症狀？病症（illness）是社會形塑的行為，遠非吾人所能理解。人如何詮釋和回應身體的變化，既取決於社會風潮，也取決於他們的知識、教育、取得資訊的難易度，以及他們過去對疾病（disease）的經驗。我們對「健康」與「不健康」的預期是個體與群體的角色楷模（role models）創造出來的，這些預期就像寫進我們神經基質的程式。我們的大腦透過經驗，以特定的方式回應特定刺激，產生連結。這整個過程是我們意識不到的。

我們出生時，大腦是充滿可能性的白紙，新生兒的腦細胞比成人多。不過，除非他們的大腦「上線」，否則大腦皮質（灰質）做不了什麼，而上線必須透過經驗。小孩子出生之後，髓磷脂（包覆神經的隔絕層）沿著軸突成長，促進大腦不同區域之間的資訊傳遞。學習是神經元網絡彼此連結的過程，讓皮質不同區域的細胞叢開始對話，並儲存新的資訊。這個過程十分依賴環境刺激：透過回應碰觸，體覺皮質區最先上線；懸在嬰兒床上五彩繽紛的玩具，有助於刺激視覺皮質區的活動。就這樣，從出生第一天，甚或更早以前，孩子的大腦就受到身邊的社會環境形塑。

語言是大腦發展深受社會影響的好例子。我們出生時都有懂和說任何語言的能力。在接觸詞彙的同時，我們的大腦也開始強化連結，以理解照顧者的語言音節。可是學習一種語言，另一種語言的學習力會漸失。因為為了讓大腦更有效率，一些神經連結會被刪除：我們會強化最常用的連結，刪除不常用的連結。因此對於日常沒接觸的語言，我們的聽說學習能力會隨著時間遞減。這也是何以我沒辦法完美發出法語半母音和西班牙語彈舌音，因為我一直到十多歲才接觸這兩種語言。

大腦是文化形塑的器官，樣貌取決於其所學。可是，只有一小部分的學習是有意識的。我們每天遇見的每一個人、進行的每一場對話、聽見的每一段音樂，全部都是環境刺激。我們的大腦隨時都在處理這些刺激，也隨時都在發生變化，以吸納這些刺激。只發生一次的事和沒有重大情緒的經驗，我們不會留下多少印象；不斷發生的事和掀起情緒波瀾的經驗，則會留下無法抹去的印記。

我們對病症和健康的概念，也以同樣的方式寫進大腦。不論是如何面對身體的變化、如何詮釋和回應症狀、如何解釋疾病、該向誰尋求幫助，或是該依賴哪一種治療模式，全靠學習而來。當然，這是一套流動的系統。只要有新的影響進來，大腦就會略做調適，吸納它們。在意識層之下，體內感覺被文化風俗轉譯為身體反應。如果現在是冬天，你在英國，而你覺得異常疲累，你也許會認為自己感冒了——於是你吃下維他命C和止痛退燒藥，上床休息。可是換做身處異地的另一個人，就算他的疲累感和你一模一樣，他認定的原因和解決辦法可能和你完全不一樣。用瑪妲的話形容，「我們會將病症的文化模式『身體化』。」

「身體化」是心身症發展的關鍵。我們有時誤以為想法只存在於頭腦裡，身體的角色並不重要，甚至毫無作用。事實上，身體與認知密切相關。如果我想像某種情緒，我馬上會在胸口、四肢或皮膚感覺到該情緒的身體經驗。想起一段刻骨銘心的記憶時，我的心率、肌肉張力、毛囊會發生變化。體化認知（embodied cognition）理論認為，心理會影響身體，身體也會影響心理。有時是身體症狀先出現，我們才意識到自己的感覺起了變化：心悸讓我們知道自己受到驚嚇；臉紅提醒我們正陷入窘境；自律神經作用引起的腸胃不適，讓我們發現自己可能正為了什麼事而焦慮。我們從身體感覺到自己的想法和情緒，也透過身體表現自己的想法和情緒。不過，這並不代表我們對身體變化的詮釋一定正確。拿肚子痛來說，是因為興奮，還是因為緊張？

我們的身體不只會展現心境和情緒起伏，甚至也會展現個性。自信的人昂首闊步；害羞的人和外向的人舉手投足判然有別；就算是同一個人，消沉和開心時的坐姿也截然不同。我們會從別人的肢體語言推測他們的想法、態度、情緒，也會有意識或無意識地用身體姿勢溝通。我們用微笑表達開心，用點頭表示同意。但關於這點，我們得非常小心，因為文化對肢體語言影響甚鉅。

印度的「搖頭」和「晃頭」是肢體語言受文化決定的一個例子。它無關種族，只在印度次大陸特定文化環境成長的人身上才看得到。這個動作對使用當地文化語言的人有意義，外人不容易懂。每個社會都有自己獨特的肢體語言，表現於表情、動作或姿勢。同樣是公司的資淺職員，在一些國家能闊步自信地走進辦公室，在一些國家只能踏著小步低調進門。肢體語言就像口說語言，每個地方都不一樣。

我們也會將文化形塑的病症概念身體化。和學習語言一樣，我們也將病症模版（illness templates）內化，將它們寫入大腦，在受到觸發時以身體表達出來。在遇到非預期的身體感覺時，我們會做的第一件事就是把感覺放進自己熟悉的框架。解釋身體症狀的原型（prototypes）深嵌於大腦——喉嚨痛代表病毒感染；頭痛對有偏頭痛家族病史的人來說是偏頭痛，對父親罹患腦瘤的人來說可能是腦瘤……諸如此類。病理學是獨立於觀察者的事實，如何回應症狀則與知識和經驗有關。即使沒有任何病理原因，光是因為預期，也能讓一種身體症狀引發一連串症狀。密斯基托人就是如此：他們太熟悉格里西瘋病的敘事，於是第一個症狀出現之後，便接二連三冒出後續症狀。

大腦解釋病症的原型由文化決定。同樣是一再出現腹痛，英國人可能認為自己得了腸躁症，密斯基托人則可能將它解讀為寄生蟲感染，或是格里西瘋病即將發作。兩者對身體變化的詮釋都受到制約，而這兩種詮釋都可能影響後續的疾病行為（illness behaviour）。這類病症模版身體化之後，又可能引起一連串行為，進而造成功能性症狀。

文化不僅形塑我們對正常與異常身體變化的反應，也提供求助和表達心理困擾的最佳辦法。遇到難以啟齒的問題，以身體症狀尋求幫助或安慰或許更能讓人接受。身體病症可能是社會編定的動作，讓親近之人知道我們需要幫助。符合在地文化的症狀最能達成這個目的。例如在英國，與坦承自己不堪負荷相比，表現出類似感冒的症狀更容易請假，也更容易得到所愛之人的關心。同樣的，對於在瑞典尋求庇護的兒童來說，放棄生存症候群是一種比語言有力得多的表達方式，能讓人立即明白他們的需求。格里西瘋病則讓密斯基托人不須明說，立刻聯想到特定的社交衝突。送出這種心理困擾訊號的過程未必是有意識的。求助的需要透過身體化而產生症狀，而表現出來的之所以是身體症狀而非心理症狀，則因為前者是文化認可的訊息。

大腦裡的模版不僅幫助我們評估身體變化，創造出經受心理困擾的模式，也決定我們會向誰求助。在英國，腹痛的人可能試著自己處理，也可能會去健康食品店買營養品，求助於替代療法，或是掛號看醫生。在高度依賴藥物的西方社會，腹痛的人會請家庭醫生開藥，後者也可能會把病人轉介給腸胃科，做進一步的侵入性檢查。可是在莫斯基托海岸的偏遠地區，現代健康照顧資源有限，治療選擇不多。尋求醫療既然不易，轉向靈療便也不足為怪。

由於西方醫學以證據為基礎，講求科學方法，經常被視為比其他傳統醫學技高一籌，而選擇最多也最容易得到現代醫療照顧的人，似乎就最幸運。可是，我們不該認為一定如此。西方醫學傾向把一切身體變化病理化。一個人只要被診斷過一次腹部疾病，這個診斷就會進入他們的病歷，與此同時，也進入他們的潛意識。於是，這個診斷可能長期影響他們對自己健康的看法，以及他們被看待的方式。醫學疾病在西方有長期化的傾向，變成了患者永遠無法完全撕下的標籤。相較之下，即使你不相信邪靈作祟之說，也可以看出格里西瘋病亦有其美——它的病程固定，而且終點是康復。雖然發病時的場面相當激烈（所以我們不應低估其破壞性），但值得注意的是，傳統療法通常可以把人治好。換言之，格里西瘋病是一套有開頭、中場、結尾的病症模版。

將文化模式下的心理困擾透過潛意識身體化，是患者表現矛盾和尋求幫助的方法，這種方法讓他們能得到正確的支持，亦即不帶批判和汙名的支持。格里西瘋病最迷人也最有用的部分，或許是它引起整個社群回應的方式。瑪妲一再向我強調，這是一種高度複雜又有效的衝突解決方法，既動員了社群，又讓發病者留在社群之中。英美兩國則恰恰相反：有心身症和功能性疾病的人常常感到被拋棄和孤立，如同被逐出社群一般。

雖然西方人不太會從靈異角度解釋病症，但我們不該因此認為密斯基托人比我們不理性，或是愛胡思亂想。我們自己也有很多民俗病和傳統療法，但因為是我們文化裡的，所以我們不感到奇怪——「病毒感染要多喝雞湯」就是我們的藍粉末和佛羅里達水；頭髮沒乾就出門其實不會感冒；近年暴增的食物不耐症報導，其實很大一部分是現代版的民間傳說。我寫下格里西瘋病的故事不是為了獵奇，而是希望這能提醒我們：人賦予症狀的意義，必須放在他們想要解決的問題之下理解。西方文化與密斯基托族群，在這一點上並無二致。

那麼，難道我們也應該把心身症歸咎於「靈異」因素，用儀式來化解？我當然不是這個意思。我的意思是說：如果西方文化能反躬自省，看看自己回應病痛和解釋身體變化的方法有多少是社會建構的，並捫心自問它們是否真的有效，或許能有所收穫。既然將身體變化醫學化（medicalization）不但會發展成長期症狀，還會導致我們依賴製藥產業，那麼我們當然應該知道——最好還能進一步深究——光是改變病症形成的認知機制，就足以改變該病症的進程。

和瑪妲還有亞瑟港的密斯基托人談過之後，我覺得格里西瘋病許多部分令我欣賞。首先，它已經成為文化共識，可以有效地表達心理困擾。其次，它可以外化和處理個人矛盾和社會衝突，而且已經得到認可。第三，這種辦法有用，因為它不怪罪個人——「邪靈入侵」之說既說明禍端是外在的，與個人無關，也點出治療應該從哪裡著手。事實上，即使是從西方醫學角度解釋身體病症的人，遇到心身症時也是依循同樣的套路。將身體症狀歸咎於病毒或食物不耐症的好處，和將它們歸咎於精靈是一樣的，不同的是西方的解釋有治不好病的風險。

我欣賞密斯基托人輕鬆看待標籤和疾病分類的態度。許多西方醫學機構太執迷於貼標籤和分類疾病，以致於因心身因素而起的癲癇被改了好幾次名字：歇斯底里症、偽癲癇、非癲癇發作、心因性非癲癇發作、解離型癲癇、功能性癲癇等等。「心身性」一詞在神經醫學界已經失寵，取而代之的是「功能性」。「功能性神經症狀障礙症」（ＦＮＤ）這個名稱隱含的意義是：這些症狀是大腦沒有好好發揮功能所造成的。我覺得這樣做有點拙，因為這不啻於一口咬定心身症是大腦的生物性問題。雖然在某種意義上，創造這個名稱是為了告訴那些懷疑心身症的人：心身症是實實在在的神經疾病；但為了這個目的，它完全去掉了所有和心理與社會有關的因素，只留下一個不比之前的名稱更貼切的描述性標籤。所以我認為，這個名稱只不過是另一種二元論，也會讓人以為FND純粹是生物病症。事實上，生物變化固然是產生症狀的關鍵，行為與心理因素也是觸發或推動疾病發展的關鍵。

由於大家對哪個名稱才正確仍各執一詞，目前也還沒有面面具到的標籤，所以，我仍會繼續延用「心身性」和「功能性」二詞，同時也希望這些真實的故事能彌補它們各自的不足。對我來說，格里西瘋病證明標籤不代表一切。雖然「瘋病」可以帶有貶意，但因為它不被當成個人的問題，密斯基托人也接受了這個名稱，所以它已經變成中性的。為了給生物－心理－社會症狀找個更能被接受的名稱，我們已經費了不少心思，我認為西方醫學在這一點上可以向密斯基托人學習。如果想讓心身症真正去汙名化，更好的作法應該是從社會對它的認識著手，畢竟改名只是換個標籤而已。只要心身症本身繼續被當成個人的錯，就不可能讓大家接受它。

❖ ❖ ❖

我和亞瑟港年輕一輩的密斯基托人約在星巴克碰面。他們大多在美國出生，或是從很小的時候就搬來這裡。他們都會全家一起回尼加拉瓜度假，可是都沒有在那裡長期住過。其中兩個男孩戴了串珠項鍊和耳飾，看起來頗有部落風格。另一個女孩莎莉亞戴著頭巾，她和她美國出生的密斯基托裔丈夫艾拉修最近改信伊斯蘭教。

我開始問他們覺得自己主要是北美人、尼加拉瓜人，還是密斯基托人？身上串珠和刺青最多的阿弗雷多說：「夫人，這只是疆界而已，對我來說並不重要。但如果有人問我，而我非答不可，我會說我是美洲原住民，來自加勒比海。」

阿弗雷多在尼加拉瓜出生，三歲時搬來美國。

「你們常回莫斯基托海岸嗎？」我問他們。

我得到各種答案，從「一次」到「幾次」都有。

「你們聽過格里西瘋病嗎？」我問。

「聽過，夫人。我弟弟二〇〇九年得過。」艾拉修說。

「他是在美國這裡得的嗎？」

「不是，在我們去碧爾維時得的。」

「他是那裡出生的嗎？」

「不是，他和我一樣，也是在這裡出生的。那是我們第一次去那裡，待了一星期之後的事。我們當時在計程車上，他突然開始尖叫，手往內彎，眼睛翻白抽動。」

碧爾維是尼加拉瓜的一座城，艾拉修一家在那裡度了一個月的假。我問他在弟弟發作之前，他們兄弟知不知道這種病。

「知道，夫人，我們兩個都知道。」他一臉正經地說：「我們的父母本來不想讓我們接觸傳統信仰。在美國，他們不想讓我們知道邪靈等等的東西。可是我一直對自己的原鄉很感興趣，所以我曾在書上讀過。」

我知道這幾個年輕人比較特別，和別的亞瑟港密斯基托人第二代不太一樣。他們在家說密斯基托語，而他們大多數的密斯基托同輩不是如此。阿弗雷多和艾拉修讀了不少密斯基托文化的書，其中幾本還是十九世紀的。

「看到你弟弟發病的時候，你很驚訝嗎？」我問。

「很驚訝，親眼看到以前我還不太相信，畢竟我是在相信科學的環境裡長大的。我不相信巫術那種東西。可是都親眼看到了，我現在知道那是真的。」

「你覺得他為什麼會發病？」

「我想是因為他在碧爾維是陌生人。森林之靈信不過外人。」艾拉修一字一句答得鏗鏘有力。

「搞不好是他不小心踩到了『pueson bikan』。」阿弗雷多提了另一個可能。

他幫我把這幾個字寫在筆記本，說是一種埋在地下的毒物，埋在那裡是為了害人，也可能是有人在測試巫術。總之，艾拉修的弟弟無意間成了犧牲品（我後來問瑪妲是否聽過類似的東西，她寫給我看的是「puisin」，泛指巫術製品，不限於毒物）。我向他們問起上一輩常提到的闇黑經，他們沒聽過，倒是說格里西瘋病和尼加拉瓜的「刺撒」（lasa）有關。他們說在他們的文化裡，刺撒可以是鬼，也可以是神。我後來也在書上看到，古義大利伊特拉斯坎文化裡的神也叫刺撒。艾拉修說他相信刺撒存在於與人類不同的領域，但與人類同樣真實。他稱之為「大自然中看不見的生命」，可以是樹靈、河靈，也可以是邪靈。

我問格里西瘋病是否還有別的成因，他們馬上七嘴八舌聊起我聽過的那些情節：年長的男人想追年輕女子、有些男人製做了愛情魔藥等等。

「你弟弟病了很久嗎？」我問艾拉修。

「我們帶他找薩滿。他用當地的一些植物治我弟弟，他的情況馬上改善，後來不到一天就好了。」

「你們和美國朋友聊過這些密斯基托族的傳統信仰嗎？」

「大部分沒有。除非有人感興趣也懂得尊重，我才會聊。很多人和查爾斯·納皮爾·貝爾說的一樣：有書本上的知識，可是對大自然一無所知。」

查爾斯·納皮爾·貝爾生於蘇格蘭，不過大部分的童年在莫斯基托海岸度過。一八九九年，他寫了一本《坦維拉》談他在當地的生活。艾拉修顯然神往密斯基托文化，也讀了不少這方面的書，可是他選擇改信伊斯蘭教。對我來說這有點怪。

我問他為什麼想改教。

「夫人，因為我不喜歡基督徒對我族人的方式。他們毀了原住民文化，也毀了我們的語言。我們很多詞彙就這樣不見了。他們是偽君子，一邊嘲笑我們的信仰，一邊又相信聖經說荊棘在火裡對人說話。對基督徒來說，刺撒就是負面的、就是邪靈，可是在基督教來以前，刺撒也是正面的。」

阿弗雷多參上一腳：「老一輩的根本是殖民化的密斯基托人。他們喜歡基督教，不算真正的密斯基托人。要是遇到真正的密斯基托人，他們還會瞧不起對方。早期的族人會用蛋撐大耳垂，現在那些老人居然連這種事都不知道。我覺得我對原始的密斯基托人更有親切感。」

阿弗雷多戴了擴耳耳環。

我轉向客氣地聽著眾人發言的阿瑪拉。她是位會計師，在莫斯基托海岸出生，年紀比其他人略長，從尼加拉瓜首都馬納瓜來這裡玩。她的穿著比較時尚，即使走進紐約或倫敦的時髦宴會也不違和，和她這些北美朋友的部落風打扮不一樣。她是我的受訪者裡唯一還住在尼加拉瓜的，我一直想聽聽她的想法。

「格里西瘋病像一場從心中洗淨自己的夢。」她說。

形容得真美，我心想。

「妳有過這種經驗嗎？」我問。

「差一點。」她說。

在阿瑪拉的少女時期，她的姊姊和表姊得了格里西瘋病。她們出現蠻力和想逃的典型症狀，所以被關了起來。因為他們一大家子住在一起，鄰居建議他們讓阿瑪拉去別的地方待一陣子。

「可是我覺得我一定不會得，所以沒走。」她對我說。

後來發生的事差點證明她錯了。她感覺到格里西瘋病偷偷竄到她身上，她用盡全部的意志力才把它趕跑。

「妳會擔心再來一次嗎？」

「不會，我現在太老了。」她大笑。

我聽他們一個個說起自己相信的事物，感覺得出神靈、魔鬼、巫術、科學在他們的世界並行不悖。艾拉修的妹妹有腦性麻痺和癲癇，為了讓她得到最好的照顧，他們全家都懂一些神經學。他說他想帶癲癇藥——還有死藤水，一種致幻草藥——去尼加拉瓜，看看它們對格里西瘋病的效果如何。

一個格里西瘋病就讓我聽見了各種版本，可見文化是流動的。這些故事很吸引人，但也都在變動。我知道，如果我有機會和依然住在尼加拉瓜的人聊聊，我又會聽到不一樣的故事——應該是比較平淡的版本，我猜想。亞瑟港上一代的密斯基托人仍帶有移民的思鄉情懷，他們依然憧憬叢林生活，也還是以加勒比海人的方式看世界。艾拉修和他的朋友說的則是二十一世紀的故事，結合了他們的美國成長背景與他們盡其所能細心蒐集到的祖先歷史。心身症的症狀自有其與時遷移的社會生命，就像密斯基托人的老老少少也會隨著時間改變。格里西瘋病帶給尼加拉瓜年輕女子短暫的自由，讓她們暫時拋下社群賦予的保守拘謹的角色。亞瑟港年輕人的心思則完全不同，他們堅持自我的方式不是發病，而是身體藝術、飾品、宗教選擇。艾拉修、阿弗雷多和他們的朋友都十分以自己的文化傳統為傲，但細加觀察，卻可以看出他們的叛逆是北美的叛逆。

人的行為模式只能依循眼前能走的路。莫斯基托海岸鄉村的行為模式只能順應當地現實，而那裡的生活環境遠遠不如那些移民海外的家庭。絕大多數的密斯基托村落都不大，即使可以選擇現代健康照顧，資源往往也非常有限。可是，他們一定找得到教會、牧師或薩滿。人在尋求幫助的時候，心理一定清楚自己只有哪幾條路。

CHAPTER

# 3

# 失樂園
# Paradise Lost

預期（expectation）：某件事發生的可能性。

實際拜訪柳波芙的幾年以前，我已經在網路報導裡看過她的樣子。她已屆中晚年，個子嬌小，身材微胖，頭髮染成栗紅色，有一雙淺藍碧眼。照片裡的她坐在床上，穿著鮮豔的花紋睡衣，背後牆上掛著一件紫花圖紋的綠色洋裝，連床罩都是華麗的花紋。儘管房裡花團錦簇，柳波芙卻一臉嚴肅，撇開鏡頭望向遠方。那篇報導說她得了某種怪病，五年內已進出醫院八次。她不是唯一的一人——她還有一百三十個鄰居也得了這種病。這群受害者全都住在哈薩克的兩座小城：克拉斯諾哥斯科和卡拉契。

看到瑞典孩童沉睡不醒的報導時，我馬上想起柳波芙的故事。雖然那裡和瑞典相隔數千英里，生活截然不同，可是這兩群人的情況似乎相去不遠。柳波芙也曾莫名其妙陷入沉睡，只不過時間遠比諾拉和赫蘭短。我寫電子郵件聯絡當初報導柳波芙新聞的記者，一年後我搭上飛機，前往哈薩克草原中部一座被遺棄的小城。

克拉斯諾哥斯科和卡拉契位在哈薩克首都努爾蘇丹西北方三百英里處。我抵達努爾蘇丹那天是二〇一九年六月八日，他們一九九一年脫離蘇聯獨立之後的首次民主選舉前夕。我對哈薩克認識不深，卻剛好能見證它發生巨變的歷史時刻，不得不說是機緣巧合。二〇一九年三月，哈薩克獨立以來唯一的總統努爾蘇丹・納扎爾巴耶夫宣布辭職。他當初是蘇聯任命的，現在，他也任命卡辛－若馬特・托卡葉夫為他的繼位者。這次選舉是哈薩克人第一次有機會選擇自己的領袖，他們有機會賦予托卡葉夫正當性，也有機會否定納扎爾巴耶夫的選擇。

努爾蘇丹直至一九九七年才成為哈薩克首都。在此之前，哈薩克的首都一直是位於南方的大都會阿拉木圖——一座綠色城市，坐落於白雪皚皚的群山之間，市內到處都是公園和林蔭大道，環境宜人，適於人居，直到納扎爾巴耶夫下令遷都阿克莫拉。阿克莫拉位於阿拉木圖北方七百五十英里，是哈薩克這個內陸國的地理中心。阿克莫拉的字面意思是「白墳」，成為首都之前，它只不過是前蘇聯帝國遙遠的前哨，最值得記上一筆的只有它曾是史達林的集中營所在地之一。阿克莫拉四周是數百英里杳無人煙的大草原，冬天酷寒，短短幾週的夏天又有大量蚊子。從鬱鬱蔥蔥的南方遷都到荒涼的北方，據信是為了創造機會，為哈薩克廣大的未開發地區吸引投資。但也有人不以為然，挖苦說這比較像是要把哈薩克人吸引到北方，好稀釋那裡仍占多數的俄裔人口。

成為首都後，阿克莫拉更名為阿斯塔納（Astana，實在沒創意，因為這個詞在哈薩克語的意思就是「首都」），同時也開始大興土木。接下來二十年，阿斯塔納成了建築師的遊樂場，他們大展身手，為這裡打造出在世界名列前茅的超現實天際線。新建築建成金字塔形、尖錐形、球形、帳篷形，幾乎每一面都金光閃閃，光可鑑人。多次舉辦國際會議的努爾阿蘭館也在這裡，它的綽號叫「死星」[5]，相當符合這座城市的科幻調性。

二〇一九年三月，托卡葉夫為了向選擇他繼承大位的努爾蘇丹致敬，再次為首都改名，從阿斯塔納改成努爾蘇丹。三個月後——也就是我從倫敦抵達這裡的二〇一九年六月——阿斯塔納這個名字已經從所有建築、路標、官方文件上抹去，不留一絲痕跡。想到我剛好趕上哈薩克轉為民主國家的時刻（至少我以為會如此），能躬逢其盛，我緊張又興奮。當時的倫敦正好鬧烘烘的，到處都是抗議和集會，我以為到了這裡也會一樣熱鬧。

5《星際大戰》系列電影中的虛構太空要塞。努爾阿蘭館為球型建築。

選舉當天，我到市中心想感受一下氣氛，卻發現街上安靜得詭異。投票所開著，但商店大半沒開，人們到處閒晃，好像那只是個尋常的日子，連英美選舉時一定會有的海報或大聲公也沒有。最後，我總算看到中央廣場聚了一群人。但即使是那裡，場面也井然有序，完全看不出群眾訴求是什麼。我觀察了一陣子才發現：他們多數人一個一個被引導上巴士，像觀光客一樣，只不過招呼他們的不是導遊，而是警察。

每次到新的地方，對我來說最大的文化衝擊就是不懂當地語言，這總讓我有一種窒息感。而因為我不懂西里爾字母，我在哈薩克連路名都看不懂，報紙對我更有如天書。雖然不同文化的潛台詞本來就不容易掌握，可是在努爾蘇丹，我連最表面的意思都摸不著。對這場政治意義深重的選舉，他們的感覺是什麼呢？我一點頭緒也沒有。既然行動網路讓世界無遠弗屆，不如我上網看看選舉新聞。可是，幾家知名英語新聞網站全部連不上。我轉向社群媒體，還是連不上。我不死心，繼續嘗試了幾分鐘，最後不得不接受：我想上的網站全被封鎖了。我知道自己碰上了生平第一次的網路審查，也恍然大悟：沒了溝通管道，當地人當然沒辦法集會。

網路只封了二十四小時。第二天早上——民眾示威的時機過了，納扎爾巴耶夫的欽定繼位者托卡葉夫也當選了——社群媒體和新聞網站又可以連上了蘇聯解體的三十年讓「白墳」成為努爾蘇丹，也讓克拉斯諾哥斯科一蹶不振。政治造成了不利這座城市生存的大環境，以致其淪為廢墟。一九六〇年代，克拉斯諾哥斯科約有六千五百名居民；二〇一〇年，這裡的人口只剩三百人；二〇一九年，只有三十人還住在這裡。想了解這座小城（以及與之相臨的卡拉契）為何慢慢步入死亡，最好的辦法莫過於聽聽原本住在這裡的人怎麼說。他們會告訴你一段悲傷的故事，關於某個怪病如何將他們趕出家園，讓克拉斯諾哥斯科和卡拉契變得猶如鬼城。

❖ ❖ ❖

見識到這裡和英國多不一樣之後，我去車站和荻娜菈碰面。她是當地的記者，我們之前已經通過幾次電郵。她答應幫我安排和克拉斯諾哥斯科的居民見面，並擔任我的地陪。前往克拉斯諾哥斯科之前，我已經在哈薩克觀光了幾天，期間只和她通過一次電話，而且當時驚慌得很，我因車票無效被趕下火車。趁著一名官員拿走我的護照查驗，我趕緊撥打她留給我的緊急聯絡電話，聽到電話那頭傳來英文，我鬆了一大口氣。她透過電話和車掌三言兩語就解救了我，幫我拿回護照。可是再怎麼說，我們也只聯繫過那麼一次。所以當我到了火車站，看到她就在她說好的地方等我，我還是再次鬆了口氣。

荻娜菈和哈薩克多數人一樣，人種上屬哈薩克族，是突厥人和蒙古人的後裔，占當地人口的百分之六十七（第二大族裔是俄羅斯人，占百分之二十）。荻娜菈身材高䠷，一臉燦爛的笑容馬上讓我吃下定心丸。我們搭上火車前往艾西爾（離克拉斯諾哥斯科和卡拉契最近的大城），車程中在餐廳車廂閒聊，熟悉一下彼此。一個人闖蕩、迷路、從看不懂的菜單點餐一個星期之後，多了一個像荻娜菈這樣可靠的旅伴感覺真好。四小時的車程裡，我們差不多聊完了自己的人生故事。

這次能順利訪問幾位當事人，都歸功於荻娜菈挨家挨戶地打了幾個星期的電話。荻娜菈是個親切自信的人，和她聊天很自在，她也總是能隨口和經過我們座位的人聊上幾句。在怪病爆發的那段時間，這兩座沉睡之城都成了媒體焦點，讓當地人不堪其擾。我想，能說服這些早已對記者抱持戒心的人接受訪問，荻娜菈親和的人格特質一定是關鍵。她出身都市，住在阿拉木圖，離我們要去的地方有一千英里遠。我從言談中得知克拉斯諾哥斯科和卡拉契確實冷僻，連哈薩克人都不太會去，更不用說我這種外國人。哈薩克地大物博，而我們要去的地方絕不是什麼觀光勝地。

我們的訪問大多會在艾西爾進行。火車總算進站之後，我發現這裡和我這趟旅程的起點努爾蘇丹天差地遠。艾西爾單調、古板，死氣沉沉，毫無吸引力。我和荻娜菈跳下火車，她揮手就招了一輛計程車。我們第一個要見的是妲瑪拉，她原本住在克拉斯諾哥斯科，發病後被重新安置到艾西爾。

計程車是輛老舊的橘色俄製拉達車，若不是和荻娜菈一道，我根本看不出來那是計程車。它的椅墊破了，門內的把手搖搖欲墜。荻娜菈坐前座為司機指路，我在後座緊張地拉著握把，因為安全帶不曉得上哪兒去了。沿途觀察艾西爾的市容，我覺得這裡的生活機能似乎不壞。林立的混凝土建築為實用而建，而非為休憩而建。雖然此時是正午，但街上幾乎空無一人。

妲瑪拉住的那條街毫無特色，單調死板，一如這座城市。我們爬上狹窄的水泥樓梯到二樓敲門，一開門我看見妲瑪拉便大吃一驚，她和我對此地刻薄膚淺的成見完全不一樣。她雖已年屆七十，全身散發的魅力卻猶如鶴髮童顏的電影明星。她波浪狀的長髮側梳，所以一頭金髮大多披在左肩；眼戴金框眼鏡，耳戴水滴狀金色耳環，身上是黑白相間的斑馬紋洋裝。在這寒風料峭的星期四午後，她還是細心妝點，塗上亮紅色口紅和鮮紅指甲油

她的公寓也很特別——空間很小，但擺滿往日的回憶。牆上全是相片，很多是家人的，也有幾張是她年輕時的。她的女兒全是金髮，家裡的男性則髮色較深。幾乎每張相片的表

情都很嚴肅，像是還不時興對著鏡頭微笑之前的黑白照片。照片中妲瑪拉的長髮總是仔細披在一肩，一如此時。儘管年逾七十，她健康的骨架讓她看起來和年輕時差異不大。

客廳是棕色色調，有一尊半羊人像，一套奶油色天鵝絨沙發，還有一座展示精緻杯盤的櫃子，牆上掛著一張變形蟲花紋的地毯。幾只超大的動物玩偶是妲瑪拉為住俄國的孫女來訪時準備的。

「這些擺飾……」荻娜菈低聲對我說：「真有俄式風格。」

也許吧，我想。不過，我兒時在都柏林的家裡也有一套天鵝絨沙發，也有一座餐具櫃專門展示平常很少用的水晶杯和瓷盤。

我坐上沙發，鄰座是一隻巨大的粉紅大象玩偶。妲瑪拉直挺挺地坐我對面，開始向荻娜菈訴說她的故事，荻娜菈再轉述給我。妲瑪拉說，一切都是從二〇一五年十月一日開始。那天，她沉睡了四十八個小時，怎麼樣也叫不醒。

妲瑪拉在克拉斯諾哥斯科住了將近五十年，是她一生中最快樂的歲月。她在那裡把幾個孩子帶大，那裡是她深愛的家。但現在，她卻成了被迫離開的眾多難民之一。妲瑪拉告訴我，她最早開始覺得不太對勁，是在克拉斯諾哥斯科文化中心的一場派對上。那場派對是城裡辦的活動，大部分的居民都參加了。但令她意外的是，晚會中途，她的身體開始出現異狀。雖然時間不算晚，但她突然覺得非常睏，頭很暈。她當時沒想太多，可是身體還是不舒服到讓她決定提早回家。進門之後她照照鏡子，覺得自己看起來很憔悴，於是她上床睡覺，以為一覺醒來會舒服一點。沒想到情況急轉直下——隔天早上她丈夫起床上班，卻怎麼也叫不醒她。由於她沒有病容，看起來只是睡著了而已，她丈夫叫了幾分鐘才確定她不是賴床，立刻打電話請醫生出診。等醫生來的時間，妲瑪拉曾經短暫清醒，但醫生為她檢查時她已撐不住睡意，人一沾床馬上睡著。醫生也不知道這種情況該如何解釋，叫救護車來送她去地方醫院。救護車抵達後，妲瑪拉出現很奇怪的舉動：她看起來像是醒過來了，自己下床照鏡子、梳頭、化妝，然後又倒回床上。等到她總算康復之後，她的家人老愛拿這件事說笑。

「我這個人，就連生病了都不會素顏出門。」她原本一直面帶悲傷，說到這件事才露出笑容。

「妳記得自己做過那些事嗎？」

「不記得，我一醒來就在醫院了。我丈夫說我像機器一樣自動化行動。」

妲瑪拉在醫院住了兩天，可是她記得的不多，後來是聽家人說才知道自己大部分時間都在睡。醫生做了一連串檢查，但找不出任何問題。總算完全清醒之後，她只覺得天旋地轉，而且打嗝打個不停，連站都站不穩。所以她多待了一天，等到能好好走路才出院。

「在醫院失去意識的這段時間，妳知不知道發生了什麼事？妳可以吃東西嗎？能不能去上廁所？還是只躺在床上？」我問。

「我不知道。我對醫院的大部分記憶是空白的。我只記得副市長來看過我。」她說。提到她尊貴的探病者時，妲瑪拉喜形於色。她在克拉斯諾哥斯科文化中心服務了幾十年，在當地有些地位，和副市長也有私交。副市長一聽說她生病，馬上趕來看她，交代要讓她得到最好的照顧。妲瑪拉在他來探望時曾短暫醒來。

醒來之後，她最難受的那些症狀很快也退了。不到五天，她已返回工作崗位。可是她始終沒有完全康復的感覺，事實上，她覺得自己再也不會恢復到發病前的健康。

「看看我的手，以前很漂亮的，現在皸裂得這麼嚴重。」她對我說。

她的臉上露出落寞。這間屋子到處都是充滿回憶的紀念品，隨時讓她想起家人，也想起自己的青春年華，可是她現在獨居。這番情景令人感傷。我很想知道這種昏睡症是什麼原因造成的。要是讓佛洛伊德來猜，他大概會說這是悲傷轉化為睡眠需求，但如果是這樣，這種病為什麼會人傳人？

「妳發病前認不認識其他生這種病的人？」我知道妲瑪拉不是第一個受害者。

她說在派對前幾週見過一名發病的年輕女子，也聽過城裡在傳這種病的事，可是她沒多留意。

對醫生來說，透過翻譯來解讀病史實在令人洩氣。我不但必須設法釐清妲瑪拉的確切遭遇，還必須避免遺漏細微的症狀變化。心身症的魔鬼往往藏在很小的細節和轉折裡。這種昏睡症和放棄生存症候群一樣，也局限於特定地區——克拉斯諾哥斯科和卡拉契這兩座相鄰的小城。**文化依存症候群**（culture-bound syndromes）常常是一種隱喻，把特定族群裡不能以明確方式表達的訊息表達出來：當密斯基托社會賦予年輕女子相互衝突的價值，格里西瘋病讓她們表達自我；放棄生存症候群則讓無法發聲者發聲。如果昏睡症是心身症，這兩座小城創造此病是為了什麼呢？雖然我努力體會妲瑪拉的經驗，可是我只聽得見荻娜菈的聲音。此外，妲瑪拉有時連珠砲地說，荻娜菈只好先速記下來，幾分鐘後再摘要給我聽。這樣一來，我更難以掌握妲瑪拉對這種病的感覺。最後，我不得不拜託荻娜菈照原話轉述，於是荻娜菈請她再說一次。

「她說像是變成自己訓練有素的倒影。身體醒著，但大腦沒醒，對世界的知覺麻痺了。」妲瑪拉去醫院前自動化妝和梳頭髮——那時候的她是自己的回聲。

「醫生有沒有給妳任何診斷或解釋？」我問。

她走到櫥櫃拿出一個像是公文封的信封，裡頭是厚厚一疊紙。

「這是她的病歷。每個人都有這麼一疊，自己保存在家裡。」荻娜菈對我說。

「妳也有嗎？」我問。

「沒有，我對保管文件向來不在行。」她大笑。

我翻了幾頁。雖然大多數是俄文，但醫學術語是拉丁文，所以我不必麻煩荻娜菈也看得懂。妲瑪拉的診斷是「腦病變」，是個十分籠統的診斷，任何類型的意識不清都通用。這樣寫其實更像描述臨床狀態，而非實際診斷。荻娜菈為我翻譯其他註記：皮膚與舌頭，乾燥；腹部，正常；心臟與肺臟，正常；淋巴結，正常；血檢，正常；大腦斷層掃描，正常；毒物篩檢，正常。病因：不明。

「那場晚會喝了很多酒嗎？」我問。

醫生的標準提問，我就是忍不住。

妲瑪拉笑了：「沒有——那場晚會是為老人辦的，參加的人年紀比我大得多。其實比較像家庭聚會或聚餐，我們喝的是茶，來的人都會帶沙拉或點心請大家吃。」她頓了一下，又說：「現在想想，我那天晚上會發病，好像也不太意外。」

「怎麼說？」

「昏睡症都是在很多人聚集的地方發作。」她說。

昏睡症從二〇一〇年開始出現。我後來才知道，我在新聞報導裡看到的柳波芙是第一個病人。第二個病人叫娜潔絲妲，是一名護理師。在她們之後，昏睡症一波又一波爆發，而且每個人都和妲瑪拉一樣查不出病因。

「他們把我頭髮和指甲的樣本送去檢驗，但他們說什麼也沒發現。」她對我說。

從二〇一〇到二〇一五年，在這座人口只剩三百多人的小城裡，大約有一百三十名民眾出現和妲瑪拉類似的症狀。妲瑪拉是最後幾位受害者之一，她康復沒多久，這種怪病就憑空消失，和當初出現時一樣突然。雖然我看到的新聞報導通常稱這種病為「昏睡症」，可是和妲瑪拉談過之後，我才知道它的症狀複雜得多。當然，最常見的症狀是昏睡，年紀大的人尤其如此，但它還有好幾種變形。例如孩童患者的情況就很不一樣：他們不會陷入昏睡，可是會出現一些奇怪的舉止，很多孩子還會不由自主地大笑。病例往往成群出現，舉例來說，有一個班級有九名孩童在同一天發病。他們不但沒有無精打采，反而發瘋似地到處跑，而且還出現幻覺，倒在地上抽搐。我問妲瑪拉幻覺的內容，她說她不知道，因為她自己沒出現幻覺。

這種病的形式似乎非常廣。也有人是失去走路或說話的能力，但不會昏睡。不過，無意識地去做一些事的症狀似乎很常見。有的患者看似沉睡，卻會突然醒來回答問題，而且切中題旨，然後又倒回去睡。這種病攻擊的對象無分男女老幼，可能一天就康復，也可能拖上數星期。倒楣一點的人還會一再復發。

當地醫院為每一個發病者都做過檢查，但醫生始終查不出病因。於是，有些情況較重的病人被轉送到努爾蘇丹（當時還叫阿斯塔納），進一步接受更精密的檢查。然而，檢查結果還是正常。少數幾名病人甚至被轉送進俄國的醫院，但結果還是一樣：原因不明。好在還是有好消息：得這種病的人最後都會自己醒過來。醫生給他們的診斷五花八門，最常見的是「中毒性腦病變」。但就算是中毒好了，還是沒人知道他們中的是什麼毒。

當地醫生提出醫療警告後，哈薩克政府開始介入。由於克拉斯諾哥斯科曾是礦業城市，專家們先從土壤和水源污染著手。雖然礦場已關閉多年，他們還是檢查了礦坑裡的空氣。然而，所有的結果都沒問題。放射研究所的人也進駐調查了好幾個星期，同樣一無所獲。

隨著昏睡症在城裡繼續傳播，它一躍而成全國熱門話題。納扎爾巴耶夫總統親自上電視求援，呼籲外國研究者來克拉斯諾哥斯科一探究竟。我不知道有沒有研究者響應他的號召，但響應的外國記者倒是不少。城裡一下子湧進許多媒體，居民個個成為採訪目標。國際報社和網站刊登了不少照片，千篇一律是當地人站在破舊的建築前凝望遠方，若有所思。這段期間，當地居民持續病倒——可是外地訪客全都沒事，連在城裡待了好長一段日子的政府調查員都毫無異狀。和放棄生存症候群一樣，昏睡症也很挑人。

「有動物發病嗎？」我問。

「沒有。」

「妳覺得問題出在哪裡？」

「我覺得我們中毒了。」妲瑪拉一臉篤定。

「礦場的毒？」我問。

「不是，是政府搞的。」

她的回答令我驚訝。「妳的意思是……政府故意下毒？」

「我認為是政府下的手，他們要我們搬走。」

我一時不曉得該說什麼，畢竟我總是認為意外或失職的解釋比陰謀論可信。所以我換個方式又問了一次：「為什麼妳認為中毒和礦場無關？」

「礦場一直都在，我們以前什麼問題也沒有。」

「可是，為什麼政府想要你們搬走呢？」

「我也不知道。」

「如果真的是政府做的，妳認為他們是在哪裡下毒？空氣，水，還是食物？」

妲瑪拉仔細想了半晌：「不可能是水。水每個人都喝，可是不是每個人都生病。」她又想了一陣子：「這樣說來，也不可能是空氣……」

她不知道是什麼東西被下了毒，但她堅信昏睡症是中毒造成的。聊到這裡，她臉上的悲傷變成了苦楚。這種不公不義讓她憤恨難平。

我心裡一直繞著她的陰謀論打轉。這個國家的政治生態顯然和我熟悉的世界不一樣，我不能、也不會輕視她對政府的恐懼。可是，克拉斯諾哥斯科再怎麼說也只是個小地方，離任何一座大城都有數百英里遠。我覺得用陰謀論解釋實在說不通。

「克拉斯諾哥斯科是個什麼樣的地方？」我問。我還沒去過那裡，雖然我接下來會去。

聽到這個問題，妲瑪拉整個人放鬆下來，吸一口氣，露出微笑。「天堂。克拉斯諾哥斯科是天堂。」

我有點震驚。艾西爾給我的感覺已經夠沉悶了，至少表面看來如此，可是從幾篇報導上的照片來看，克拉斯諾哥斯科甚至更悶。

「她真的是用『天堂』這個詞嗎？」我向荻娜菈確認。她點點頭。

「我們在那裡過得好快樂。」妲瑪拉補充：「那個地方非常特別，哪像這裡……」她指指窗外單調寂寥的艾西爾街景，搖頭皺眉。

妲瑪拉出身西伯利亞。「天堂」或許是相對來說，我想。克拉斯諾哥斯科是礦業城市，妲瑪拉的丈夫當初是以礦冶專家的身分被派來這裡。離開俄國到哈薩克的時候，妲瑪拉才二十出頭，兒子也才七個月大。她說她學舞多年，在俄國還上過舞蹈學校。雖然搬來這裡不是她的選擇，可是在文化中心得到一份教舞的工作之後，她對這裡的生活也安之若素，後來還一手包辦城裡的文化活動。

她從桌上取來筆電放在我面前，臉上散發光彩。「給妳看看我的學生。」她說。影片裡是一群青少女，她們先是跳芭蕾，接著又表演某種像肚皮舞的舞蹈，從頭到尾都穿高跟鞋。這些女孩顯然是她的得意門生。與我分享這段影片讓她的神情再次轉變，這次變得自豪又開心。

「這是我其中幾位學生。那段日子真美好。」

克拉斯諾哥斯科在蘇聯時代有數千個居民，可是到昏睡病爆發的時候，只剩不到三百人。就算那裡真的有一段宛如天堂的日子，我也很難相信是妲瑪拉發病的二〇一五年。我稍微暗示了一下妲瑪拉：後來人變得那麼少，一整座城人去樓空的感覺一定很寂寥吧？但她只是再次強調那座城市充滿綠意，完美至極，被迫搬離那裡是她這輩子遇過最糟的事。

「這裡水質不好，喝起來有股怪味。」她這樣評論新的住處。

怎麼比得上克拉斯諾哥斯科的水？那裡不只是水，連樹木、花園、小河、人們、房子，全都比這裡強上不曉得多少倍——至少在妲瑪拉的回憶裡是如此。

我先前已經從報紙得知：一九九〇年代，支撐克拉斯諾哥斯科經濟的礦場關閉。一夕之間，整座城的人全部失業，紛紛離鄉求職，雖然外地也未必有工作。這是剛從俄羅斯獨立後的事，而哈薩克早已忘了如何照顧自己。隨著礦場關閉，克拉斯諾哥斯科的基本設施幾乎立刻癱瘓。儘管妲瑪拉對那裡充滿溢美之詞，但我知道城裡大部分地區已經好幾年沒有自來水。在這個冬天氣溫可以降到零下五十度的地方，許多家庭沒有暖氣。

但妲瑪拉的態度很清楚：對她來說，這點不便根本不算什麼，她從來不想離開那裡，是昏睡病逼得她不得不走。這種病傳開之後，哈薩克政府為城裡所剩無幾的居民提供安置，為他們在艾西爾準備了公寓，鼓勵他們搬到那裡。妲瑪拉拒絕。全部的人都拒絕。一直到妲瑪拉第二次發病、她的丈夫和兒子也發病，她才同意拿她在克拉斯諾哥斯科的三房公寓，交換在艾西爾的一房公寓。

「她很憤怒。」妲瑪拉起身為我們泡茶時，荻娜菈對我說。

「老實說，我不懂她為什麼那麼喜歡那個地方。我覺得聽起來簡直像孤島，荒涼得恐怖——居然連自來水也沒有。如果是我，一定巴不得早點走。」我說。

「這間公寓只有她舊家的一半大，沒有人想愈搬愈差。」荻娜菈不盡同意。

「可是這間有暖氣，還有抽水馬桶。」

「她打心底認為這全是陰謀，有人想把那裡的人全部趕走。」荻娜菈提醒我。

「但人家幹嘛這樣做？」

妲瑪拉端著盛了紅茶的瓷杯回來，荻娜菈順便問了她這個問題。妲瑪拉說她也不知道，她也很不解，但她相信一定就是這樣。她走到櫥櫃，從抽屜裡拿出一封信給我看。那是一份名單，上方印有看起來頗為正式的信頭。得過昏睡症的人全列名在上面，總共一百三十三人，但妲瑪拉相信還有更多沒被記錄到的。他們準備集體控告政府。

也許這才是重點，我心想，他們想換個更好的房子。不過，我還是很在意「天堂」的話題，就問她有沒有礦場關閉前的照片可以借我看看。我在報紙上看過不少克拉斯諾哥斯科的近照，但沒有一張是繁榮時期照的。然而，我們翻遍了她的相簿，裡頭照的全都是人，沒有市景。

「可以為妳拍張照嗎？」談話進入尾聲時，我問妲瑪拉：「不會公開，我只是想更記得妳。」

她婉拒了，要我改拍她年輕時的照片。

「人都有看起來最好的時光，我現在老了。」她說。

我在房裡轉了一轉，翻拍了幾張照片。

最後，我盡可能小心地問：妳覺得這個問題可不可能是心理因素造成的？住在那樣一個生活條件匱乏的沒落城市裡，也許真的不好受？

「*Niet*，*niet*，*niet*。[6]」她說。

這句話我不需要荻娜菈幫忙翻譯。

「生活一定很辛苦吧？」我總是不懂得適可而止。

「一點也不辛苦。待在這種死氣沉沉的地方才辛苦，我根本不想住這裡。」

道別之後，我和荻娜菈開始討論剛才的談話內容。

既然發病者的症狀五花八門，身體檢查也都沒有異狀，中毒的說法似乎可能性極低。就算毒物本身驗不出來，我們還是可以從血檢或腦部掃描異常看見它發揮的作用。即使我們不知道一個人為何失去意識，還是可以從儀器看到這顆腦沒有意識。換句話說，只要一個人被下毒，我們應該就能測到毒物導致的結果，醫學檢查應該也找得到相關症狀，可是兩者在昏睡症的人身上都看不到。在針對克拉斯諾哥斯科居民所做的大規模調查中，不論他們病情輕重，都找不到病程的客觀證據。沒有動物發病。沒有記者發病。沒有科學家發病。沒有政府官員發病。每位發病者都是自然康復，連少數留在城裡的也不例外。

這種病從病理學角度也說不通。疾病會顯露出其特徵，即使病因不明也是如此。但昏睡病神出鬼沒，無從捉摸：雖然它大多出沒在人群聚集之處，地點卻從不固定，不一定在室內，也不一定在室外。它出現的場合也沒個準，有的發病者吃過東西，有的沒有。此外，它不論在哪裡出現，即使在場的人都吃同樣的食物、喝同樣的水、呼吸同樣的空氣，卻只有其中幾人發病。

從二〇一〇到二〇一五年，我們觀察到的只有其症狀一直在變。這絕對是心身症的典型特徵——隨著每個新的發病者不斷重述它的故事，病症本身也會發生變化。我在格里西瘋病的故事裡就見過這種轉變，每一代的密斯基托人都為之添入新的元素和詮釋。在克拉斯諾哥斯科昏睡症的案例中，我們看到不同的人對它有不同的經驗，小孩子的發作情形和大人截然不同，幾乎像是遇到完全不一樣的問題。儘管醫生和科學家已經做過詳盡調查，可是他們還是沒有發現毒物、病毒或疾病的客觀證據。當然，妲瑪拉可能會說這些調查全

6 俄文的「不」。

是政府做的，絕不可信，而我在努爾蘇丹停留的短短幾天裡，也知道她對政府的猜疑並非毫無道理。可是，在克拉斯諾哥斯科的居民離開以後，哈薩克政府似乎沒有利用那裡做什麼。所以，就算妲瑪拉的指控是真的，我也看不出來政府究竟得到了什麼。因此，我認為似乎不太可能否定昏睡症是心身症。它造成的症狀和失能毫無解剖學或生理學的意義，爆發模式也不一致。我還想到：妲瑪拉說發作的孩子會出現幻覺和抽搐——要是在尼加拉瓜，人們應該會說這些孩子得了格里西瘋病，可是在沒有靈異解釋的前蘇聯加盟共和國哈薩克，大家只能歸咎於礦場有毒或政府使詐。

來哈薩克之前讀相關資料的時候，我便預設這裡艱苦的生活一定是禍根。居民失業，生活極端貧窮，病症高峰期又湧入大量記者。雖然在我看來，記者的到來或許會讓這座小城再現生機，但原本就被生活壓力引發的昏睡症，恐怕也因為媒體的關注而拖得更久。所以，儘管妲瑪拉對故里語多懷念，也堅決否認生活艱困是昏睡症的主因，還是沒有改變我的想法。

❖　❖　❖

我們在公寓門口向妲瑪拉揮手道別時，荻娜菈接到一通電話。

「有位醫生同意和妳談談。」掛上電話後，她對我說：「他治療過一些昏睡症的人。」我喜出望外，因為我想聽聽較客觀的角度。即便我知道那位醫生不太願意受訪。荻娜菈費了九牛二虎之力才說服他答應，他要求不具名。

那間醫院和艾西爾所有鋼筋水泥建築一樣，毫無特色。如果沒人告訴我那是醫院，我八成認不出來。唯一的線索，是門外停著一輛極其老舊的蘇聯救護車（看起來其實比較像露營車）。那位醫生四十來歲，個子不高，在醫院後方的消防門外等著我們。在這種地方碰面像是在做什麼見不得人的勾當，但我想他只是圖個方便，因為他的辦公室就在旁邊。握手時看他表情，我覺得他是個沉默寡言的人。他領我們到他的辦公室。

「妳的書寫的是什麼主題？」我們剛剛坐下，他就開口問。

聽我說完以後，他還是一臉狐疑。這也難怪。在昏睡病流行期間，來這裡採訪的記者很多，但當地人覺得他們的心聲和顧慮沒有被好好傳達。他們想知道政府要他們遷走的動機，也希望能為失去的房子拿到適當補償。

「我今天很忙，沒有太多時間。有什麼是我幫得上忙的嗎？」醫生說。

我想知道這種病的典型症狀，所以我先問這個部分。他說他照顧過幾個昏睡病的病人。我一邊聽他描述他們的情況，心裡再次冒出原本的想法：這種病沒有典型症狀。發病者出現的症狀很不一樣——甚至可以說人人不同。連「昏睡症」這個名稱都不夠精準，因為有些人會昏睡，但許多人不會。

「小孩子的症狀多半是過動。」他說，這個部分和妲瑪拉說的一樣。有的小朋友是尖叫，有的小朋友是對著空氣擺手，像是在捉什麼旁人看不見的東西。也有不少小孩會嘔吐和出現幻覺。

「什麼樣的幻覺？」我又一次想到格里西瘋病。

「一個男孩看到蛇，一個女孩說她肚子裡有蟲，還有很多人說聞到甜甜的味道。」

他也告訴我，昏睡的人多半是在下午兩點到四點之間睡著，睡眠深淺差異很大：有的人可以喚醒，但醒得不久；有的人睡到打鼾，怎麼叫也叫不起來。暈倒的情況也很常見——但他認為那不是「正常」的暈倒，因為發病的人雖然也會倒地，但多多少少還能控制身體。成年人雖然也會出現怪異行為，但方式和小孩子不一樣。有人會試著爬出窗外，也有人只穿內衣褲到處走。他們的動作協調都很差，很多人失去平衡。還有，這種病是一波一波地攻擊這座城市，有幾天他短短幾小時之內就收了五、六個人住院。對於這種病常常出現在社交聚會的說法，他表示同意。

很多案例發生在新學期的開學典禮當日，他也為其中一個孩子做過檢查。那個女孩在學校覺得不舒服，老師打電話請父母來接她。坐車回家的路上，她陷入不自然的睡眠，一連沉睡了幾個小時。她和其他發病者一樣，有時候會短暫睜開眼睛，但時間都不長。最後，她被送到醫院，也總算醒了，可是並沒有馬上恢復正常，她一直處於混亂，行徑古怪。她母親好好地坐在椅子上，但她一直想扶她母親起身，即便母親沒有請她幫忙。女孩第二天完全恢復了，可是她不記得前一天發生了什麼事。她的檢查一切正常，無法為她的病症提出解釋。

「其他病人的檢查結果呢？」我問。

他說，送來第一個病人的時候，他本來以為是中風，但腦部掃描正常。後來有的人是血壓高，更多的人是澱粉酶值高。這種消化酵素升高可能代表胰臟出了問題，可是不會造成昏睡。病人之間往往找不到共同的異常現象，而且血液、頭髮、指甲送檢後多半統統正常。醫院也為他們檢查了是否為重金屬中毒，同樣毫無跡象。據他所知，曾經有一人被驗出體內有一氧化碳，但只有那麼一位。他相信有幾位病人在阿斯塔納做的腦部掃描應會看出腦腫脹，不過他沒親眼看到結果。收治這些病人之後，醫院會為他們注射靜脈輸液，直到他們清醒。雖然這是唯一的治療，但發病者都會明顯好轉，只是程度不同。一些病人會復發，只有極少數病人（像妲瑪拉）覺得自己再也不會完全恢復。

「你認為原因是什麼呢？」我問他。

「中毒。」他說得十分篤定。

「如果是中毒，為什麼發病地點這麼分散？查出過什麼地方有毒嗎？」

「有模式可循。卡拉契的一條街上很多人發病。還有，風從卡拉契往克拉斯諾哥斯科吹的時候，比較容易爆發。我想礦場應該脫不了關係吧？」他說。

卡拉契和克拉斯諾哥斯科很近。但卡拉契是農業城，不是礦業城，只不過那裡還是有一座礦場。

「科學家不是來做過毒物檢查了？」

把矛頭指向礦場並不是杞人憂天——雖然礦場已經關閉多年，但畢竟是鈾礦。正因如此，我對妲瑪拉毫不認為礦場和中毒有關十分驚訝。事實上，連政府都鄭重其事派了科學團隊來調查。雖然已經停採的礦場應該沒有危險性，他們還是派了放射研究所的人過來。政府的人在城裡待了一年，一一對空氣、土壤、水質進行檢測。可是，不但調查人員沒有一個生病，他們在這裡的一年，當地居民也沒有出現新的昏睡病病例。說到這裡，醫生說出和妲瑪拉一樣的疑慮：他也懷疑政府為了把居民趕走，故意下毒。

「政府為什麼要這樣做呢?」我又問了一次這個問題。

「克拉斯諾哥斯科和卡拉契的人同意搬走之後,就沒有昏睡症了。」他說。

「可是,有三十個人還留在那裡。清空全城的目標還沒達成,怎麼就不繼續下毒了呢?」我提出質疑。

他不知道,而且好像被這個問題難住了。我覺得他似乎故意無視自己不願接受的真相。二〇一〇年還住在克拉斯諾哥斯科的居民,絕大多數都已同意遷往艾西爾,但少數人仍堅持不走,希望能談到更好的條件。搭火車來艾西爾的路上,我看到一大片又一大片杳無人煙的土地。哈薩克不是地狹人稠的國家。如果政府真有祕密開發計畫,他們絕對還有別的地方可以選擇。如果政府想重啟鈾礦,他們對經驗豐富的老員工當然求之不得,更不可能趕他們走。何況在居民紛紛離開,昏睡症也不再出現之後,仍不見政府展開祕密計畫的跡象。

「可不可能有一些病例是心理因素造成的?」我小心翼翼地問,心知這個問題聽在他耳裡或許有些刺耳:「可不可能是骨牌效應?也許本來是一個人因為別的原因發病——可能真的是中毒——他的病引起焦慮,然後發病的人就像滾雪球一樣愈來愈多?」

「*Niet*。」他答。

妲瑪拉和這位醫生對我的提問多半樂於回應，可是對這個問題，他們的回答卻一樣簡短而堅決。雖然我提醒自己：這位醫生本來就不太想見我，而且他答得已經夠清楚了，但我還是想多知道一點他的想法。我開始說明我為什麼比較傾向心身症的解釋：毒物通常不會不留一絲客觀跡證；失去意識的昏睡症病人各項檢查都正常；這種病在人群裡似乎是隨機找上受害者，可是它又偏偏只挑這裡的居民。世上哪有這麼怪的毒物？

「我爸活到八十四歲，一輩子好好的，身體很健康，卻突然猝死。他應該能活更久的。」他又補了一句：「我還是覺得和礦場有關。」

住得離鈾礦這麼近，克拉斯諾哥斯科的人會擔心不是沒道理的。換做是我，我也會擔心。世界衛生組織報告過：開採鈾礦的地區能測得高濃度的氡。氡具遺傳毒性，會導致癌症和基因突變，工人開礦時一定有輻射線傷害的危險。可是，這裡的人和鈾礦比鄰而居五十年，什麼病也沒有，為什麼到了二〇一〇年——礦場關閉超過十年以後——大家才一個接著一個發病呢？而且病症的種類也不對：輻射線會造成肺癌或先天缺陷，不會讓人斷斷續續地昏睡、減緩又復發。事實上，在當年調查克拉斯諾哥斯科和卡拉契的科學團隊中，也有世界衛生組織的專家。他們的結論同樣是這裡沒有輻射污染。

除了氡中毒的說法，也有人認為是一氧化碳中毒。一氧化碳中毒的確會造成睏倦、頭暈、站立不穩，也可能導致昏迷。長期低濃度的一氧化碳中毒也的確難以發現。可是，這樣的病人只要送進醫院，遠離一氧化碳源頭，並接受氧氣治療，馬上就能清醒——除非他們的大腦已經受到傷害。然而，腦部受損是一般掃描和腦電圖就能確認的問題，昏睡症病人的檢查結果卻是正常的，而且即使把他們送進醫院，其中一些人還是睡了幾天或幾個星期。另一方面，一氧化碳中毒是出現在通風不良的場所，就算礦工因此發生中毒，也是在狹窄逼仄的礦坑，而不是在空曠的戶外。此外，昏睡症的特徵之一是攻擊群聚場合，但群聚場合發生一氧化碳中毒的風險並不比別的場合高。一氧化碳中毒也無法解釋昏睡症的奇怪症狀：進入自動導航狀態、失控大哭，還有甩動四肢。最後，如果昏睡症是一氧化碳中毒所致，那些一氧化碳在二〇一〇年是從哪裡來的，在二〇一五年後又跑到哪去？擔心鈾礦危害健康很正常，但這個可能性已經調查過了，也澈底排除了。懷疑一個會為了掌權而控制社群媒體的政府也很合理，但後續發展已經證明陰謀論站不住腳。

「第一個得昏睡症的是誰？」我問。雖然我已經知道是柳波芙，但這個細節實在太重要，重要到我想再次確認。在大規模爆發心身症的案例中，第一個發病者的情況常常和後續病例不一樣。他們發病有自己的原因，而這個原因可能與之後發病的人完全不同。他們可能患有疾病或心身症，但不論是哪一種，他們都不知不覺觸發了接下來的一切。總之，他們的故事是關鍵。

「第一個是柳波芙。」他確認了我的資訊無誤。「我本來以為她是中風，可是那不像典型的中風。」

「你喜歡克拉斯諾哥斯科嗎？」我問。從剛剛談到現在，我一直覺得他繃得很緊。部分原因可能是他很忙，但我猜還有別的緣故。也許他對失去老家耿耿於懷？沒想到我這一問，他短暫放出了神采。

「我在那裡過很快樂。那是個好地方。醫院設備齊全，什麼專科都有。生活品質很好。」天堂。我不禁想起妲瑪拉的話。

告辭之後，他送我們到消防門門口，最後又補了一句：「我想要的只是政府的補償，以及那些發過病的人能得到後續的照顧。」

出了醫院只剩我和荻娜菈的時候，我們對看一眼。

「我還是想不通。妳呢？」我問她。

「我也是。」

「我對他說的大部分都想不通。拿那家醫院來說，一個只有六千人的城市，為什麼會有一間像他形容的好醫院？」

「因為有礦場吧，我猜。」

這樣說有道理——可是，在一個這麼一處窮鄉僻壤蓋一間極好的醫院，就算是因為有礦場也不太合理。

「我等不及要看看克拉斯諾哥斯科那個天堂是什麼樣子。」我在等計程車時說。

「我也是。我告訴朋友我們要去哪裡的時候，他們在地圖上找了半天，對我說：『妳怎麼會想去這種鳥不生蛋的地方？』但現在，我等不及了。」

不久，另一輛破舊得可怕的拉達車停了下來，我們上車。荻娜菈開始滑手機，想看看當地媒體有沒有昏睡症的新線索。

「妳看——」她把手機伸到我面前，報導裡是一隻得昏睡症的貓。

「一隻貓生病不算鈾輻射事故。」

「妳好嚴格。」她說。

計程車加快速度，我這次拉緊殘存的破安全帶以策安全。我們馬上要去克拉斯諾哥斯科了，但賭上性命一遊毒物天堂之前，我們要先去找柳波芙：昏睡症的零號病人。

❖ ❖ ❖

在小小的機能型住宅裡，柳波芙打開一只褐色信封，抽出自己的病歷遞給我們。她和我看到的那張照片一模一樣，但本人似乎滿開朗。在這棟她現居的紅磚公寓大門口迎接我們時，她彷彿綻出光芒。從這裡可以俯瞰鄰近一處破舊寒酸得多的街區，底下的遊樂場幾乎是空的，只有一座極簡風的攀爬架和一座鞦韆。你感覺得出來柳波芙對住在這裡很是自豪，這棟相對較新，而且周圍有一圈花圃。

柳波芙得過昏睡症八次，現在已經康復。她告訴荻娜菈：第一次發病是二〇一〇年四月，最後一次是二〇一四年，搬來艾西爾以後就沒有了。現在她覺得自己好得很。

第一次發病的時候，柳波芙正在克拉斯諾哥斯科的市場裡做生意。在一個平凡無奇的早晨，另一名攤商發現她在攤位上睡著了，怎麼叫也叫不醒。大家趕忙把她送到醫院，她在那裡整整昏睡了四天。作為第一個發病者，當時根本沒有人會猜測她是中毒。醫生判斷最有可能是中風。雖然她的腦部掃描正常，症狀和中風也不盡相同，但也沒有更好的解釋了。奇怪的是，過了幾個星期，照顧柳波芙的護理師娜潔絲妲也開始出現異狀，說自己出奇地睏。隨著症狀逐漸嚴重，她成了第二個病例。

當時還沒有人把她們兩個的病聯想在一起。但在一次哈薩克的傳統春節慶典[7]過後，開始有一批人莫名其妙出了問題，變得昏昏欲睡、口齒不清、站立不穩。有人猜測是喝到劣質伏特加，但也有人想起柳波芙和娜潔絲妲之前的情形。就柳波芙所知，「環境毒物致病」的說法到這個時候才開始出現。這也是後續一波波大流行的開端。

我和荻娜菈迅速瀏覽柳波芙的病歷。第一份報告這樣描述她的症狀：不願回答問題；聲音微小；不願遵循醫囑；對周遭事物無感；暈眩。病歷上的她和我面前的她很不一樣，現在的她熱情健談，話多到讓荻娜菈很難跟上。

八次發作期間，柳波芙做盡醫生想像得到的各種檢查，而且大多還不只一次。其中包括六次腰椎穿刺，取她的脊髓液檢查。一再重複確認似乎是無謂之舉，但這是西方醫學面對醫學之謎的典型手段。檢查能讓醫生和病人都舒坦一些。於是，柳波芙做了無數次血檢，頭髮和指甲的樣本也被採集多次，連腦部斷層掃描都做了六次。就算她先前沒有暴露於過量輻射線的問題，醫院現在也為她補上了。一位醫生說她腦萎縮，但腦萎縮不會造成柳波芙的那些症狀。無論如何，腦萎縮的診斷令她非常不安，她憂心忡忡地遠赴莫斯科看一位神經科醫生。但那位醫生說她沒什麼問題，雖然腦部掃描有時會發現一些小瑕疵，但它們無關緊要。

7 哈薩克的傳統新年，於每年西曆三月二十一至三月二十三。

「在幾次昏睡症發作之間，妳的感覺是……？」我問。

「我一直哭，一直哭。」她對我說，臉上還是掛著微笑。

看著柳波芙的病歷，一邊聽她說自己的故事，我默默在心裡把她和妲瑪拉還有我見過的那位醫生做比較。柳波芙最令我最驚訝的是：聽她訴說自己的發病經驗時，你會覺得這件事對她來說已經過去了；但另外兩人給我的感覺是昏睡症從未遠離，還在繼續製造痛苦。柳波芙似乎已經重拾快樂，另外兩人卻像依然身陷困境。當然，他們三個人的故事還是有不少共同點：柳波芙也認為自己是中毒——只不過不是政府刻意下毒。她相信禍源是她在市場裡向另一位婦人買的點心，婦人的家非常靠近鈾礦場。

「就算第一次發病真的是那塊點心造成的，後來幾次又是什麼原因呢？」我問。

她不知道。這個問題讓她一臉茫然。

我們坐著聊天的地方是她的小客廳兼臥室。她的床在凹間，用拉簾和房間其他部分隔開。趁荻娜菈和柳波芙又開始滔滔不絕，我張望了一下這個房間，瞥見床尾牆上一幅畫的一角。我稍微前傾想看清楚，柳波芙順著我的視線看過去，大方地要我湊近一點看。我走到床邊傾身才看見整幅畫——那是一幅聖像畫，看起來非常古老。她一臉自豪地說那是她唯一的傳家寶，也是她唯一一件貴重物品。我覺得滿有意思的是：她並沒有把這麼珍貴的畫擺在訪客都能看見的地方，反而幾乎遮起來，可是又讓自己每天早晚一定能看到。這幅畫是為了她的喜悅存在，不是用來展示的。

「我幫你們弄點吃的。」聽我稱讚完那幅畫之後，她自豪地說。於是，我們從這間小客廳挪到更小的廚房。

我是醫生，不是記者。在聆聽病症故事時，我總是一不小心就切換成記錄病歷的嚴謹風格。即使我知道這不是傾聽別人的最佳方式。在那間小小的客廳兼臥室裡，我追問著事實。可是一進到廚房，看柳波芙擺了一桌子菜，對話馬上輕鬆起來。

「我記得要去克拉斯諾哥斯科的時候，」她說著端給我一碗乳白色的湯（我後來才知道那是用氣泡水稀釋的美乃滋），「我們都擔心得要命。等實際看到那座城市之後，才鬆了一口氣。」

柳波芙原本住在俄國的烏拉山脈，丈夫是礦工。在蘇聯時代，工作不是自行應徵的，而是由國家分派，柳波芙的丈夫被派到了克拉斯諾哥斯科挖鈾礦。於是在一九七五年，柳波芙和一群不認識的人坐上巴士，一路跨越哈薩克邊界，到了一座她從沒聽過的小城。這並不是她想踏上的旅程。

「大家都對那裡都一無所知。我很害怕。我記得巴士在一個小村停了下來，我們都以為到了。但那不是個像樣的村子，我們臉都綠了。等到巴士繼續往前開，我們才鬆了口氣。」

最後，巴士總算永遠停下，他們陸續下車，簡直不敢相信自己的好運——舒適美觀的全新公寓大樓，水電瓦斯一應俱全；細心修剪維持的花園，成蔭的樹木，還有一條小河。天堂。

柳波芙搬到克拉斯諾哥斯科時二十五歲，這樣的人生轉折其實非她所願。克拉斯諾哥斯科是為特殊目的而建的殖民地，在那個需要並重視鈾礦的年代，它唯一的任務就是開礦。柳波芙告訴我，這座城市本身就是機密。礦工全是從俄國送來的，各種設施也應有盡有。這樣做應該是為了促進生產，也是為了把居民留在城裡，免得走漏風聲。於是，這座六千五百人的城市有一間學校、一所設備齊全的醫院、一座文化中心、一間托兒所、一間音樂學校、一個消防站、一座電影院。

「店裡的食物我以前看也沒看過，有橘子、蘋果、糖果、點心。你想要的他們都有。」柳波芙回憶道。

在一九七〇年代，不只哈薩克人過得很苦，全蘇聯的人都過得很苦。很多食物和生活必需品供應不足。每個人都能免費看病，但醫療品質參差不齊；每個人都有工作，但薪水不高，也沒得選擇；每個人都有房子，但居住條件難稱良好。聽完柳波芙對克拉斯諾哥斯科的敘述，我終於明白了妲瑪拉的故事。我原本以為妲瑪拉誇大了那裡的風光，也不相信一個偏遠的地方會那麼好。她年輕時的照片和她談到昔日的方式，讓我以為她把那段時光理想化了。然而錯的是我。克拉斯諾哥斯科以前就是她說的那個樣子。

「莫斯科對我們特別關照。」柳波芙對我說。

當地居民備受優待。若有人生的病連那間人才濟濟的醫院都對付不了，他們會被送到莫斯科接受治療。

「我搬到那裡的時候，整座城的人都好年輕。」柳波芙說。

剛建城的時候，大部分的工人才二十多歲。他們在這裡成家，也在相對優渥的環境裡把孩子帶大。地處偏遠不是問題，反正他們想要的都在這了。

「河裡可以釣魚，河岸也可以野餐。」柳波芙說。

蘇聯土崩瓦解之後，一切優待化為烏有。礦場雖然繼續營運了一陣子，但哈薩克政府最後還是在九〇年代中期予以關閉。對克拉斯諾哥斯科來說，這是致命一擊。很多人離開了，只有沒辦法走的才留下來。奢侈品最先消失，日常用品很快也愈來愈難買，最後，很多人家裡連暖氣和自來水都沒了。到昏睡病爆發時，還留在這裡的人大多要用幫浦汲水，拿桶子一路提回家。

「他們為什麼不走？連自來水都沒了。」我問荻娜菈。

「妳得知道，這個國家當時才剛剛獨立，根本不曉得該怎麼自治。大家都習慣工作和醫療會有人自動提供。那時不只他們苦，每一個人都苦。」

「他們沒有好一點的地方可去嗎？」

「恐怕沒有。」

「可是，昏睡症爆發之後，不是給了他們新房子嗎，為什麼不搬過去？」

「我想，到那個時候他們已經苦慣了。」

如果要猜這裡哪段時間最有可能爆發怪病，我一定會猜是蘇聯解體後的十年。可是，這種病偏偏晚了數年才出現。

談起克拉斯諾哥斯科失去的一切，柳波芙似乎沒有太傷心。她已捱過那段日子，而且依然深愛那裡，無怨無尤。我在想她是不是認為目前的困境只是一時的，也許留在那裡的人還在等，等著礦場重開、自來水恢復供應、商店再次擺滿商品，一切回到原來的樣子。只要硬體建築屹立不搖，就沒有什麼是不可挽回的。

我想起柳波芙剛才提到，幾次發病之間，她哭個不停。

「妳覺得自己得昏睡症之後為什麼一直哭？」我在想二〇一〇年是不是出了什麼事，

讓這群堅韌不拔、樂天知命的人終於動搖。

「我不知道，我只記得第一次在醫院醒過來時，我哭了。護士也問我為什麼哭，可是我不知道。那次以後，我就哭個沒完。」她說。

「會不會是因為心情低落或難過呢？」

「我覺得一定是礦坑裡的什麼氣體跑進我眼睛。」

一位解離型（心身型）癲癇的病人對我說過：「我從發作狀態醒過來之後，眼睛在哭。」我聽過很多人用各種說法斬斷淚水與悲傷的連結，但這種描述方式還是令我嘖嘖稱奇。它像是把心和身完全分開，彷彿所有的情緒都不見了。聽柳波芙這樣說，我又想起這件事。

「妳知道，大多數時候，人會哭是因為難過。」我暗示她。

她點點頭，若有所思：「沒錯，我剛搬來這裡時也哭了好一陣子。」

二〇一〇至二〇一四年，政府多次勸說柳波芙搬家，但她就是不願離開。他們在艾西爾為她準備的房子不大，遠遠不及她原來的家。更重要的是，她一家人在克拉斯諾哥斯科過了一輩子，她對那裡有很深的情感。然而，那裡的生活已經艱苦到令人難以消受，她又一直發病。禍不單行，她的丈夫也罹患肺癌。丈夫死後，她總算同意搬到艾西爾。搬進新家那天，她坐在床沿崩潰大哭。

「來這裡的時候，我覺得艾西爾灰撲撲的，但我現在自己種了一座花園。這裡種樹不會比克拉斯諾哥斯科難。我曾試著對其他人說：只要我們願意，我們沒道理不能把艾西爾弄得和克拉斯諾哥斯科一樣綠。」她停下來想了一下，繼續說：「真的，我搬來這裡的時候天天哭，哭了又哭。但一天我告訴自己：終於結束了。於是我不哭了，後來也沒再哭。」

此後，昏睡症的所有症狀煙消雲散。

❖ ❖ ❖

如果你想了解某個病症的發展和演進，你首先要做的是審視圍繞這個病症的敘事。然而，西方醫學本身就不是針對這項任務設計的，而且總是習慣過度簡化事情。收治病人的時候，醫生直覺上會把症狀當成身體異常的訊號。如果病人胃痛，我們所受的訓練會讓我們優先考慮腹部疾病。但對密斯基托人來說未必如此。病症（illness）是隱喻，是語言，也是釋放心理困擾或衝突的方法，它很容易被高度專科化的西方醫學體系誤讀，畢竟對醫生來說，診斷就是從各種症狀中推論出最可能的疾病。

即使醫生懷疑病人的症狀是心身症所致，很多醫生在解釋心身症時只懂一招——把心身症歸咎於壓力。可是，用這種方法看待心身症會帶來不少問題，尤其是把「壓力」歸於單一的觸發事件或明確的創傷。每個人都有壓力。只要你去找，一定可以在病人身上找到能借題發揮的生命事件或衝突，再回過頭來用它們解釋病人的症狀。這一招很好用。許多醫生都曾掉入這個陷阱，我也不例外。我對妲瑪拉就是如此：不論她說了多少遍克拉斯諾哥斯科的生活並不苦，她絕不是因為過得太苦才發病，我就是不願修改我的理論。

對很多心身症或功能性疾病病人來說，最糟糕的結果莫過於：醫生堅持某個生命事件是導致病人出現症狀的原因，但病人本身堅持不是。醫病兩方立刻陷入僵局，治療無法有所進展。佛洛伊德把轉化症（功能性神經症狀障礙症〔FND〕舊稱）和性虐待連結的理論仍有許多醫生死守，讓病人覺得自己像是被醫生指控不承認受虐，即便他們確知沒這回事。的確，有一部分的功能性神經症狀障礙症（如解離型／心身型癲癇）患者曾遭到虐待，但大多數患者沒有。幾乎一樣糟的另一種發展是，明明沒有直接而明顯的壓力觸發事件，醫生和病人卻盲目尋找根本不存在的「創傷」，或是複雜到難以理出簡單因果的事件。對很多人來說，症狀的發展與特定創傷事件無關，但與身體化的預期、信念、故事有關。

在閱讀克拉斯諾哥斯科的相關資料時，我馬上認定昏睡病的爆發與生活艱困脫不了關係。我以為活在一座偏遠沒落的城市一定很苦，沒想到真實的故事如此豐富，也如此複雜。

醫生如果有心幫助病人，掌握細節非常重要。認定克拉斯諾哥斯科人飽受物質匱乏之苦很容易，可是他們的親身經驗完全不是如此。

如果你和我一樣，也相信克拉斯諾哥斯科的昏睡症是心身症，你一定會同意：這種病是許多個人和社會因素一起創造出來的，也將之推向爆發。生活艱困並非毫無影響，但當地人已異口同聲一致指出：即使生活艱困，他們還是若無其事地在那裡住了十年以上。換句話說，生活艱困不是病症爆發的關鍵因素。比這重要得多的是：他們住的這座城非比尋常，而且他們（令人意外地）深愛這個地方。同樣重要的還有克拉斯諾哥斯科的地緣政治地位——不論在蘇聯時代，還是在獨立後的哈薩克，它都舉足輕重。此外，哈薩克政治氣氛的影響也不容小覷。最後，媒體對昏睡症的反應也發揮了推波助瀾的效果。當地人訴說的不是他們苦於物資匱乏的故事，而是他們痛苦地發現自己終將得放棄深愛的家、為此傷心欲絕的故事。昏睡症幫助他們踏出極其艱難的一步。

哈薩克文化中沒有昏睡症的模版。這種病的傳播範圍有限，僅限於一個關係緊密的社群。如果是所謂「文化依存症候群」（如格里西瘋病），引發症狀的概念普遍存在於該文化的全體人口；可是在克拉斯諾哥斯科，昏睡症是全新的創造，場景是柳波芙設下的。在大規模爆發病症的事件中，第一個發病者和後續發病者可能症狀一樣，最後的診斷卻不一樣。照柳波芙的敘述看來，我強烈懷疑她從一開始就是心身症，但一些人提出的一氧化碳中毒說也不無可能。後來在春節慶典發病的人也可能是中毒——酒精中毒——幾杯劣質伏特加下肚之後，出現昏昏欲睡、頭重腳輕的症狀不奇怪。出現問題的地方在於：人們開始把柳波芙的病和春節慶典的意外連結起來，並圍繞著這種病發展出豐富的敘事。隨著焦慮在這個原已充滿壓力的社群中散播開來，其他注意到自己身體變化的人也開始杯弓蛇影，不自覺地以柳波芙的經驗來預期接下來的症狀。最後，他們將這些預期身體化。

雖然我對「功能性神經症狀障礙症」這個名稱有所保留，但它的確是指涉生物－心理－社會疾病的合理標籤。因為它不斷提醒我們：創造昏睡症（或放棄生存症候群、格里西瘋病）所需的幾種過程，全都必須仰賴我們無能掌控的大腦生理過程。解離是這種生物過程之一，**預測編碼**（predictive coding）[8]也同樣是。

我們的大腦網絡會編入各種預期（expectations），而這種預測編碼會創造出真實的身體症狀。因而預測編碼既是生理過程，也是心理過程，對我們的日常生活功能十分重要。可是它一旦出錯，也能讓人失能，即使腦部沒有疾病也不例外。不同於電腦，大腦接收資訊

8 一種大腦功能理論，認為大腦會不斷根據過去的知識來產生對外在世界的預測。

時不只是輸入資訊而已，它會以過去的學習和先入為主的經驗來詮釋新經驗。由於世界上的資訊和感官經驗太多，多到我們無法全部接收，也無法每次遇到都重新詮釋一次，所以我們會透過無意識的機制過濾掉無關的資訊（例如衣物摩擦肌膚的感覺），再依經驗評估剩下的資訊（我可以在那輛車撞到我之前穿過馬路）。

　　這種由上而下的處理系統如何介入預測編碼的運作呢？視覺處理是個好例子。當感官資訊進入大腦，大腦會先將之與我們依現存知識形成的預期做比較，再調整這項資訊，讓它能符合我們的預期。當你看見一個畫面，視覺處理中心會增添或減少部分要素，好讓你把焦點集中在你注意的事物，同時過濾掉此時還不夠重要的東西。大腦會拿你熟悉的事物和眼前所見的畫面比較，同時判斷速度、顏色、深度。因此，視覺感官資訊從比較低的層級進來，大腦則從比較高的層級去理解它。我們的大腦會操控圖像，讓我們見到的不像照相那樣忠於原貌，而更像是對該畫面的詮釋。正是因為這樣，我們才看得懂各式各樣的手寫體。大腦把眼前的各種直弧曲線和形狀放進句子的脈絡，將它們與已知的字母比較，然後盡力一猜。因為有此由上而下的處理系統，所以你能看懂以下這句猶如亂碼的句子：

YOUR M1ND 15 R34D1NG 7H15 4U70M471C4LLY W17H0U7 3V3N 7H1NK1NG

4B0U7 17.[9]

有人用預測編碼當放棄生存症候群的解釋模型。這種說法認為：諾拉、赫蘭和其他孩子的大腦已經寫進前預期（prior expectations）的編碼，告訴他們身體對特定情況該如何表現。在某種有意識或無意識的層次，他們知道面臨遣返的兒童可能會萎靡不振，乃至陷入昏迷。無可避免地，庇護申請過程會觸發情緒反應，伴隨著戰或逃機制及其相應啟動的身體感覺。只要一感覺到環境對身體的影響，他們的大腦就受到促發而關機。正如研究這種病的醫生卡爾．薩林所說，「壓倒性的負面預期導致行為系統的調降」。

神經科學常把寫入大腦的預期稱為「模板」（templates）和「前知」（priors）。前知有十分重要的功能，它讓我們效率更高，也更容易與世界溝通。然而，前知有時不一定是正確的，所以它也可能造成問題。前知是有良好根據的猜測。如果猜測有誤，接收的信號與前知不符，就會產生預測誤差（prediction error）。預測誤差有兩種彼此矛盾的解決辦法：一種是大腦從新經驗中學習，改變前知以吸納新接收的信號；另一種是大腦轉而處理接收到的信號，讓信號符合前知。

9 "YOUR MIND IS READING THIS AUTOMATICALLY WITHOUT EVEN THINKING ABOUT IT."

舉例來說：你在街上遇到鄰居，他和你聊了幾句。他平常言行粗俗，但這次表現得挺和善。於是你調整自己的看法，納入「他有時人還不錯」的視角。如果是這種情況，你就是改變自己的前預期以融入新的經驗。但事情也可能往另一個方向發展：發現鄰居這次和善得不尋常，你的大腦可能不接受這則預測誤差，因而對接收到的信號採取不同的詮釋，以符合預期。於是你從鄰居的話語中聽出了點辱意，因為你覺得他就是這種人。所以，大腦可以用全然不同的方式處理同一個經驗，而且我們認為它對任何一種感官信號都會這樣做。同樣是撫摸，隨著脈絡和關係的不同——你當天的心情好壞、撫摸你的人是誰、對方為何摸你——感覺起來會完全不一樣。遇到陌生的感官刺激時，大腦通常會改變你對它的經驗。不論在什麼時候，一個人的整體感覺顯然或多或少會影響大腦的選擇。感到脆弱的時候，人往往更容易傾向負面結果。拿前面提到的例子來說：如果你巧遇鄰居那天剛好聽到他的一些閒話，你對所接收資訊的解讀也會受到影響。

因為前知會影響我們對身體變化的詮釋和回應，不正確的預期可能是功能性疾病發展的重要特徵。例如一個人曾經因為病毒感染而出現嚴重喉炎，後來好一段時間說不出話。下次只要喉嚨痛，他的大腦可能就會依照前知來處理這次經驗。而先前的錯誤模版會告訴他：只要感冒，就會失聲。由上而下的前知全面淹沒感官輸入，導致這個人暫時無法說話。

這就是大腦在無意識層次處理資訊的過程。

回過頭看心身性和功能性疾病：即使它們的確是生理過程（例如預測誤差）造成的，我們也不該認為它們只是生物疾病，與心理－社會因素、個人衝突、社交影響毫不相關，因為後面幾項因素常常是觸發點。發生衝突和不愉快的時候，我們或許會注意到身體的變化，並依據過去建立的模版將之表現出來，藉之求助或解決問題。在一切順利的時候，我們的病症能恢復得更快。

如前所述，我們對健康和不健康的預期有如病症模版，將它們寫進大腦的是我們的社會文化環境。因此，我們可以用社會敘事的身體化和預測誤差的無意識展現來解釋昏睡症。柳波芙的病和哈薩克春節的爆發原本各自獨立，沒有關連，可是「城裡有毒」的謠言傳開之後，人們開始在自己身上找症狀。而人一旦開始尋找症狀，就一定找得到。請想像你某天吃了點心，後來發現那家店在你購買的那天因為衛生不佳被勒令停業。這個時候，你自然會留意身體有沒有食物中毒的跡象，而且光是想到這件事就隱隱作嘔。克拉斯諾哥斯科的人也是一樣，他們擔心自己中毒，於是不斷在身上尋找中毒的跡象，最後自行表現出預期的故事。不過，故事在傳播過程中也會改變，每一個發作過的人都會為它添進新的要素，所以昏睡病的症狀庫也愈擴愈大。一般疾病的症狀通常大同小異，但生物－心理－

社會的病症卻會不斷演進。預測編碼可能對格里西瘋病也很重要，不同的是格里西瘋病已經在文化中生根，它的模版數十年來都很穩定，所以發病者之間的症狀也比較一致——雖然也不是完全一致，不同世代的密斯基托人也有不同說法。

心身症由內化的故事建構。這些敘事像搭鷹架一樣層層架起，一開始並不穩固，但隨著新要素漸次加入，其結構也終於堅固到可以支撐症狀。這座鷹架撐起對醫學層面的錯誤解讀，讓患者對這些誤解深信不疑。這是複雜而細膩的過程，而它往往是為了某個重要目的服務。所以，若把心身症的症狀單純歸咎於壓力，卻忽略背後的複雜與幽微之處，恐怕會讓病人覺得醫生想拆了這座鷹架。於是，他們只好更努力地鞏固鷹架，或是任由自己坍塌。

❖ ❖ ❖

見過柳波芙之後，我和荻娜菈在艾西爾的旅館待了一晚。我們已經訂好隔天下午回努爾蘇丹的火車票，但回去之前，我們想去一趟克拉斯諾哥斯科。我差點錯失這個行程，因為我的手機被艾西爾的某種神祕力量重設為俄國時區，但荻娜菈的仍好好停留在哈薩克時區——再次提醒了我們當地歷史的曲折。總之，我起得太晚，來不及吃荻娜菈拍胸脯保證有史以來最好吃的鬆餅。我們預約的計程車已經等在外頭，司機一臉不耐煩。

這輛計程車比我們之前搭的幾輛都要牢靠。去克拉斯諾哥斯科的車程不長，但這段紅土沙塵路奇差無比，崎嶇不平，到處是坑。一些坑大到不可能通過，司機只好駛離路面開上原野。這片草原從哈薩克北部一路延伸到俄羅斯，地勢平坦，廣漠無邊，放眼盡是青綠和草黃。

「這條路本來很好的。」司機透過荻娜菈告訴我。

以哈薩克來說。我在心裡偷偷說。

「他說是哈薩克最好的路喔。」荻娜菈大笑說，完全猜中我心思。「他說以前開得起車的人會不辭辛苦，開好幾個鐘頭的車去克拉斯諾哥斯科購物。那裡貨品齊全，全國其他地方買不到的東西，那裡都買得到。可是礦場關了以後店也關了，連這條路都放著爛。」

除了一大片丘陵起伏的草原以外，路上沒什麼風景可看。但每隔幾分鐘就有地鼠從地洞鑽出來，看著我們的車子開過。我和荻娜菈之前都沒親眼看過地鼠，這趟路一口氣看了上百隻，每幾秒就有幾隻冒出又消失。

「搞不好牠們不是地鼠，而是基因突變的老鼠。」我念念不忘那座鈾礦。荻娜菈明智地選擇不翻譯這句。

接著，就在那裡，神話化做現實。克拉斯諾哥斯科從平淡無奇的草原上拔地而起，眼前景象不令人失望。遠遠望去，它就像蒼翠森林中長出的現代公寓。那些樹木比草原綠得太多，兩者構成鮮明對比。我不禁想起某部電影的末日後場景，即便建物都已被叢林吞沒，你仍忍不住要讚歎其曾經的宏偉。

卡拉契就在克拉斯諾哥斯科旁邊，兩城之間只隔著一條路。我之前沒注意到它們其實算同一座城，只是開發先後和建築新舊不一樣。卡拉契是農業城，建築較低矮，歷史遠比高樓林立的克拉斯諾哥斯科悠久。可以與天堂為鄰是它的福氣，至少過去數十年是如此。

駛近看卻是另一幅景觀。克拉斯諾哥斯科那側的公寓只剩骨架，窗戶少了玻璃，也沒有窗框，活像巨大空洞的眼窩。門都不見了，屋頂都掀了。有一兩棟房被拆到只剩一堆磚頭。柳波芙對我說過的花園變成一片野草。我們的車在大樓之間穿梭，愈往裡開，路況愈糟。

「五年前還有人住，怎麼現在就變成這樣？」我問。

司機說他們前腳搬走，拾荒者後腳就到，洗劫似地把還值一點錢的東西全部搬空。妲瑪拉和柳波芙的家現在皆成了廢墟。

「還是很美。」荻娜菈說。

我同意。也許是因為這裡的藍天綠地，但無論如何，你還是看得出來這些殘垣斷壁自有其美。我們停下來照了幾張相，我也大著膽子走進其中一棟建築。地板掀了，到處都是一堆一堆的垃圾。妲瑪拉工作過的文化中心也不能倖免。倒是曾經盛極一時的醫院逃過一劫，而且相對來說維護得不錯。更重要的是，它還在運作。這家醫院在全盛時期有數百名員工，現在只剩下一名護理師，她一個人照顧兩座城裡大約三百個居民。荻娜菈之前已經和她通過電話，拜託她和我們談談。她原本和艾西爾那位醫生一樣不太願意，荻娜菈打了幾次才好不容易說服她。儘管如此，她還是溫暖地迎接我們，略顯自豪地帶我們參觀。這家醫院很大，但只剩幾個區域還在使用。盥洗室裡有座浴缸盛滿了水，彷彿提醒來客這裡已經不再供水。沒有住院病人，但空蕩蕩的病房裡還是擺了幾張病床，以備不時之需。病情嚴重的就送去艾西爾。

護理師邀我們進她辦公室，裡頭擺了三百個牛皮紙袋。所有居民的病歷都在這裡，每個人她都叫得出名字。她是他們唯一的醫療依靠，但她也快到退休年齡了。我忍不住心想，等她離開以後，他們恐怕再也找不到人接手，那無疑將是克拉斯諾哥斯科和卡拉契的最後喪鐘。

她談起自己對這裡的情感。她原本是創傷團隊的外科護理師，但隨著愈來愈多同事離開醫院，她也不得不精通十八般武藝。昏睡症爆發時，她站在第一線。「他們都像從麻醉中醒過來似的，但每個人醒的方式都不一樣，一直在變。」這部分和其他人說的一樣。她還告訴我們，在檢查結果全部正常時，她會為他們做靜脈輸液，幫助他們把藥物排出體外。

我問她有沒有想過病因可能是心理因素。她笑了一笑，說：「如果是心理問題，怎麼可能連小孩子都發病呢？」

我又問她會不會離開克拉斯諾哥斯科，她說不會，這裡是她的家。和柳波芙聊過，也親眼見過這裡之後，我比之前能同理她的立場許多。

道別之後，我和荻娜菈在街上逛了一陣子。少數人家還住在這裡，不願離開。我們和其中一家約好了要去拜訪，他們是一對年近六旬的夫婦，女主人的老母親也一起同住。他們獨門獨戶，地點絕佳，周圍有花圃和菜園，還能欣賞河景，城裡很少有這麼好的房子。女主人說，要她拿這三房附花園的房子換一間超小的高樓層公寓，她才不幹。她要等更好的條件。她的丈夫也看不出有搬家的必要，樂得待在這裡。他身體健康，喜歡這裡寧靜的氣氛，還可以釣魚。

女主人對我說：我和荻娜菈進門前沒多久，政府才打了通電話給她。「他們在監視妳。」她說。我心裡存疑。來這裡的確要先申請採訪證，但他們並沒有要我提供詳細行程，我也沒有預定火車或旅館，所以我很難相信有人知道或真的在意我來這裡。那通電話是要和她談補償案，她萬分確信是因為我們要去，政府才打電話給她。雖然我傾向認為這種說法是她的疑心病，但我畢竟沒在會封鎖社群媒體和新聞網站的國家生活過，所以我也不敢確定。不過，我一個外國人在艾西爾的確很顯眼。

我們把握那天上午僅剩的時間，希望能好好感受這裡的氛圍。城裡的房子雖然少了，植物卻沒怎麼受影響，反而欣欣向榮，無拘無束地到處生長。有幾條路已經被橫倒的樹木和蔓生的花草堵住。我們在空蕩蕩的樓房之間遊走，笨手笨腳地跨過瓦礫堆和灌木叢，不時還看到幾個拾荒者走進房屋，到處查看有沒有留下什麼值錢的東西。其中一人穿了一身骯髒的工作服，說他自己也得過昏睡症。他下巴靠著鏟柄，問我為什麼來這裡。我也問他得昏睡症的經驗，但他避而不談。倒是一見我拿出相機，他就一溜煙走了。要是真有什麼人懷疑我來這裡的目的或是在監視我，他們一定躲得很好

到了下午，該看的都已經看完，我們再次開上那條坑坑窪窪的路回艾西爾，但回程沒有看到早上那些熱情迎接我們的地鼠。我和荻娜菈共度的最後幾個小時是在回努爾蘇丹的

火車上。因為哈薩克的火車車程都很長，所以幾乎每一列車都有臥鋪。我們和另外兩個哈薩克女性共用一間四人包廂。我們兩個躺在上鋪隔著走道談天，下鋪兩人也在聊她們的。臥鋪看不到窗外，但我知道外面的景色——一望無際的大草原、高壓電塔，偶爾出現幾座灰撲撲的城鎮。

「妳這一趟下來有什麼感想？」荻娜菈問我。

「我覺得我一開始完全想錯了。看到昏睡症的報導時，我以為他們會昏睡過去是因為那裡太沉悶了，這種病為他們的生活帶來刺激。」

「反正他們也沒別的事可做？」

「差不多吧。但我現在的想法完全不一樣了。他們很堅強。妳看，在克拉斯諾哥斯科的時候，我們見到的人全都不會抱怨那裡生活辛苦，一個也沒有。我怎麼花了這麼久才明白呢？他們埋怨的只有政府要他們離開。他們發病不是因為對生活不滿足，而是他們太愛那裡，這座城多麼出人意料地陪他們走過那麼長的人生。」

「他們在那裡成家立業，把孩子拉拔大。」

「一點也沒錯。讓他們如此眷戀克拉斯諾哥斯科的原因太多了。獨立之後雖然日子不好過，一下子失去許多優待，可是他們對那裡的情感羈絆從來不會消失。」

「所以他們能撐這麼久。」

「其實我覺得，他們在某種程度上也知道自己遲早得離開，但就是放不下。昏睡症推了他們一把，讓他們做出不得不做的艱難決定，給了他們離開的理由。」

我們躺在那裡想了一會兒。我沒說出口的是：我覺得醫生群的過度檢驗可能適得其反。除此之外，媒體的關注、政府的反應、哈薩克的政治氣氛，也都對情況惡化負有責任。柳波芙的病固然是引爆點（同時也提供了模版），但克拉斯諾哥斯科特殊的背景同樣重要。一再重複的醫療檢驗加深了中毒妄想。克拉斯諾哥斯科沒有心理治療服務，也沒人想到該提供這個選擇，可是腦部掃描和腰椎穿刺卻一做再做。除此之外，科學家也千里迢迢來調查環境。對身體症狀過度反應的結果，是進一步強化疾病敘事，並邀請更多的人一起尋找症狀。對記者不斷重述這個敘事也有同樣的效果，不但加深恐懼，也鼓勵各方人馬加緊搜尋病症的證據。媒體報導則既擴大了中毒的疑慮，也加強了以壓力為致病原因的解釋典範。新聞照片裡的當地人總是一臉絕望，站在斷垣殘壁之間，圖說寫著：「克拉斯諾哥斯科與卡拉契居民形槁心灰，事出有因。」這樣過度簡化他們的人生和他們深愛的城市，無怪乎他們會更加堅持昏睡症是疾病所致。

克拉斯諾哥斯科對我和荻娜菈倒是產生了相反的影響。

荻娜菈最後說：「不可思議，我現在覺得好放鬆。」

「我也是。說不定高劑量的氡會讓你得昏睡症，低劑量的氡加新鮮空氣能讓你放鬆。」

幾天前從努爾蘇丹去艾西爾的路上，我們還一直在想，跑去一座有輻射外洩之虞的城市，是否是明智之舉？

「柳波芙好正向，公寓最小，卻最滿足。」荻娜菈說。

「真的。」

「欸，妳知道『柳波芙』（Lyubov）在俄文的意思吧？」荻娜菈問。

「不知道，什麼意思？」

「愛。」

CHAPTER

# 4

# 心駕馭身

## Mind over Matter

生理（physiology）：活著的有機體或身體部位運作的方式

一離開諾拉和赫蘭的家，奧爾森醫生就帶我去見芙蘿菈和凱琪雅，她們住在同一個街區的二樓公寓。奧爾森醫生的先生山姆和他們家的狗也跟著。上樓梯時，我問奧爾森醫生她們兩家是否有私交。她說兩對姊妹發病前不認識，相關單位最近才安排芙蘿菈一家搬到這裡。兩家家長用輪椅推她們到遊樂場曬太陽、呼吸新鮮空氣時偶爾會遇到。

奧爾森醫生對我說：「這兩個女孩是羅姆人，來自阿爾巴尼亞。兩家人完全沒有共同點，連語言都不一樣。」

嚴格來說不對，我心想。也許她們來自不一樣的地方，但她們現在有很多共同點。

我一眼就認出她們。我在某篇報導裡看過她們的照片。要不是讀了那些報導，我現在也不會在瑞典。她們一個十五歲，一個十六歲，已經處於放棄生存症候群五年。我後來重讀那篇報導，才注意到報導裡說她們的國籍是科索沃，年齡也和奧爾森醫生說的略有不同。我想這些出入或許和羅姆人的遊居習性不無關係[10]，恐怕也和當地動盪的歷史和複雜的領土爭議有關。不過，對被迫從一個國家逃到另一個國家尋求庇護的人來說，身分模糊似乎必然成為生命的一部分。這兩個女孩或許也是如此。她們和家人都已拋下過去的一切。

她們的床靠著兩面牆排成L型。眼前景象和一年多前報導照片的相似程度，讓我發怵，彷若她們從那時就沒動過，也沒人動過她們。也如同另一對姊妹，她們的一頭黑髮光環似地散在枕頭上。

在奧爾森醫生的催促下，我為她們做了些檢查。我試著翻開芙蘿菈的眼瞼，結果才輕輕一撥，就看到她凝滯的雙眼盯著天花板。我之前覺得諾拉能意識到周遭的情況——我猜她可能不想看我，所以避開視線——但這兩個女孩似乎完全沒發現我在這裡。芙蘿菈的皮膚有一些青春痘的痘疤。她陷入沉睡時還是個孩子，身體卻在躺著的這段時間逐漸成熟。雖然這天天氣溫暖，兩姊妹的腳卻冷得和石頭一樣，手指和腳趾也略微發紫。她們的家人其實照顧得很好，不但關節可以靈活轉動，也沒有久臥容易產生的褥瘡，皮膚變色可能是因為循環不良。人必須活動才能促進血液流動。兩姊妹看起來臉色蒼白，健康情況不佳，不像平靜地睡著，像臥床的病人。我擔心眼前的一幕就是諾拉和赫蘭的未來。要是她們得不到需要的幫助，以後也可能變成這樣。

芙蘿菈和凱琪雅一家的庇護申請幾年前被拒，她們的父母非常害怕被遣返回國。羅姆人這個少數族裔被迫害已久：他們在十九世紀時被販賣為奴；二次大戰時被納粹送進集中營和毒氣室，據說死亡醫生約瑟夫·門格勒還特別喜歡拿羅姆兒童做不人道實驗。到了一九八〇年代，捷克當局為了減少羅姆人而將他們強制絕育。在一九九〇年代的南斯拉夫衝突中，羅姆人先是不曉得該支持哪一方，後來雖然似乎站在塞爾維亞人那邊，但媒體報導說他們兩面不討好，同時遭到交戰雙方的酷刑和虐待。好不容易戰爭結束，科索沃的阿爾巴尼亞人還是容不得他們，將他們聚集的地區夷為平地。「我們根本沒有國家可回。」芙蘿菈和凱琪雅的母親對我說。

我動動她們的四肢，掂量骨頭和關節的健康狀況，她們對我的存在還是渾然不覺。她們的弟弟在門口看我，兩邊臉頰都畫了瑞典國旗，脖子上也圍了一條瑞典圍巾。他等著看足球賽開打，打扮得像是站在觀眾席上。奧爾森醫生問他最近身體可好。他用瑞典語回答，

10 羅姆人（Romany）即台灣過去較為熟知的吉普賽人，後者為歷史誤會而來的音譯名。

奧爾森醫生幫我翻譯，說他覺得頭痛和頭暈。她又問了他幾句，小男孩說自己晚上睡得不好，會做惡夢。我想叫奧爾森醫生別再向他詢問症狀——他已經和兩個長期患病的姊姊同處一室，而且這種病常常透過近身相處、預期、身體化傳給下一個人。我為這個孩子擔心。

為兩姊妹重新蓋好被子以後，他們帶我到客廳——不是談放棄生存症候群，而是看足球賽。這場是瑞典對英格蘭世界盃八強賽，客廳裡的大電視已經在播賽前評論。桌上擺滿食物，幾只大碗裝滿桃子、櫻桃、蘋果、橘子。他們還給了我一塊薑餅，我學他們灑了點鹽和辣椒粉。小男孩趴在地板上緊盯著電視，等到母親終於開始切巧克力鮮奶油蛋糕時才轉過來。比賽開始三十分鐘後，屋裡氣氛陷入緊張——英格蘭選手進球——我顯然是在場唯一支持英格蘭的人。我是在英格蘭住了超過十年以後，才開始會在比賽中為第二故鄉加油。這家人的融入速度比我快得多，客廳裡裝飾的已經都是瑞典的旗幟。人認同新環境的速度，顯然和他們為什麼離開舊地、又拋下了什麼有關。

中場休息時，我和奧爾森醫生和山姆起身道別。穿過走廊走向前門的時候，我側頭看了芙蘿菈和凱琪雅一眼，她們的姿勢和一小時前我們離開房間時一模一樣。我突然湧起一股罪惡感。在吃蛋糕和看球賽的時候，我完全沒想到她們。在她們靜靜躺著的時候，我們照常過自己的日子。她們很可能入睡的時候是孩子，醒來的時候是大人——如果真有醒來的一天——當她們帶著已然不同的身體清醒，會發現上次見面才剛入學的弟弟已是翩翩少年。而我只希望，她們醒來的時候人在瑞典。

大多數人同意放棄生存症候群病童是因為絕望而發病，可是我們很難知道：在「淡漠」多年之後，芙蘿菈和凱琪雅的人生會走向何方？甚至，她們會不會再也醒不過來？但我很難相信這是她們的未來。因為我雖然看過很多人的人生被心身症摧毀，卻從遇過有人真的因而喪命。但話說回來，絕望致死並非沒有前例。雖然極為罕見，但不表示從未發生。

義大利化學家普利摩．李維寫過一本書《如果這是一個人》，談他在奧許維茲的經歷。他說，納粹集中營裡的人可以分為「生還者」和「滅頂者」。事實上，他相信人在日常生活裡也有這種分別，只不過沒那麼明顯，是集中營裡的絕望讓這種差異變得清晰可辨。他寫道：滅頂者猶如過客，很快會成為一把骨灰。這些向死亡投降的人被稱為「穆斯林」（Muselmänner）[11]。他們雖然和其他人一樣俯首聽命，一樣把配給到的少量食物吃光，但他們做這些事時像是沒有生命似的，人還沒死就已如行屍走肉。李維說：「這種人的『活』你很難說是活，這種人的『死』也很難說是死。」

11 這類受難者因過度虛弱或失去求生意志，往往身體佝僂，最後伏地而死，令同營囚友聯想到穆斯林跪拜姿。

這裡的「穆斯林」指的是失去求生意志的人。他們絕望到想死。當然，在集中營那種充滿飢餓、酷刑，毫無人性與希望的地方，我們不難想見一個人會自我放棄以至於死亡。但要是身體狀況沒那麼差，身處的環境也沒那麼極端，我們很難想像一個人會想死或因此死亡。不過，在一九七〇和八〇年代的美國，一群來自寮國的赫蒙族難民卻發生了類似的事。

赫蒙族是源自中國的少數民族[12]，在十九世紀末，他們很多人為了躲避迫害而逃到東南亞。到了越戰的時候，美國招募赫蒙族來對抗蘇聯支持的寮國軍隊。等到美國放棄這片地區，許多赫蒙族又逃到美國成為難民。沒想到在短短一年之內，居然有幾十名赫蒙族難民在睡夢中過世，事前毫無預兆，事後也查不出原因。他們原本似乎身強體健，也沒有宿疾，但某天夜裡上床之後就再也不曾醒來。

雖然猝然而來又難以解釋的死亡所在多有，每個文化或民族都發生過類似事件，但赫蒙族出現這種意外的頻率特別高（至少那段時間如此）。雖然疾病管制中心推測他們是心律不整，卻無法斷言原因究竟何在。有人認為問題出在遺傳——也許赫蒙族都有某種心臟病致病基因？但如果是這樣，世界各地的赫蒙族應該都會傳出類似事件，可是並非如此。也有人歸咎於戰爭中使用的化學劑，然而參與越戰和蒙受化武之害的不限於赫蒙族。這些死亡事件開始出現十年以後，仍看不到令人信服的醫學理論。

由於一直沒有更好的解釋，很多人開始懷疑：這些猝死事件是否與融入北美文化的壓力有關？那段時間的赫蒙族移民普遍不識字，而且不會說英語。他們一向住在山區，親屬結構是一夫多妻制。可是到美國以後，一大家子不得不住在有限的空間，不但不會使用現代設備，求職的機會也相當渺茫。被迫移民者的生活挑戰艱鉅，所以許多人在想：他們是不是決定乾脆放棄，一死了之？

不過，赫蒙族本身對於這些悲劇另有想法。他們素來信奉鬼神，認為族人的猝死可能是惡鬼所致。他們也相信人的魂魄真的會因為受驚而離開身體。與此同時，猝死者都是在睡夢中或昏昏欲睡時死去，一些人死前還發出呻吟或哀嚎。因此，赫蒙族認為他們是被惡夢活活嚇死的。無論如何，這件事至今仍是個謎，一直沒有足以服眾的解釋。

除了赫蒙族，也有別的文化相信求死之心和巫術足以致人於死。例如原住民族有一種叫「骨指」(bone pointing)的傳統詛咒：用下咒過的骨頭、矛或棍子指一個人，咒他們死。據說受詛咒者不到一個月就會暴斃，而且查不出別的死因。在海地文化圈和紐西蘭毛利人

12 赫蒙族（Hmong people）是苗族的一支。

族群裡也有類似信仰，他們稱之為「巫毒死亡」。這些死亡都是自我預期所造成的。

西方人大多不信鬼神之說，對於詛咒、惡夢或求死之心可能致死一說，總覺得荒誕而難以置信。然而，我們其實也有很多欲死之人得其所願的故事。舉例來說，我們幾乎每一個人都聽說過某位長輩原本身體硬朗，可是老伴去世才幾天或幾個小時之後，他們也跟著走了。我們也常說某個末期病人「放棄」了——他們奪回了生命的主導權，決定是時候臣服於死亡。不過，這些故事只會偶爾發生，不論一個人多麼想死，大多數人無法只靠求死之心讓自己死去。話說回來，赫蒙族相信惡夢可能致死真的如此荒誕不經嗎？驚嚇會對身體帶來可觀的變化，而這些變化的確可能致死。此外，人也完全可能心碎而死。雖然並不常見，但的確會發生。二〇一八年，年近六十的卡琳就學到了這艱難的一課。卡琳原本是個健康快樂的美國女性，住在加州帕薩迪納。雖然這次經驗並未讓她喪命，卻讓她在鬼門關前走了一遭。

卡琳一向身體健康，在群體中相當活躍。她經商有成，也熱心參與慈善活動，生活一直很忙碌。她是一家非營利慈善機構的執行董事，為低收入戶提供托育服務。休假時她喜歡騎馬。和她電話訪談時，我覺得聲音好年輕，讓她聽起來比實際年齡年輕許多。我請她形容一下自己，她說她是堂堂五呎三吋的女漢子。

「我喜歡戶外活動，不喜歡窩在室內。」她說。

到自己差點一命嗚呼之前，卡琳一直像所有沒生過大病的人一樣，覺得自己天下無敵。她是有一些小病小痛，但都不是危及生命的那種。她的病歷主要是和騎馬有關的皮肉傷，還有一些視網膜方面的小手術。她就是在一次例行手術中遇上了危機。

出事那天，卡琳原本一點也不擔心，因為這種手術並不複雜，不必住院都可以做。而且她先前已經在類似情況下做過幾次，所以她沒找人陪就自己去了。她很放鬆，也清楚流程。醫護人員為她施打鎮靜劑，沒有麻醉——所以手術開始的時候，她還未昏睡過去，模模糊糊地能意識到周遭發生的事，連麻醉醫生和外科醫生的聊天內容都聽得見。她試著充耳不聞，做起白日夢。

然而，這次手術顯然不像前幾次那麼順利。因為幾分鐘後，麻醉醫生的語氣驟變，把卡琳硬生生從白日夢中驚醒。前幾次手術從來沒發生過這樣的事。

「我聽出他的語氣不對勁。突然，他開始對外科醫生喊叫。幾乎就在同一刻，我覺得頭頂像要爆炸似的。」她對我說。

卡琳聽到麻醉醫生叫人為她施打腎上腺素，隨即失去意識。好一會兒，她彷彿在有意識和無意識之間浮沉，後來又過了好一段時間才完全清醒。她驚訝地發現自己已經不在手術室，也才知道醫護團隊剛才必須對她施以心肺復甦術——她的心臟出狀況，血壓一度低到命危的程度，幾位醫生好不容易才使之恢復。現在，她人在加護病房接受嚴密觀察。卡琳聽了十分震驚。

「我的心臟從沒出過問題。就連這次出事時，我的胸口也一點都不痛。」她聽起來仍心有餘悸。

手術進行到一半時，卡琳的血壓在沒有明顯刺激下突然下降。雖然醫護團隊立刻投以救援藥物，但還是花了一個多小時搶救，還把她送進加護病房，才讓她脫離危險。血壓穩定後，卡琳被送去放射科做緊急血管攝影。這個過程她是清醒的。她聽見心臟科醫生語帶詫異，說他沒發現動脈粥狀硬化的現象。他本來以為會看到血管阻塞或早期心臟病的跡象，可是卡琳的問題不是動脈阻塞造成血液供應不足，也不是心肌梗塞。不過，他們還是找到了出問題的地方。卡琳聽見幾位醫生一陣騷動，對監測螢幕上看到的東西議論紛紛。

「我聽得到他們講話。他們當時全湊過去看，好像對什麼東西很驚訝，而且一直有人跑進來看。最後，檢查室大概擠了二十五個人。我聽見他們說從沒見過我這種心臟。」

接下來六天，她一直待在加護病房，血壓一下降就警報大作。第一晚，她覺得自己死定了。好在沒有。在醫護人員細心照顧下，她康復了。

「我差點沒命。」她對我說。

「但妳撐過來了。」我提醒她。

「我知道，所以我學到教訓了，以後要好好聽身體的話。我當時就想：我得賣了那些馬。」她說。

「妳現在沒事了吧？」

「沒事了。但我現在得把行程表排鬆，中午得午睡，工作時間也縮短了。」她在電話裡的笑聲聽起來青春洋溢。我覺得這場健康危機幫了她一把，讓她的生活有了正向的改變。這場病給了她一個好理由，多做點自己喜歡的事，少做點當初害她生病的事。

卡琳的血管攝影和後續心臟超音波檢查顯示：她的心臟脹得和氣球一樣大。她原本沒有心臟問題，也沒有這方面的家族病史，過去幾次的術前評估都顯示心臟正常，家庭醫生為她做過的健康檢查也沒有異樣。她已經動過幾次相同的手術，用的是一樣的鎮靜劑，從來沒出過狀況。也沒有跡象顯示她曾隱瞞心臟問題。那天在手術室裡的事完全出乎她的意料，對她來說也是晴天霹靂。

卡琳被診斷為心碎症候群（broken-heart syndrome）。醫生說這種急性心臟衰竭是壓力造成的，醫界稱之為章魚壺心肌症（takotsubo cardiomyopathy），症狀是心肌突然無力、左心室壁腫脹和收縮異常、整個腔室變窄，於是心臟不再能有效將血液送到全身，血壓便驟然下降。這種病發作時必須立刻處理，否則可能猝死。卡琳當時要不是在醫院，或許會因此喪命。

我們對章魚壺心肌症的了解還不夠多，但它通常發生在突然面臨情緒或身體衝擊時，或是長期承受嚴重壓力的時候。觸發原因往往是喪親之痛、嚴重疾病或意外、激烈爭執、強烈恐懼或財務損失，甚至也有被上台焦慮和驚喜派對觸發的例子。科學家猜測最可能的原因是壓力荷爾蒙（尤其是腎上腺素）驟升，導致心臟休克，無法有效收縮。章魚壺心肌症還有許多問題有待回答，尤其令人費解的是女性發病者明顯較多。由於它幾乎都發生在停經之後，有人推測是中年女性的心臟隨著雌激素降低而變脆弱。

「發病前兩年，我壓力很大。」卡琳對我說。

卡琳的工作一聽就覺得是她會做的事。幾十年前，她成立了她目前效力的慈善組織。這個念頭來自於主日禮拜結束後的一場閒聊，她和朋友有感於低收入家庭難以獲得托育服務，遂親力親為解決問題。她是那種始終為人著想、也隨時都在解決問題的女性，但她也發現壓力與日俱增，自己愈來愈難以招架。雖然財務方面沒什麼問題，但工作挑戰愈來愈大。雪上加霜的是：住在帕薩迪納數百英里外的父母病了。卡琳的父親開始失智，母親也得了帕金森氏症。她很想幫忙，卻鞭長莫及。她擔心他們不久以後無法自理生活，開始為他們在帕薩迪納附近找安養院，這樣他們就能繼續同住，她也可以常常去探望他們。

「妳能想像這多困難嗎？妳得找到一家機構願意收一個身體還行、腦子不行、而且非常難搞的老煙槍，再加上一個腦子很好、可是身體不行的老太太？」我聽得出她當時多麼挫折，可是在她敘述這件不可能的任務時，話語裡也滿是幽默與深情。

卡琳花了兩年才找到一家合適的機構，也好不容易說服父母搬去。做這件事的同時，她還要一邊顧好自己的家庭和事業。結果到了搬進安養院的前一個星期，她父母說他們改變主意了。她的一切努力付諸流水。

「我有時候真的想大叫，但我忍住了。在這整個過程裡，我的工作一天比一天繁重，我又沒有一刻不想到我的父母。我覺得胸口總是揪得緊緊的。現在我知道了，那種感覺就是腎上腺素搞出來的。」

卡琳出事前不久，她的父母先後過世——先是她父親，兩個月後是她母親。與此同時，她的工作一刻不得閒。有些日子她都換好了衣服要去上班，卻幾乎無法踏出家門。

「我怔怔站在那裡，盯著大門，就是沒辦法打開。」

最後，在一次例行手術中，她的心臟脹得像顆氣球，活像要蹦出來似的。

「在我自己得這種病以前，我從來沒聽過takotsubo（章魚壺）這個詞，以為是用哪位日本名醫命名的，八成哪裡有位Takotsubo教授吧？當我知道那指的是『抓章魚的壺』時，我整個笑出來。」她此時回想又大笑了。

章魚壺心肌症最早發現是在日本，時間是一九九〇年。這個病名取自一種造型特殊、用來捕捉章魚的壺具，心臟脹大時的形狀就像這種壺具。

「妳現在覺得還好嗎？」我問。這通電話訪談距離她心臟出問題已經一年。

「還是滿辛苦的。我很喜歡健行，但現在一上坡就喘不過氣。更麻煩的是，我和別人提到這件事時得小心。要是我說我的心肌症是壓力造成的，他們馬上會覺得這種病沒什麼大不了的，好像和壓力相關的事比較不值得同情似的。保險公司也一樣，如果他們認為妳的問題是壓力造成的，就比較不會支付生理治療的費用——我連個疤都沒有。」

這實在令人難過。即使你的心臟罷工，你的生命真的面臨威脅，你還是不能透露問題出在壓力，不然別人可能不會認真看待你的病。同樣地，只要你沒有永久性傷疤或看得見的身體殘障，別人很容易忘記你發生過什麼事。

「我告訴自己雖然情況不一樣了，但一切都會沒事的。」她聽起來滿務實。雖然遇上了不好的事，但她已經振作起來，也準備好應付新的日常。

「真的，一切都會沒事的。」我也為她打氣。

「其實我超不爽的。」她又開始大笑。

❖ ❖ ❖

如果你用維基百科查「器質性腦部疾病」（organic brain disease），會看到上面的定義是：「起因為所謂器質（生理）因素、而非純心智因素引起的精神功能症狀或疾病」。我不是鼓勵大家靠維基百科找真相，而是要凸顯二元論的證據多容易找，即使到二十一世紀仍比比皆是。維基百科的定義暗示心理與身體沒有關連，這種觀點無疑是荒謬的。不過，把醫學疾病分成「器質性」和「心理性」，彷彿這兩個領域可以截然二分的，絕不只有維基百科。事實上，不論是你冒出來的想法，還是你感覺到的情緒，都是你的大腦裡的某個器質（生理）的東西創造的。

在醫學領域，我們通常以「器質性」指器官的病理變化，「非器質性」指心理因素造成的疾病。如果只是把這些定義當大原則，我不會強烈反對。可是，我發現這種區分已經造成問題——不論是醫療人員或非醫界的人，許多人會用「器質性」和「非器質性」來判定病人的症狀是不是「真的」。於是，中風的人被判定為器質性腦部疾病，他們的麻痺是「真的」麻痺；心身症和功能性疾病的人則被認定為有心理問題，如果他們出現麻痺症狀，那種麻痺就不是「真的」麻痺。既然大家普遍都用這種方式看待心身症（功能性疾病），病人拒絕這個診斷又有什麼好奇怪的呢？

不論你怎麼稱呼這些失能狀態——功能性疾病、心身症、生物－心理－社會疾病、轉化症、非器質性疾病——它們都是生理機制出錯所造成的真實症狀和真實失能。雖然我們常用壓力和身體之間的簡單因果模型解釋這些狀態，但它們其實必須經過許多機制才能發展成熟。它們是創造出所謂「心智」的三大元素——身體、高層認知、社會過程——互動下的結果。我們在心身症患者身上未必找得到以病理結構變化定義的「疾病」，然而卻有著由預測編碼、解離、壓力荷爾蒙、自律神經系統等大腦和身體功能造成的生理異常。

依照目前流行的定義，卡琳沒有心身症，因為她的心臟有明顯的結構變化，所以被歸在器質性疾病。然而，她的病症顯然是身體、認知過程（形成心智）、社會壓力複雜互動所產生的結果。她沉重的壓力讓荷爾蒙上升到危險的程度，激增的荷爾蒙又讓心血管產生足以致命的反應。這無疑是心理壓力造成生理變化：心理壓力刺激自律神經系統，啟動大腦的預警系統——杏仁核，同時誘使皮質醇和腎上腺素大量釋放。這是身體對於劇烈壓力的正常反應，目的是讓我們在面臨立即的危險時做好戰或逃的準備。由於長期大量釋放這些荷爾蒙會造成問題（例如高血壓和心臟病），所以受下視丘－腦垂腺軸（HPA）控制的回饋迴圈也會調節它們。如果壓力變成長期的，這種回饋迴圈會設法減輕壓力反應的強度。拿卡琳來說，她的回饋迴圈顯然表現得不太好。

不過，心智與身體的互動未必會從心理壓力開始。心身之間是雙向道，不論哪一種走向都會造成心身症和功能性神經症狀障礙症，而症狀又會因心智與身體之間的回饋迴圈加劇。以卡琳為例，她是先受到心理刺激，接著才出現生理後果，她的情況完全符合傳統「心理因素影響身體健康」的模式。不過，心身互動產生後果的途徑其實還有很多。有的時候，導致疾病的心理因素可能一開始看不太出來。我的病人塔拉就是這樣。她的故事得從五年前說起，那時她碰上了有生以來最劇烈的疼痛，硬生生打斷她原本快樂的生活。

「生孩子都沒那麼痛。」她在門診時對我說。

她是暈倒之後才轉介給我的。看到她坐輪椅進來，我有些驚訝，因為轉介信裡只提到她會短暫失去意識，看來她的故事不只如此。其實，她自己並不在意那次暈倒。她說只是暈了一下而已，這樣就將她轉來癲癇門診實在小題大作。不過，她說在暈倒之前，她的後背出現過劇烈的刺痛感。我聽她描述當時的狀況，默默同意她的自我診斷。我問她，如果她這麼不在意暈倒的事，為什麼還是來看病呢？

「因為醫生說我要是不來妳這看診，他們要把我的輪椅收回去。」

顯然，我不知道的事還很多。我請她從頭說起。

塔拉是小學老師。和卡琳一樣，她原本身體健康，也總是很忙。她的工作需要體力，大多數時間都是站著，也經常要捧著一堆教具走來走去。她得坐在地上陪孩子玩，還常常必須彎著腰在奇怪的高度工作。

「我決定當老師的時候，根本不知道這個工作這麼耗體力。」塔拉經常輕微背痛，她認為那是因為她的工作老是需要彎腰，肌肉使用過度。可是有一天，她說：「我彎腰對一個孩子說話，疼痛感像閃電一樣從我下背部竄到左腿。」那股疼痛極為劇烈，痛到她以為自己會暈過去。她坐倒在地，一名教學助理見狀馬上去找人幫忙。

校護來扶她走去辦公室，她吃了點止痛藥，躺在地上休息。雖然疼痛稍減，但她沒辦法回去上課，接下來幾天也請假。坐著讓她痛得受不了，走路又讓她提心吊膽，唯恐會再次引發那種疼痛。結果她只好整天躺著，在膝蓋底下墊個枕頭。

她去附近的診所掛號，醫生判斷她是坐骨神經痛，將她轉介給物理治療師，請她先試看看。然而每次嘗試，她都覺得物理治療痛到她做不下去。後來她的左腿開始產生灼痛感，物理治療師將她轉介給一位骨科醫生評估。最後，掃描顯示她的下背部有一小片椎間盤突出，雖然稍微壓迫到了一條神經，但醫生認為不需要動手術，建議她繼續做物理治療。由於塔拉已經試過物理治療，而且效果不彰，所以她對這個建議非常失望。她去找另一位醫生看診，但得到的回覆一模一樣。

「每次我一動，都感覺到那片椎間盤也跟著動。我知道狀況愈來愈糟，但那些醫生好像根本不管我的感覺。我心裡經常冒出一個畫面，像是能看到那片椎間盤刺進我的脊髓。我還對一位醫生說過：『是不是非得等到椎間盤真的刺進脊髓，才會有人做點什麼？』」

到了這個時候，她已經變成持續疼痛，灼痛延伸到她整個左腿，甚至腰部。由於連更強效的止痛藥都無法減緩她的疼痛，一名外科醫生為她開立止痛針。止痛針起了作用，但效果很短，她必須一打再打。從她第一次被疼痛擊倒到此時已過了數月，她能去上課的日子屈指可數。她只能拖著身子慢慢走路，晚上要靠鎮靜型止痛藥才能入眠。

幾個月就這樣過了，塔拉又出現新的症狀：她的左腿由下而上漸漸麻木。

「腿裡面灼痛，可是皮膚沒有感覺。就算妳拿把叉子戳下去，我也沒有感覺。」她解釋道。

隨著時間過去，疼痛和麻木感逐漸延伸到她的右腿。走路對她來說變得難如登天，她的兩條腿愈來愈無力，也愈來愈不靈活。塔拉相信那片椎間盤已經移位，堅持要再做一次掃描。當掃描顯示毫無變化，醫生要她做更進一步的物理治療。

「我要他們把那片椎間盤拿出來，他們就是不肯。我不懂，他們怎麼能眼睜睜地看著我麻痺，卻什麼事也不做？我以前規律跑步，一跑就跑十公里，結果不到一個月，居然不靠枴杖就不能走路。先是一支，後來是兩支，最後不得不坐輪椅。而且他們還不給我輪椅，我的第一台輪椅是我父親買給我的。」她說。

塔拉隨時都在隱隱作痛，間或還會出現一陣陣劇痛，其中一次劇痛讓她暈了過去。她當時在屋子裡扶著家具慢慢走，沒想到從後背到腿部突然像是被劈了一記。她當場昏厥，醒過來的時候，她的左手臂也局部麻痺。

塔拉是這些事情發生之後才被轉介到我這裡。當時的她坐著一台電動輪椅，左手動也不動擱在腿上。她用右手操控輪椅，因為她的四肢只剩右手能動。可是她告訴醫生她短暫失去意識以後，醫生說他恐怕不能再讓她使用電動輪椅。

「他說會昏厥的人坐電動輪椅不安全——要是我暈過去的時候手還按著控制器，可能會衝到馬路中間。可是我只昏倒過一次，而且要是沒有這台輪椅，我就只能關在家裡。」她對我說。

我請塔拉讓我檢查看看，結果發現：她肌肉無力和感覺喪失的情況，完全符合功能性神經失調的特徵。如果神經、肌肉、脊椎或大腦受到損傷，隨著受傷部位的不同，身體也會出現特定的神經缺損症狀。至於症狀如何表現，則視神經系統極為複雜的解剖學分布而定。舉例來說，脊椎某一處的病變會影響關節部位的神經傳導路徑，從而影響平衡；另一處的病變對平衡的影響相對不大，可是會造成麻痺；大腦其中一個半球受損，身體的另一側會出現症狀，諸如此類。但塔拉感覺喪失和肌肉無力的部位與解剖學不符。另一方面，意識可以控制的臨床症狀（如力量）和無意識的臨床症狀（如反射）差異很大。塔拉的反射動作完全正常，連她無法動彈的四肢也是如此。診斷功能性神經失調的依據是檢查時發現的症狀不一致，亦即患者的症狀從病理學來說不成立。塔拉的掃描顯示她椎間盤突出的位置非常低，和脊髓有一段距離，不可能造成兩條腿麻痺，更不可能讓她左手臂麻痺。我猜她之前的醫生也這樣想，所以他們的治療方式保守，也一再建議她做物理治療。

向我描述經歷的過程中，塔拉沒提別的醫生怎麼解釋她為什麼幾乎癱瘓。一名女子年紀輕輕就雙腿無力，在醫生眼裡一定不是小事，她還做過澈底檢查，所以一定至少有一名醫生下過診斷。我問她別的醫生怎麼說。

「椎間盤突出。」她重複了一次，好像我剛才沒聽懂。

「有沒有說過可能是功能性神經症狀障礙症？」我問。

沒有。她說她從來沒聽過這個診斷。

「那有沒有人提過可能是心身性的？」

「有人說是心理性的，但那只代表他們根本搞不清楚狀況。壓力怎麼可能讓人變成這樣？」她光是回想都一臉震驚，不敢相信怎麼有人會這樣說。

我了解塔拉的錯愕。因背部肌肉骨骼疼痛和椎間盤突出而起的失能，居然被說成心理問題，任誰都難以接受。不論是「心身性」和「心理性」這兩個詞令人困惑的使用方式，還是生理和心理疾病之間的人為區分，都對塔拉產生威脅感，擔心自己即將被推入一個以佛洛伊德式的潛台詞解釋她腿部麻痺的可怕領域。

塔拉和卡琳不一樣。卡琳的病來自壓力，塔拉的功能性失能則始於純生理病變——肌肉拉傷和椎間盤突出——但這些病變不但帶來生理後果，也造成心理後果。

身體健康的時候，我們往往不把它當回事，想都不想就能自在行動。事實上，我們的身體隨時都在發生各種變化，只不過大腦認定它們是正常活動，所以不予理會。我們每天都會產生一大堆程度不一的瑣碎身體感覺，不論是上樓梯時偶爾發生的心悸、坐在不舒服的椅子上產生的下背部微痛、食物引起的腸胃蠕動，或是突然站起時的暈眩，都只是其中一小部分。它們就像身體的白噪音，默默地變成我們習以為常的背景音，我們很少會去留意——除非發生了什麼我們不得不留意的事。

一個人身體健康、也不擔心自己得病的時候，不太會去注意身體對行動和環境的反應。可是，一旦出現讓他們開始注意身體健康的誘因，他們對身體變化的態度也會變得不同。當一個人的親人最近診斷出嚴重心臟病，他們對平時不甚在意的心悸恐怕會難以釋懷；當一個人正處於癌症康復期，他們可能會把身體疲勞當成癌症復發的警訊。

身體提供了一座取之不盡的潛在症狀庫。有很多因素會讓人開始對身體投入不成比例的注意，把某種感覺從白噪音裡揪到前台，開始一場醫學追緝。一旦你認定某個身體變化是異常的，它就成為症狀。當一個人背痛或得知自己椎間盤突出，他們很容易會比平常更留意自己腿部的動靜。當一個人相信自己突出的椎間盤正在戳刺神經，他們很自然會把腿部的感覺當成神經損傷的訊號。只要尋找，一定尋見。

我在前面已經提過，處理感官刺激的過程會受到無意識的控制。另一個我還沒細談的概念是過濾。雖然我們唾手可得的潛在感官經驗很多，但不論任何時候，能進入我們意識領域的只有一小部分。比方說我現在坐著，門外有孩童嬉戲，我會自動將他們的聲音阻隔在外，免得自己分心；在我想到椅子正壓迫著我的皮膚之前，我不會有感覺；在感覺到我左臂的小傷口微微作痛之前，我根本忘了那裡有個傷口；在我彎腰駝背幾乎趴在桌上的時候，我不會注意到自己的姿勢多糟——但我現在察覺到了，所以我坐直了一點。我們隨時可以察覺的感官經驗太多，多到如果我們每一項都注意，就絕不可能專心。於是，大腦幫我們過濾掉多餘的訊息。在選擇該把注意力放在哪裡的同時，有太多資訊已經在無意識層次被過濾掉。我們遠遠高估了自己對感官資訊的掌握度。

只要我們開始注意自己的過濾機制、姿勢和動作，它們就會隨著改變。在日常生活中，我們不會太注意雙腿的感覺、移動方式和擺放姿勢。塔拉因為得知自己椎間盤突出，所以開始留意和擔心左腿的狀況。一旦開始這樣做，她馬上會注意到大腦平常會過濾掉的每一絲刺痛。刺痛讓她憂心，而這份憂心又讓她更注意自己的左腿。雖然她對脊椎的解剖學懂得不多，但她開始擔心椎間盤突出會變本加厲。於是，她開始在身體其他部位尋找證據，並開始留意到左腿不對勁。

接著受到影響的是她的行動。我們平常不會把如走路之類的複雜肌肉活動當回事，因為我們走路幾乎是自動化的。經過幾萬年的演化，健康的嬰兒自然而然就會學站和學走，以至於成年人經常忘了這是多麼複雜的過程。寫出能打敗棋王的程式的確不容易，但製作能完美模仿人類步態的機器難度更高。失去走路的自然能力和對之的無意識控制，會讓這個動作的品質變差。舉例來說，要我在矮牆上走路不是難事，但如果要我在高牆上做同一件事，我可能會因為太留意平衡和動作而跌下去。對動作想太多會影響動作的品質。塔拉因為擔心椎間盤影響她的左腿，以至於愈來愈注意自己走路的動作，結果反而不自然到怪異的程度。過度警覺影響到她步態的自然特質。執行複雜活動的能力留在我們的程序記憶（以此例來說為肌肉記憶）裡，像騎腳踏車一樣，不經思考就能使用。不過，這種記憶也是能刪除的。

我和塔拉談得愈深，也愈了解這種惡性循環是如何形成的。造成她失能的因素很多：疼痛不只改變了她的走路方式，更糟的是，也改變了她看待身體的方式；疼痛讓她不願意動，不動又讓她的肌肉愈來愈不靈活；因為她一向健康，生病讓她不知所措；知道自己椎間盤突出更是一大衝擊，讓她覺得自己一夕老去；她的母親患有關節炎，數十年來深受疼痛之苦，塔拉害怕自己也正走上同樣的路；聽別人說椎間盤突出「不穩定」，她也在腦子裡勾勒出栩栩如生的畫面，此後每當她一動，她都像是在心裡看見那片椎間盤也跟著動；她彷彿看著自己的脊髓受到擠壓，漸漸萎縮。塔拉對自己訴說的故事從一條神經受損開始，被家族病史推進一步，再被她自以為了解的解剖學推進一步。最後，這個故事變得像格里西瘋病一樣煞有其事，也像對鈾礦的恐懼一樣真實。她彷彿親眼看見那片椎間盤刺進她的脊髓，而接下來的故事，就由身體的惡作劇和大腦的失誤自動補完。

我向塔拉說明我的診斷：因為疼痛的關係，她對感覺和動作變得過度警覺，她的大腦在這個過程中等於被重新訓練，導致她不再能有效發揮運動能力。但我也對她說這是可逆的，和學習一項運動一樣，她也可以重新學會正常走路。塔拉面露懷疑。我打算暫時別提這需要積極配合物理治療，免得她馬上認定我和她的前幾位醫生是「一丘之貉」，她對他們已失望透頂。

「是椎間盤害的，絕對是。」她不太能接受我的解釋。

當然，她沒說錯。椎間盤的確是她逐漸失能的關鍵，但它造成的最大問題不是壓迫她的脊髓，而是啟動一連串感覺和回應循環。要是這片椎間盤沒出問題，接下來的事都不會發生。如果我們從最廣的意義使用詞彙，塔拉的病症的確有「心理」因素在內。換言之，「心智」裡的認知過程（尤其是注意力和感覺）是整個問題發展中不可或缺的一部分。焦慮也很重要，因為它把塔拉的注意力引向雙腿。我想特別說明的是：雖然我知道很多人對「心理」一詞有一種貶義的、化約論式的誤解，但我在這裡想談的是其另一種意義。很多人一看到「心理」一詞，會馬上聯想到社會壓力、心理脆弱或精神疾病等等。可是塔拉的狀況不是這些，所以她不能接受之前醫生的診斷。塔拉最需要知道的其實是：讓她無法走路的是大腦裡的生理變化，不是維基百科所說的那虛無飄渺的「心智」。

不論說卡琳的心臟畸形是「器質性因素」所致，或者說塔拉的雙腿麻痺是「非器質性因素」造成的結果，都有誤導之虞。追根究柢來說，出問題的是我們將醫學疾病概念化的方式。對於格里西瘋病、放棄生存症候群，以及克拉斯諾哥斯科的昏睡症，我已經表明看法：我認為它們是焦慮的身體化，是追隨文化模版，也是表達心理困擾的語言。我知道這種看法可能被人誤解，也可能讓這些病症落入含糊不清的「假病」範疇，彷彿它們產出自笛卡兒那無形無體的「心智」。可是，我的意思其實恰恰相反：這些病症就和其他醫學疾病一樣真實；它們起於認知過程的失誤，也產生相應的生理變化。

我在前面提到「器質性疾病是真的，非器質性疾病則不」的偏見，事實上，這種觀念還延伸出另一個同樣令人搖頭的論點：非器質性疾病一定不如器質性疾病嚴重，也比較不會讓人失能。一些病人之所以難以接受心身症的診斷，正是因為他們認為自己的症狀那麼嚴重，不可能只是「心理問題」而已。問題是，病症的嚴重程度和時間長短與疾病的種類無關。多發性硬化症患者可能症狀輕微，功能性神經症狀障礙症患者也可能臥床。解離型發作通常比癲癇發作時間更長、次數更頻繁，也更可能住院。冠上「心身性」或「功能性」的病未必比較不嚴重，也未必比較不會造成失能，絕非如此。

和塔拉談到造成她麻痺的原因時，她說：「我怎麼可能這樣對自己？如果是心理因素，我早就好起來了吧？」當然，她的病症不是源於自我傷害，可是從她的反應，你可以看出她對心身症有另一個常見的誤解：心身症多半自己會好，不會造成長期失能。然而，心身症對很多人來說其實會變成自我延續現象（self-perpetuating phenomenon）。塔拉以為大腦自有安全閥，如果身體問題變得太嚴重，它會主動介入阻止——例如你閉氣太久，二氧化碳濃度高到讓腦幹判斷有危險，它就會強迫你呼吸。可是心身症不是如此，雖然有人自動康復，但也有人的症狀被自己的生病經驗進一步強化。社會互動和醫療互動都會影響病人看待問題的方式，而有時讓問題更加嚴重。這些同樣也是我們難以即時控制的生理過程。

關於疾病行為的複雜性及其隨時間而增強的特質，精神醫學家勞倫斯．基梅爾曾用迴圈（looping）的概念加以解釋。用基梅爾的話來說：「我們敘述自身經驗的方式，會影響我們在社群世界中與他人互動的方式，而後者又回過頭來重塑我們的經驗。」

加重功能性症狀的回饋迴圈存在於各種層次，其中一些純粹是生理性的。自律神經系統和下視丘－腦垂腺軸都對經驗和情緒有所反應，後者還內建可以長期用於減緩自身反應的回饋迴圈。注意力偏誤（attentional bias）之類的過程常常是自傳播（self-propagating）的，亦即你愈常見到，愈會注意。這些是存在於生物層次的內在回饋迴圈。

其他鞏固迴圈、增強功能性疾病的因素存在於環境之中——換言之是外在的。因素包括：與家人和醫護人員的人際互動、醫學檢查、治療選項、病人本身對醫療新知的了解、社會態度，以及保險、殘障補助等實際保障。這些外在因素會回饋到生理過程，進而影響疾病病程。以塔拉為例：她檢查做得愈多，對醫生的解釋懂得愈少，就變得愈困惑也愈擔心。這一切只令她更努力尋找症狀而已，可說醫生群在無意間強化了這個循環。

幸好，卡琳和塔拉都打破了迴圈。既然她們各自的醫療問題是一連串不一樣的事件造成，協助她們打破迴圈的辦法自然也不一樣。卡琳首先需要藥物和身體治療來保住性命，接著需要改變處世態度以減輕外在壓力。雖然她對生命的脆弱餘悸猶存，但心理支持、運動、生活方式的改變有助於她保持進步。這次經驗讓卡琳學會仔細聆聽身體的聲音，在壓力太大的時候，更應小心留意。

塔拉的功課幾乎與卡琳恰恰相反——她應該避免聆聽過度，免得適得其反。她後來找了另一位物理治療師重新學走路。為此她必須除去壞習慣，而轉移注意常常是關鍵所在。她開始在走路時聽音樂，一方面讓心思不要老是放在自己的動作上，另一方面也為腳步配上節奏，走起來更輕鬆。雖然她的背痛始終沒有完全消失，但她給自己找了一位心理師，學習以不同的方式回應疼痛。認知行為治療幫助她打破惡性循環，不再讓過度警覺強化身體症狀。

人類知覺系統失誤時造成的不當反應，往往以功能性疾病和心身症表現出來。大腦只能透過身體表達自己，也只能透過身體與環境的互動來學習。我們的發展總是透過嘗試、回應、觀察結果，然後再根據第一次嘗試的經驗再試一次。我們的大腦聰明到連我們都不知道它在做什麼。儘管我們每天接收的訊息這麼多、這麼複雜，難以解讀，但令我驚訝的是：我們不但持續學習，而且解讀正確的時候仍然比錯誤的時候多。

迴圈效應的威力可以很大，放棄生存症候群就是它的極端例子。在我下筆的此刻，芙蘿菈和凱琪雅已經邁入發病的第六個年頭，情況依然沒有好轉。她們需要的解套辦法恐怕規模龐大，遠遠超過她們父母、醫生、社工的能力範圍。對於放棄生存症候群，勞倫斯．基梅爾認為，如果有心解決這個問題，我們必須檢視家庭、社群、醫療體系的所有互動，對這些往來進行詳盡的環境－社會分析。

我為芙蘿菈和凱琪雅憂心，因為她們臥病已久，她們的身體在這段時間已經發生許多生理變化，我不曉得這些變化可不可能逆轉。放棄生存症候群的孩子會甦醒，假以時日，他們的運動機能也能完全恢復。可是，他們的心理同樣能完全復原嗎？目前還沒有研究可以確認。我同意非本能性的身體機能可以透過訓練改進，讓活動力回到正常水準，但大腦呢？大腦是經驗形塑的，必須到二十多歲才完全成熟。童年期的大腦可塑性最高，它必須趁著這段時間銘印（imprint）世界。孩童玩過的遊戲、冒過的險，以及參與過的人際互動，全都會在神經網路中建立連結。而成年生活必備的知識和情緒成熟，又都保存在這些連結之中。在人格養成經驗付之闕如的情況下進入成年，對芙蘿菈和凱琪雅來說顯然很危險。將疾病人為地分成「器質性」和「心理性」兩類的結果，是讓社會和醫療體系極其容易陷入空談，只忙著爭辯誰該為她們負責，卻沒有積極為她們治療。既然她們只能被動接收資訊，我想她們最大的希望在於有人能對她們訴說新的故事，讓她們有新的敘事可以身體化，進而打破困住她們的循環。

CHAPTER

# 5

# 蹄聲聯想

## Horses Not Zebras

權威（authority）：公認的資訊與建議來源。

二〇一七年八月九日，CBS報導了一則新聞：一群派駐在古巴的美國國務院職員出現嚴重醫療問題，原因仍待調查。這篇報導雖然點到為止，說得含蓄，但內容令人不安。八月十日，CNN更進一步，宣稱美國駐哈瓦那外交人員疑似成為攻擊目標，NBC的新聞標題則是：美國撤回駐古巴使館人員，外傳遭受神祕「攻擊」。

這起事件始於二〇一六年十二月。美國駐古巴外交官當時接連發病，而且症狀都很類似：頭痛、耳痛、聽覺受損、暈眩、耳鳴、失去平衡、視覺障礙、記憶問題、難以專注、疲勞。短短六個月之內有十七個案例。使館醫療小組無法判斷原因，許多發病者也撤回美國。回國以後，兩組醫療團隊為他們做了一連串檢查。一組團隊由耳鼻喉科醫生兼爆炸傷專家麥可・霍佛主持，另一組團隊由神經外科醫生兼腦震盪專家道格拉斯・史密斯帶領。兩組團隊的調查雖然分頭進行，最後卻做出相似的結論：這種獨特的症狀群集是他們從沒見過的新症候群。他們稱之為「複雜性腦網路疾病」(complex brain network disorder)，與「外傷性腦損傷」(traumatic brain injury) 相符——只是受害者沒有腦傷病史。

原因呢？這些案例肯定彼此關聯。除了受害者都是美國或加拿大駐古巴的外交人員之外，他們還有另一個共同點：幾乎每位受害者都說，他們在開始出現症狀前聽見過奇怪的聲音。後續發病者對這種聲音提出各種描述：有人說很刺耳，有人說像警笛聲，還有人說像高亢的蟬鳴聲。一個人覺得聲音有針對性，會跟著他們到家門口。其他人說它像一道音牆，某些地方聽得見，但改變位置後就聽不見。還有一個人半夜被耳中的警笛聲吵醒。由於除了受害者繪聲繪影的證詞之外，後來什麼事也沒發生，有人開始揣測他們是否遭到某種聲能或聲波攻擊。參與調查的情報人員和醫學專家都同意：這種攻擊雖然前所未見，可是做得到。於是，他們開始追查原因。據媒體報導，ＦＢＩ和ＣＩＡ大舉搜索外交人員的住家和旅館房間，希望能找到神祕武器的線索，但無功而返。醫學專家開始拿出更複雜的調查技術，期盼能偵測出聲波攻擊的蛛絲馬跡。可是，隨著新受害者接二連三出現——先是在古巴，接著在中國——事態變得愈來愈緊迫。

美國使館疑似遭受攻擊的消息曝光之後，立刻成為全球媒體的焦點，後來還持續吸引關注度好一陣子。二〇一七年九月，BBC的報導標題是：美國透露駐古巴外交官遭「聲波攻擊」詳情。隔年一月，ABC新聞告訴觀眾：美國官員對古巴神祕怪病還是沒有答案，但不排除「病毒」和「超音波」因素。最後，這個現象自成一類，叫「哈瓦那症候群」(Havana syndrome)。

與此同時，美國政治要角也陸續表態，回應這一連串駭人事件。參議員馬可．魯比歐召開聽證會，斷言這些攻擊是「刻意安排」的，即使主使者不是古巴政府，他們也一定知道主使者是誰。川普總統也為這場通俗劇添柴加料——被一群記者追問調查結果時，他不假思索扔了一句：「古巴發生了一些非常糟糕的事。」古巴高層對所有指控一概否認，聲稱對外交官患病一事毫不知情，遑論參與。

另一方面，一些醫生、物理學家、軍武專家、工程師開始在媒體發表評論，提出自己對這起事件的分析。雖然他們並未形成單一共識，但幾個特定主題一再出現：首先，據他們所知，目前沒有足以造成這種攻擊的聲波武器；其次——這一點甚至比「聲波武器論」更無定論——聲音據信無法傷害大腦。所以，儘管受害外交人員都聽見過怪聲，他們的醫生也提到了腦部受損，但這兩件事很難連在一起。另外，相關討論很早就已談到集體歇斯底里症的可能性，美國國家衛生院神經疾病與中風研究所（NINDS）人類運動控制組組長馬克・哈利特在《衛報》上說：「從客觀角度來看，最有可能的是集體歇斯底里症。」

二〇一八年二月，《美國醫學會期刊》（JAMA）刊登了一篇記錄二十一名受害者資料的論文，世人總算得以一窺哈瓦那症候群的完整臨床表現、檢驗結果、病患特徵。在此之前，外界專家只能透過新聞報導拼湊事實。JAMA那篇論文的結論是：「前述人員之腦網路似乎長期承受廣泛傷害，但沒有相關腦部創傷病史。」此外，該篇論文直接推翻集體歇斯底里症的猜測，說：「神經檢查及認知測驗並未發現任何詐病證據……即使健康專業人員勸告病患請假休養，他們大多數仍決定繼續上班或恢復全職，不離工作崗位。」

儘管該篇論文將原因指向腦傷，但文中所述的檢查反而透露出一件事：他們的腦部掃描全部正常。該文甚至沒有提出能確認腦傷的證據，但這點其實不算太奇怪，因為很多神經問題的診斷是靠臨床發現推測的。史密斯醫生也是這篇論文的主要作者之一，他主動反駁功能性疾病或心身症的解釋，表示自己在見到這些病人之前也很懷疑整件事，可是在見過他們之後，他發現「整個團隊沒有一個人不相信這是真實的」。他還說：「如果你想裝出這全部的症狀全，你必須下苦工研究、練習，展現出最高超的演技，才可能騙過一個又一個專家。」不過，由於聲波傷害一說缺乏證據，難以服眾，外界許多領域的醫學專家更強烈主張這是集體歇斯底里症——近代所稱的集體心因性疾病（mass psychogenic illness, MPI）。

隨著爭議延燒，政治上也掀起相當嚴重的波瀾。美國將駐古巴的使館人員撤出半數，只辦理基本事務。簽證業務大受影響，進而衝擊旅遊業。美國近年興起的古巴觀光熱潮衰退，美國政府也開始驅逐駐華盛頓特區的古巴外交官。古巴專家出面捍衛國家，全面反對所有指控。雙方原已脆弱的關係再次變質。想打破僵局只有兩種可能：一是找出武器，二是提出診斷——只要拿得出證據，任何診斷都可以。

在政治人物和媒體陷入爭辯的同時，史密斯醫生的團隊繼續尋找客觀證據。將近十八個月後，他們在JAMA發表第二篇論文，報告這群外交官進一步的神經造影發現：與控制組相比，他們的腦容量似乎減少了。這能證明他們受到聲波武器攻擊嗎？論文作者群沒有這樣寫，結論只說需要進一步的研究。這只是另一片拼圖而已，連拼不拼得出一張完整的圖都在未定之天。不過，這篇發表又帶動了一波報導熱潮，各方媒體各取所需，從結論中選擇最能支持自身論點的部分。一些媒體強調掃描結果明顯異常：「腦部掃描透露古巴神祕『聲波攻擊』為真」；一些媒體依然懷疑這些結果是否具有意義：「別急著戴上錫箔帽」。[13]

雖然我也無法判斷哈瓦那症候群的發生原因，但我想大家對我的立場不會意外：我贊同那些認為應該是功能性神經症狀障礙症（或集體心因性疾病）的專家。雖然我沒有足以做出診斷的證據，但我認為，重新梳理一下哈瓦那發生的事，還是能學到很多東西。在我看來，有一群人對這件事的思考已經陷入泥沼，雖然裡頭有政治和貿易因素，但最重要的或許是面子。而直到現在，一些人仍深陷其中。

❖ ❖ ❖

我們就從推動故事的關鍵角色——聲波武器——談起。軍武專家在爭論早期就已明確表示：目前根本沒有能發動這種攻擊的武器。醫學專家也都很清楚聲音不會造成腦部傷害。事實上，在JAMA發表的第一篇論文裡，史密斯醫生的團隊承認：為聲音和「腦網路疾病」建立連結有難度。如果詳讀那篇論文，你會發現作者群在正文裡寫了這麼一句：「聽力範圍內的聲音是否會對中樞神經系統造成持續傷害，目前仍屬未知」。

既然每一個人都同意聲波武器論不成立，連主持調查的團隊也不例外，為什麼這個論點始終占有一席之地？我想，其受歡迎的原因和假新聞一樣：簡單易懂，印證政治成見，對非專業的人有說服力。它完全符合兩國長期以來相互猜忌的政治氣氛，也容易煽動情緒和挑起爭議。諜報工具有無邊無際的炒作空間，是媒體夢寐以求的題材。和調查沾上邊的人一定覺得自己身在最前線，離揭穿陰謀只有一步之遙。我想他們一定很難放下這種迷人的感覺，回到平凡無奇的日常生活。

明明沒有聲波武器，聲音也不會傷害大腦，但他們就是無視自己不願接受的真相。這是人在認知失調時很常見的反應。當我們接收到與自身信念牴觸的資訊，會有一種不舒服的感覺，這種認知失調的感覺十分難受，以致我們常常會去合理化原本看似不理性的看法或選擇。

假信念（例如堅信聲波武器存在）是許多功能性疾病的發展關鍵。它們創造出對疾病的預期，也將自己寫進大腦。以塔拉來說，儘管她出問題的椎間盤不可能傷到脊髓，但因為她死抱著這個強烈的假信念，所以她會找各種辦法無視專家的意見。相反地，只要她發現一點點能支持這個信念的資訊，她就會奉之為圭臬。同樣地，想像的跳躍也讓聲波武器論長盛不衰。

聲波武器敘事似乎出自零號病人的敘述。我們要記得：心身症傳播鏈中的零號病人非

13 部分陰謀論者相信錫箔帽可防禦心智控制。

常重要。我們必須記住他們的醫學問題常常和後來的病人不一樣。然而他們設定了場景，也創造出模版，讓後來的受害者無意識地從中汲取症狀。我不曉得是什麼原因造成零號病人暈眩、聽覺受損、耳鳴、失去平衡、疲勞，但他的確認為這些症狀和聽見某道聲音有關。以這為起點，我們可以推想出三套可能的劇本。

第一套劇本：零號病人真的遭到外國間諜惡意攻擊，而且對方採取的不論是什麼形式的攻擊，都與聲音有關。雖然攻擊情報員和政治人物的消息時有所聞，但因為聲音不可能對神經系統造成傷害，所以受害者聽見的聲音可能是別種攻擊的副產品。我不滿意這個解釋，但我得說它完全落在可能範圍之內。

第二套劇本：零號病人或許因為各種原因已經生病，在思考病因時想起自己曾聽見怪聲。我們的大腦厭惡混亂，總是想知道某件事為什麼會發生，而人天生就會從最近的經驗尋找解釋。剛診斷出疾病的人常把病因歸咎於最近的某個小傷，或是接觸過的某種物質，但很多時候只是碰巧而已。一個人可能多次聽見無法解釋的聲音，但總是左耳進右耳出，從未放在心上，生病之後才想起不久以前曾聽見怪聲。這叫回憶偏差（recall bias），亦即過度看重發生在重大事件之前的小事，賦予其過重的意義。如果哈瓦那症候群是如此，那麼怪聲就只是剛好發生在發病之前，卻因為回憶偏差的關係被放大。

第三套劇本：零號病人的病從一開始就是功能性疾病，因懷疑遭受攻擊而起。也許他原本就已擔心自己可能成為攻擊目標，聽見怪聲增加了他的疑慮，讓他開始尋找身體受創的線索。身體變化隨時都有，只要我們去找，就一定找得到——我們平時忽略的「白噪音」就是一座身體症狀庫。怪聲讓零號病人把注意力放到耳朵上，進而讓頭部成為找尋症狀的焦點。

從整場爆發來看，零號病人將怪聲和症狀連在一起是否合理並不重要，怪聲和發病孰先孰後也不重要，重要的是事件中的關鍵人物相信怪聲與攻擊有關。據媒體報導，零號病人受過祕密監視訓練，對監控十分敏感，所以在其他人眼中，他的證詞一定相當有說服力。事實上，不論是零號病人，還是聽過他的說法的人，這些最早主張陰謀論的人都有一定的說服力將這套說法擴散出去。由於美國和古巴數十年來相互敵視，若使館遭受攻擊也不令人意外，而且聲波武器論乍聽之下不無可能。此論點的早期支持者和論點本身似乎都如此具可信度，後來有那麼多人對其中的漏洞視而不見，似乎不足為怪。於是，儘管聲波武器論千瘡百孔，但種種邏輯跳躍直接略過了這些漏洞，讓這種說法一直有人支持。

功能性神經疾病在解剖學和生物學上通常是不可能的，這點也常常是診斷的依據。這類疾病的症狀出自無意識，根據的是患者對身體運作的認識——只不過這些認識往往不正確。我們不難看出人們為什麼相信聲音會造成腦傷：聲音從耳朵進入，讓人以為耳朵就像導管，讓聲音透過它直達大腦。聲波武器論提供了一幅十分有力的心理圖像，彷彿怪聲通過耳朵進入頭部，進而震撼大腦。可是，這幅圖像在解剖學上是說不通的。耳朵不是直通大腦的導管，而是感覺器官，和皮膚一樣。聲音刺激的是鼓膜，鼓膜振動，聲音被轉成電子信號，再沿著神經到達大腦。所有的感覺信號都由神經傳遞，聽覺也不例外。聲波能量傳到大腦並不比傳到其他器官更直接，足以傷害大腦的爆破能量也會傷到其他器官。「聲音特別容易傷到大腦」的說法只是某種民俗病，不符合解剖學和生理學。

當然，聲音太大會傷害耳朵裡的聽覺毛細胞，進而破壞聽力，所以暴露於巨大音量的人的確會聽覺受損和暈眩，但不可能是參與調查的醫學專家說的「腦部網絡疾病」。然而，即使要我們相信聲波武器原本就是要傷害耳朵，腦傷只是煙幕彈，還是有很多地方說不通。最值得注意的是這些「攻擊」發生的環境：據說受害者在多處地點遭到攻擊——在人來人往的旅館、在私人別墅、在二十樓公寓等等——簡言之，在哈瓦那的每一個角落都可能遇襲。以國務院派往古巴的一名醫生為例，他剛進卡布里飯店的客房安頓，就馬上聽到怪聲。雖然他的行程並沒有對外公布，但如果他的故事可信，顯然攻擊者早就在附近守株待兔。另一個類似案例的主角是一位ＣＩＡ探員，他下榻於住客眾多的國家飯店，也是一進房間就受到攻擊。問題是：音量大到足以傷害耳朵的聲音應該大家都聽得見，為什麼只有哈瓦那症候群的受害者聽見？造成這種攻擊的武器顯然必須體積夠小或距離夠遠，才能掩人耳目；必須便於攜帶而且足夠精準，才能從人群中描準受害者；必須能穿透牆壁；還須不使任何一個古巴當地人、飯店或使館職員、觀光客也產生哈瓦那症候群。這種神祕武器不但滿足了上述所有條件，而且沒被任何人發現？

同樣離奇的是：儘管受害者對怪聲描述得繪聲繪影，可是沒有錄音檔。情報人員雖然試過，但錄下的是一片空白。雖然美聯社一度傳出捷報，宣稱他們成功錄到聲音，達成FBI和CIA都做不到的任務，而且在各家電視台播放的時候，一些受害者確認那就是他們聽見的怪聲。但這種怪聲顯然一被錄下就失去魔力——儘管它尖銳刺耳，可是電視機前的觀眾沒有一位受到影響。後來專家分析指出那是蟬鳴。

即使聲波武器論破綻百出，還是流行了很長一段時間。也許是抱持這種觀點的人已經開了太多場記者會，一再言之鑿鑿一定有聲波武器，以致他們寧可固執己見，也不願改變立場。另一方面，或許因為聲波武器論和爆紅的假消息一樣，都摻有部分事實，所以乍聽之下不無說服力。對古巴的美國人來說，擔心遭到攻擊或闖空門並非杞人憂天，畢竟在過去很長一段時間，間諜闖入美國使節住處暗中騷擾的消息時有所聞。冷戰期間，美國駐古巴外交官的住家會無預警斷電。有時他們一覺醒來，還會發現冰箱的插頭被拔掉，或是菸灰缸裡多了菸蒂。據說古巴和蘇聯的間諜還會故意移動物品的位置，讓屋主知道他們來過，藉此施加心理壓力。既然美古之間已互不往來五十年，最近才恢復邦交，美國外交人員疑心自己遭到暗算絕非庸人自擾。

連神祕的導能武器之說都有過前例，不完全是空穴來風。據說五角大廈曾嘗試研發超低音波武器，但沒有成功。在一九六〇年代，美國駐莫斯科使館也真的偵測到低功率的微波。有人認為是蘇聯企圖進行心智控制，也有人相信是竊聽行動。當然，聲音可以成為社會控制的工具，在邊境和船隻上發揮震懾效果，作這種用途時還可以鎖定特定群體。例如年輕人能聽見年長者聽不見的高頻音，所以可以利用高頻音阻止年輕人聚集，卻不對年長者造成影響。換句話說，針對性的聲音攻擊是可能的，但以聲音干擾特定群體是一回事，以聲音為武器攻擊個體是另一回事，兩者之間的差距不可以道里計。追根究柢來說，知道情報單位有什麼武器的人太少，對諜報工具既陌生又好奇的人太多，這股獵奇心理或許也助長了尋找祕密武器的熱潮。不過，即使情報單位真的有祕密武器，也改變不了聲音不會傷害大腦、與大腦的關係並不比其他知覺更深的事實。無奈的是，隨著這個事實逐漸得到承認，相關調查又走上另一條歧路：依舊堅信外交人員是遭到某種攻擊的人轉移焦點，把矛頭指向聽力範圍之外的能量源——超音波與超低音波。

超音波能運用於醫療處置，例如擊碎腎結石。因此，用超音波傷害器官不是不可能。可是超音波無法遠距對人發揮作用，而且對大腦的破壞性並沒有特別強，所以不可能只傷害大腦而避開其他器官。以超低音波為攻擊武器的問題也一模一樣。而當然，除了這些漏洞之外，超音波與超低音波的假設還有另一個更大的問題——如果「聲波武器存在」的前提是大多數受害者都聽見過怪聲，為什麼還要去找在聽力範圍之外的武器呢？

為了繞開「祕密武器有聲／無聲」的問題，JAMA那兩篇論文的主要作者史密斯醫生提出新的主張，推測祕密武器用的是微波能量。他認為或許是微波在動脈中製造出氣泡，而這些氣泡「在大腦裡」製造的聲音只有受害者聽得見，別人聽不見。這種說法除了完全沒有證據之外，還有另一個問題：微波怎麼可能選擇性地攻擊大腦呢？從理論上說，微波不是應該能在任何一條動脈中製造出氣泡，進而傷害任何一個器官嗎？那樣也會連帶灼傷皮膚，不是嗎？

與此同時，帶領另一個醫學調查團隊的耳鼻喉科醫生霍佛另闢蹊徑，將外交人員的「傷勢」與爆炸傷比較。爆炸傷是龐大的壓力波造成的，會讓受害者的內臟移位。據說有些受害外交官感到與聲音有關的「壓力般的感覺症狀」。我就不一一列出這不能解釋哈瓦那症候群的原因了，只想說明一點：壓力的「感覺」不等於氣爆移位。

傷害美國外交官的可不可能是另一種武器或毒素，與聲音無關呢？也許是聲波武器論太吸引人，所以人們一直沒想到別的可能性。最近有報告猜測真正的問題可能出在防蚊液，可是，這同樣不能解釋這種病具有高度選擇性的事實——只有美加兩國外交人員會得到哈瓦那症候群，而且是從全城各地的房舍中單單鎖定他們。更大的問題是，這種說法還是沒有提出關於病程的扎實證據。我必須再次強調：就算病因不明，疾病還是會露出面目——可能是血檢異常，也可能是腦部掃描異常。也許有人會問：JAMA的第二篇論文不就提出證據了嗎？它說進一步的神經造影顯示：與控制組相比，受害者組的腦部掃描有明顯變化。難道這還不能證明外交官遭到攻擊？

但我們必須注意的是：儘管現代腦部掃描十分精密，精密到經常能看到和平常不一樣的地方，我們對它們的臨床意義還了解得不夠多。像磁振造影這樣的技術還非常新，我們才剛剛開始摸索健康者的體內應該是什麼樣子。從報告來看，這群美國外交官的腦部掃描結果其實是正常的。第二篇JAMA論文所說的潛在異常並不是「異常」，只是外交官組和控制組的結果有差異而已。差異不代表受傷，原因也可能與健不健康毫無關係。該論文的作者群其實心裡清楚：他們並不曉得那些「差異」對病人的意義為何——如果真有意義的話。

在第二篇JAMA論文中，研究者將受害者組的磁振造影結果與控制組對照。雖然控制組某些人的教育和專業背景與受害者組的相符，但當中也有許多人不是。既然兩組人的情況並不類似，生活型態可能也很不一樣，因此我們或許不該過度詮釋兩者大腦造影的差異。駐古巴外交官的生活方式，幾乎肯定和隨機在美國抽樣的控制組不一樣。前者應該更常長途旅行，可能也更常喝酒，我敢說他們抽的雪茄大概也更多。更重要的是：在研究者挑選控制組參與者的時候，他們已經排除掉有腦傷和神經疾病史的人，但他們對受害者組並沒有進行同樣的篩選。所以，兩組人的腦部掃描結果之所以出現細微差異，或許完全是研究設計造成的。

不論是霍佛醫生或史密斯醫生領導的團隊，都一直朝蓄意攻擊的方向調查。儘管腦傷的診斷漏洞百出，他們還是堅持己見，不顧外界許多專家強烈懷疑是集體心因性疾病。由於這個案子備受矚目，我想他們很可能是拉不下臉改弦易轍。當然，我們必須承認只有他們真正接觸過病人，畢竟受害者一方面受病歷保密規定保護，另一方面又有外交官身分，除了這兩個美國專家團隊以外，沒人知道他們是誰。如果有人主張：因為霍佛醫生和史密斯醫生得到的資訊最完整，所以應該優先考慮他們的看法——這樣說當然沒錯，畢竟決定治療方針的是他們，他們對受害者更為重要。可是，我的重點不在哪種看法是正確的，而是我們應該持平思考別的解釋——不需要那麼多邏輯跳躍和一廂情願的解釋。

醫生之間經常意見分歧，我們有時也會固執己見。我自己也多次犯這種錯。參與調查的美國團隊其實可以稍微停下腳步，思考自己是否太執著於尋找聲波武器，以致忽略平凡無奇的醫學解答。醫界常說：「聽見馬蹄聲，你該想到的是馬，而非斑馬」。功能性疾病很常見，聲波武器則不然。何必排除每天都看得到的診斷，固執於很多人都認為不可能的答案？

下醫學診斷的步驟通常是：觀察臨床症狀，以之為路標找出患病器官；確認出問題的是哪個身體部位之後，再思索背後的致病原因。可是在描述哈瓦那症候群典型特徵的時候，JAMA那篇論文的步驟恰好相反——論文主旨是：描述從二十一名暴露於相同非自然物質的病人身上得到的初步發現。換言之，它已預設這群外交官的病症是遭受攻擊所致。作者群的心裡已經有了診斷，準備把他們的發現歸因於神祕武器。

JAMA那篇論文認定這群外交官是「腦網路疾病」，可是那究竟是什麼意思？老實說，那篇論文沒有提供多少資訊，只是用專業術語包裝的不確定性來描述一組症狀，再次確認作者群的調查對象的確出了問題。從醫學診斷的角度來看，它是無意義的——連作者群不願考慮的功能性神經症狀障礙症，都可以放進「腦網路疾病」這個大分類裡（因為功能性疾病是大腦不同區域的連結發生變化所致），腦傷和其他醫學問題也可以。

不論是暈眩、頭痛、耳鳴、記憶力衰退，或是腳步不穩，都是極為常見的症狀，幾乎每個家庭醫生、神經科醫生、耳鼻喉科醫生每週都會見到幾次。外界醫學專家根據這些症狀提出功能性疾病（或集體心因性疾病）的診斷，並非無的放矢，為什麼調查團隊對這種可能性完全置之不理？當然，既然研究團隊親自診療過病人，他們或許掌握了不為人知的資訊。可是，如果他們真的握有關鍵資訊，他們應該會在那兩篇JAMA論文裡寫出來，然而我在裡頭沒有看到令人信服的證據。倒是在他們的新聞稿中，我似乎看出了他們拒絕心身症解釋的真正原因：一份新聞稿說他們觀察到的「不只是歇斯底里」，也不可能是「假裝的」。其中一篇JAMA論文也說病人都沒有詐病，所以不可能是功能性疾病——好像功能性疾病和詐病是同一回事，但兩者天差地遠。詐病不是醫學問題，而是刻意裝病以欺騙他人。除此之外，調查團隊還用「眾外交官急著重返工作崗位」為由，排除集體心因性疾病的可能性。這透露出參與調查的醫生對功能性疾病誤解多深，竟以為這種病的病人不想工作。在JAMA論文主要作者的新聞稿中，我們也能看到他把心身症等同於演戲。這些證據顯示，一些醫生還是不懂詐病和功能性疾病（以及心身症）的差異。如果你不相信功能性疾病是真病，你當然會拒絕將真正受苦的病人歸類於此。但令人難過的是，這種將功能性疾病和裝病混為一談的看法，正是一般人對功能性疾病診斷避之唯恐不及的原因——他們恐懼隨這個診斷而來的價值判斷。這些醫生會怎麼看待臥床五年的凱琪雅和芙蘿菈？又會怎麼看待沒辦法走路和自理生活的塔拉？對功能性疾病的這種誤解，可能已將哈瓦那的受害者逼入絕境——他們只能認定自己遭到攻擊，否則就得承認自己並非「真病」。如果祕密武器不存在，他們就是裝病。

對實事求是的診斷不屑一顧，卻一心證明牽強附會的聲波武器論，後果如何，值得深思。功能性疾病是可治療的一般疾病，如果哈瓦那症候群的實情真如我所想，我們白白浪費了多少時間？讓患者失去了多少機會？

❖ ❖ ❖

集體心因性疾病往往發生在壓力緊繃的特定社群之內。二〇一七年，美國駐哈瓦那使館內集體發病的環境已然成形。不過，哈瓦那症候群如果真的是功能性疾病或心身症，這些症狀是從哪冒出來的？既然症狀不可能憑空而起，為什麼在這麼短的時間內，有這麼多原本健康的人出現這麼相似的症狀？參照克拉斯諾哥斯科居民和瑞典難民兒童的案例，我們可以猜測：這群外交人員之所以實現了別人寫下的敘事，是因為身體化和預測編碼之故。換句話說，在外在環境鼓勵他們擔心健康問題的時候，他們和塔拉一樣上下找尋身體患病的跡象。事實上，除了這種解釋之外，我們還能用別的方式思索新症狀如何演進。舉例來說，哲學家伊恩・哈金對此議題的看法就十分具啟發性。

哈金將他描述的現象稱為**造人**（making up people）和**迴圈**（前面討論精神醫學家勞倫斯・基梅爾的作品時，我們曾在不同脈絡中談過這個概念）。「造人」指的是新科學分類會造就新類型的人。換個方式說：你為別人貼上標籤的同時，對方也被鼓勵接受這個標籤的特質。這也叫**分類效應**（classification effect）。這種變化發生在無意識層次，而且會產生回饋：其他人進入這個分類之後，也會帶入自己的特質，從而改變分類。這整個過程叫**迴圈效應**（looping effect）——分類改變人，人又回過頭來改變類型的特質。

哈金用多重人格疾患說明分類對人的影響。一九七〇年代，精神科醫生經常做出多重人格診斷。在此之前，多重人格的紀錄十分罕見。這種診斷開始出現之後，「不快樂的人」（unhappy people，哈金的用語）在這些敘述中看見與自己相似的地方，進而接受這個標籤，用以解釋自己的困境。與此同時，也有一些醫生熱中給予這個診斷，為另一些人貼上多重人格的標籤（醫生和病人都只能用既有的診斷類別，有時候必須等到適當的類別出現，才能正確診斷）。人們一旦被貼上新的標籤，就會在自己身上尋找相關的已知症狀。在這個過程裡，他們不知不覺接受了這個標籤的特質，於是也被它改變，成為新類型的人。這就是哈金所說的「造人」。

一九七〇年代初，剛開始出現的多重人格案例較為單純而平凡。患者顯露出兩個或三個解離人格，而且都不極端，與前一個世紀的零星紀錄類似。可是，隨著愈來愈多人被貼上標籤——而且他們接受這個標籤，也把自己的特質帶進標籤——這個標籤的症狀也起了變化，變得愈來愈怪異。於是，更加複雜、也含有更多極端人格的新案例紛紛出現。接著，為了納入新案例的新表現，臨床標準也跟著改變。換言之，發生了迴圈效應。

我們前面談過大衛·查爾默思對心智外延於環境的舉例闡釋。如果你接受他的論點，一定會同意外在因素對多重人格症的演進十分重要。這種演進不只是個人層次的內在心理過程，也會受到外在刺激的影響，尤其是喜歡為多重人格症加油添醋的媒體。其中特別值得一提的，無疑是一九七三年出版的《變身女郎：西碧兒和她的十六個人格》，以及一九七六年根據原著所拍攝的電視影集。主角西碧兒是一名年輕女子，成長過程的創傷讓她浮現十七個不同的人格。這些人格大多是兒童，有男有女，有天真無邪的，也有耽溺死亡的。

影星莎莉·菲爾德把這個角色演得入木三分，還因此拿下一座艾美獎。這部影集的成功讓多重人格症大受公眾關注。

醫療專業人員對多重人格症的演進也很重要。他們不但認可這個診斷，也為這個分類納入新的成員，製造出病人和醫生聯手出擊的機會。對掀起多重人格症的浪潮來說，醫病之間的結盟不可或缺。

我們不難想見，一個人要是得知自己遭到攻擊，很可能會在身上到處尋找健康警訊。當你預期會出現某些症狀，就會把焦點放在身體特定的部位。我們之前提過身體永遠不乏白噪音，只要你用心去找，一定可以找出症狀。而恐懼造成的自律神經激發又會放大白噪音。美國使館有了「哈瓦那症候群」這個分類以後，恐懼的人就能（無意識地）用它解釋自己的感覺，醫生也能以之為困擾之人下診斷。哈金的看法進一步解釋了功能性疾病的傳播，他提醒我們：每一個人都可能把自己的特質帶進新的診斷，創造出不斷演進、非靜態的症狀庫。

哈金也討論過放棄生存症候群。他說，無遠弗屆的媒體報導，讓最早的幾個案例成為街談巷議的話題。瑞典的難民雖然來自四面八方，但他們身處相同的環境，面臨同樣的難題。這讓症狀受到模仿，最後在無意識中身體化。換句話說，孩子的環境裡逐漸浮現症狀的模型，而且它們變得愈來愈鮮明，甚至成為這些孩子的一部分，最後被表現出來。

勞倫斯．基梅爾也曾以哈金的分類效應解釋放棄生存症候群：賦予這種病症名稱，既認可它是醫學問題，也創造出一個分類，讓以後移民兒童的苦處可以透過它得到解釋。毋庸置疑的是，社會因素十分重要（例如瑞典原本是以善待尋求庇護者為榮的國家，近年卻出現反移民聲浪）。社會壓力創造出一種醫療驅力（medical drive），導向用生物學的方式解釋心身症，以降低其社會意涵。「放棄生存症候群」這個分類為病患、也為醫生創造出新的行為：病童成為新類型的人；分類也影響醫療人員回應這些孩子的方式。一開始是媒體報導、政治人物和關注這件事的醫生和民眾加入戰局，一起圍繞著這個新的疾病分類創造出相應的敘事；接著新案例被披露，迴圈效應便隨之展開。

如果用哈金的觀點解釋克拉斯諾哥斯科的昏睡症，我們可以這樣看：「中毒」的猜測出現之後，憂心忡忡的人開始在身上尋找生病跡象，一些人也真的在身上發現相關症狀。於是，城裡流行的昏睡症「造」出「新人」——亦即接受這個標籤、或是被貼上這個標籤的人。而一直在為自己的問題尋求解釋的「不快樂的人」（哈金的用語），一發現有昏睡症這種病，便想當然耳地對號入座。昏睡症成為醫生可以運用的新診斷，他們用它來解釋先前無法解釋的症狀。與此同時，每一個新的受害者既將自己的個人特質帶進症狀庫，也將其他特質帶進自己的生病經驗。我在克拉斯諾哥斯科遇見的人們不斷告訴我一件事：不同的人，症狀也不同。有人進入自動駕駛般的行為狀態，有人昏睡，小孩子則是出現幻覺和拉扯衣服。「中毒」的典型特徵隨著時間、透過迴圈效應而改變。新症狀邀請新成員加入這個分類，重演整套循環；接著媒體來了，為這場病引發的現象再添上幾筆；研究人員也來了，花了幾個月檢查空氣中有沒有毒素，進一步擴大對中毒的焦慮。整個過程就這樣繼續下去。

哈金的觀點提醒我們：隨著新分類中不斷出現新類型的人，人們也變成精神醫學家和行為科學家眼中會移動的靶心。此點從心身症的概念不斷被重新命名、換上新的標籤，便可見一斑。一代又一代的醫生和病人不斷重新想像這些問題。被夏科認定是腦部病變所致的「歇斯底里症」，到了佛洛伊德眼中變成心理因素造成的「轉化症」，幾個世代以後，又變成了「功能性神經症狀障礙症」。然而，這些新分類和新想像沒有一個能解決問題。它們似乎都太過化約——在面對生物－心理－社會疾病的三個面向的時候，它們無不竭力排除其中至少一個面向。

❖　❖　❖

如同放棄生存症候群及哈薩克的昏睡症，哈瓦那症候群的重點不在個人的脆弱，而在促成整個故事的社會－政治環境。「哈瓦那症候群」這個分類有其作用，對創造它的醫生群有利，也對古巴－美國關係中一些既得利益者有利。它將使館內的緊張情緒外在化，就像格里西瘋病將密斯基托社群裡的矛盾外在化一樣。

哈瓦那症候群的種子很早就已播下，其生根的時候，受害的外交官或許還沒想過自己將會派駐古巴，參與調查的醫生也許還沒當上醫生，部分相關人士甚至還沒來到世上。

古巴飛彈危機時我還沒出生，但這起事件重大到人盡皆知，連多年以後在數千英里外長大的我都知道。二〇一五年，在貿易制裁和政治對抗超過半個世紀之後，美國駐哈瓦那大使館恢復運作。對於站在第一線的外交人員來說，迎接這場巨變想必需要承擔重重壓力與疑慮。

美國與古巴在一九六一年切斷外交關係。隔年，十三天的對峙讓美蘇兩國瀕臨核戰，情勢之凶險前所未見。蘇聯部署於古巴的飛彈離美國本土只有一小段距離，威脅近在咫尺。雖然危機後來順利解除，但美國與古巴的關係依舊嚴峻，雙方相互禁止旅遊和貿易數十餘年。直到二〇一四年十二月，美國總統巴拉克．歐巴馬和古巴元首勞爾．卡斯楚宣布關係正常化，兩國才恢復商業與旅遊往來。一年後，他們在彼此的國家重啟使館。

二〇一五年，美國外交人員赴哈瓦那履新。美國大使館是一棟玻璃混凝土大廈，一九五三年剛落成時一定十分亮眼。在它近乎冬眠的五十年歲月裡，美國委由瑞士政府加以保護。不過，即使在閉館的日子，它還是經歷了不少風波。一九六四年，古巴政府打算沒收大樓，被瑞士大使擋下；一九七〇年，由於一艘古巴漁船遭古巴流亡者扣留，古巴民眾群情激憤，包圍大樓三天。一九七七年，拜吉米．卡特與斐代爾．卡斯楚達成協議之賜，美國總算派了少數外交官進駐，但大樓還是由瑞士管轄，而且不能升起美國國旗。

由於年久失修，大樓的情況並不好，加上位於海濱，面太平洋，大理石牆面已被鹽水侵蝕，重新啟用之前必須大幅修繕。美國對古巴仍有戒心，為防止古巴情報人員趁修繕時安裝祕密竊聽器，他們禁止工班進入二樓以上的樓層，古巴籍職員都經過詳細身家調查，生活用品和家具也都從美國直送。二〇一五年七月二十日，美國使館風光揭牌，重新恢復運作。二〇一五年八月十四日，國務卿約翰．凱瑞親自前往古巴見證使館升旗，成為七十年來訪問古巴最高層級的美國官員。不到一年後，歐巴馬也在二〇一六年三月訪問古巴，是一九二八年卡爾文．柯立芝之後第一位訪問古巴的美國總統。

兩國關係經過多年談判才恢復到這一步，但過程中也遭到不少抨擊，美國的古巴流亡者尤其反對。二〇一五年，爭取共和黨總統候選人提名的兩名參議員接連發聲：馬可．魯比歐說這是「對暴政讓步」；泰德．克魯茲則投書《時代雜誌》，批評「美國實際上是給卡斯楚兄弟開了張空頭支票，縱容他們重演普丁的鎮壓戲碼」。各方疑慮在使館正式重啟時到達高峰：美國擔心新裝潢過的使館再次出現間諜活動（畢竟，從使館仍由瑞士管轄時開始，古巴便用盡各種方式刺探情報，讓派駐此地的外交官防不勝防）；古巴人同樣不安，他們對美國外交官及其眷屬心存忌憚，憂心美國特務趁機潛伏，在國內興風作浪。歐巴馬造訪之後，包括斐代爾．卡斯楚在內的部分共產黨員也出言警告，重申反帝國主義。

作為半個世紀之後重返舊館的第一批外交人員，興奮之餘也必然忐忑。果然，這項外交成就沒有維持多久。二〇一六年十一月，斐代爾．卡斯楚剛剛去世，甫當選美國總統的川普立刻表態，聲言上任之後將儘速取消歐巴馬與古巴的協議。二〇一七年六月，川普兌現威脅，歐巴馬政府修復兩國關係的諸多心血化為烏有。哈瓦那使館幾乎連蜘蛛網都來不及清完。

二〇一六年十二月，川普當選一個月後，在詭譎而緊繃的氣氛中，使館接獲第一件職員在家聽見怪聲的通報。到二〇一七年二月，確認的案例已有六件。雖不是每件都聽見怪聲，但多數都聽見了。對於受害者報告的不明攻擊和難以解釋的後續症狀，一開始的命名帶有恰如其分的黑色幽默——「髒東西」（The Thing）。奧黛莉差不多就是這個時候發病的。

奧黛莉(化名)是經驗豐富的外交官。她對《紐約客》講述的經過,是了解集體心因性疾病如何傳播的好例子。雖然調任古巴是全新的挑戰,但她還是十分興奮。第一件怪事發生時,她沒想太多。她的家在郊區,是一棟西班牙式建築,平時很通風。可是她和家人度假完回到家時,卻聞到屋裡全是食物的腐臭味。她巡了一陣,才發現冰箱的插頭被拔掉了。她原本沒把這件事放在心上,是後來發病才又想了起來。二〇一七年三月十七日,她在廚房突然感到頭部劇痛,像是要爆炸似的。她從來沒這樣痛過,也想起同事之間聲波攻擊的傳聞。雖然她不清楚細節,但記得被告知要是認為自己遭到攻擊該怎麼做——離開出現症狀的地點。因為攻擊如果是定向的,離開現場應該可以減輕症狀。可是這種方式對奧黛莉沒用,她痛了一整晚,到了第二天還在痛。她的症狀也隨著時間出現變化——她開始頭暈,腳步不穩,難以專心。

二〇一七年三月下旬,使館館長召開一場集體會議,除了問問大家近況,也鼓勵出現症狀的人回報。有幾個人相信自己也遇到同樣的情況:他們都聽見怪聲,而且地點都不一樣——有人在使館二十一樓的住處聽見,有人在自己租的獨棟住宅裡聽見,也有人在旅館房間聽見。奧黛莉當時雖然已經出現症狀,但因為她沒聽見怪聲,所以她認為自己並沒有遇上「髒東西」。館長叮嚀大家,如果聽見怪聲,可以試著躲在混凝土牆後掩蔽。

到了五月，奧黛莉的情況還是沒有好轉，館長也再次召集大家開會。他似乎變得憂心忡忡，直接建議大家都去做個檢查，就算覺得自己沒事也一樣。當時霍佛醫生已經飛來古巴執行任務，此次奧黛莉對自己症狀的態度開放許多（平衡感變差令她尤其警覺）。可是檢查過後，醫生說她並不符合這種病的標準，沒有將她列為確診案例。但一個月後，她覺得自己的情況變得更糟。她一直到第三次檢查才被判定需要治療。飛回費城之後，她總算得到診斷。

從二〇一六年十二月到二〇一七年八月，官方雖然沒有對外透露古巴發生的事，可是內部已經在醫療上和政治上採取不少行動。二〇一七年二月，相關案例已經多到足以被視為大爆發，霍佛醫生也從這時開始參與調查。霍佛不只是耳鼻喉科醫生而已，他也是退伍軍人，對爆炸傷十分熟悉。他飛來古巴為受害者檢查，將症狀最重的幾個人送回邁阿密，準備稍後再進一步調查。首先做出「外傷性腦損傷」診斷的就是他的團隊。雖然他找到了內耳受傷的證據，但因為內耳受傷不足以解釋前述所有症狀，所以他推測這些外交官的腦部一定有受損。他的團隊將相關紀錄寫成論文，發表在霍佛也擔任編輯的《喉鏡研究耳鼻喉科學》期刊上。這篇論文和JAMA那篇一樣，也預設「能量攻擊」的存在。在研究主旨部分，作者群寫道：「多名病患在暴露於特定聲音／壓力現象之後，出現感覺神經症狀，本文目的在描述他們的急性表現。」雖然文中指出目前還不適合做出定論，也同意造成症狀的原因仍不清楚，可是他們依然堅持：「現階段排除所有針對性或非針對性能量源之可能，實屬不智。」接著，他們提出聲波武器可能造成症狀的幾個方式。儘管作者群承認這篇論文只是為了敘述受害者的經驗，然而他們同時表示：這些症狀很像「爆炸或鈍傷導致之外傷性腦損傷的症狀」。值得注意的是，這篇論文是在哈瓦那症候群首次爆發後兩年發表的，當時情報單位已經澈底查過能量武器的可能性，但找不到任何證據。此外，爆炸傷的前提顯然是傷患遇到過爆炸，可是那裡從頭到尾都沒有爆炸事件。儘管這是鐵一般的事實，他們還是執意認定受害者的症狀是爆炸造成的。

以前醫生備受敬重，說什麼話民眾都照單全收。現在的社會氛圍雖然不一樣，但醫生的話還是具有一定分量。對於專業範圍內的問題，少數資深醫生依然能夠一言九鼎，影響整個領域的思路和研究方向。他們在職涯當中隨時有機會扮演關鍵角色。人們會將疾病分類身體化，而疾病分類是醫生創造的。由於研究通常會循該領域先鋒所開拓的路走，學界裡的醫生一旦建立信仰體系，往往能影響之後好幾個世代的醫生。從大眾的角度來看，醫生不但能影響他們對健康和疾病的想法，甚至能在公眾當中創造健康潮流。

我的第一本書寫的也是心身症。出書以後，人們開始帶著自己的故事找上我。他們對這些病人的故事深有共鳴，希望我也能給他們一個正式診斷。可是在我看來，他們的敘述和我在書裡敘述的功能性疾病相去甚遠。他們雖然在我的敘述裡看見自己，卻也將自己的個人特質帶入其中。用哈金的話來說，我等於也在「造人」。人遇到自己不懂的醫療問題時，通常會從環境裡尋找解釋——因為有了往往能讓他們好過一點。他們得到答案的地方也許是電視節目、社群媒體、報章雜誌、親朋好友或書籍。醫生當然也是另一個資訊來源。許多診斷是主觀的，因為它們依據的是一連串典型症狀，而不是單一的診斷性檢查。換句話說，隨著醫生適用疾病分類標準的鬆緊，他們可以選擇要診斷出更多、或是更少的病例。

即使是個別的醫生，也有創造新診斷和影響病程及治療方針的力量。寫書的時候，我為這股力量惶恐；看到奧爾森醫生和放棄生存症候群的病童時，我也為這股力量惶恐。有時候，尋求瑞典庇護的家庭一發現孩子變得退縮，就繞過一般就醫流程和社會支持管道，直接找上她。可是這種接觸對孩子未必有益，可能反而把他們往放棄生存症候群再推進一步。奧爾森醫生堅信只有一種方法可以治好這種病：核准庇護申請。就算她無意宣傳，還是難以避免向病童和家屬透露這個想法。我就不只一次聽到她當著赫蘭和諾拉的面這樣說。我想，也許有幾個孩子身體化的是她的預期。

回到哈瓦那症候群，我擔心的是：預設祕密攻擊的存在，再加上醫界專家強力背書，是否也在把那些外交官往哈瓦那症候群的方向推呢？發病的外交官很快就被轉給爆炸傷專家霍佛醫生，彷彿已經確認攻擊的存在，接著又轉給腦震盪專家史密斯醫生。整個醫療過程是倒過來的：先預設有能量武器攻擊，再設法透過這個濾鏡解釋症狀。於是，一位爆炸傷專家對受害者說他們有爆炸傷，可是他們沒遇過爆炸；另一位腦震盪專家對受害者說他們得了腦震盪，可是他們明明沒震盪過大腦。為了證明這個違背常識的古怪診斷，幾名專家在掃描影像裡死命尋找芝麻大的「異常」，無視這樣的「證據」有多薄弱。

醫療團隊的學術論文和公開發言讓自己進退兩難：他們不得不承認沒有找到腦傷的證據，可是依然暗示外交官的病一定是祕密攻擊所致，而證據遲早會浮上檯面。霍佛醫生在某次訪問中是這樣說的：「雖然我們無法證明，但證據顯示他們是攻擊目標……他們的大腦很可能受到了傷害。很難說，我們現在還不知道。」

哈瓦那症候群是一股巨大的社會政治浪潮，包括美國外交人員、政治人物、醫生在內的許多人都被它吞沒。身為揭露國際諜報陰謀的重要一員，霍佛醫生有時似乎難掩得意之色。幾次在訪問中談起受到徵詢的一刻，他總是說得眉飛色舞：鈴聲響起，他接起電話，電話那頭說：「霍佛醫生，這裡是國務院，我們有事得麻煩你。」感覺一定像在演《不可能的任務》，而我不認為這和後來的發展無關。我們或許能說：這些醫生和那群發病的外交官一樣，也著了集體歇斯底里症的道。

美國使館人員夾在各種龐大的力量之中，難以自處：資深醫生說他們腦部受傷，不啻於命令他們在自己身上找症狀；隨著氣氛日益緊繃，上司建議他們就算覺得自己毫無異狀，也該就醫檢查。健康的人被囑咐要多多注意身體，最好主動尋找身體白噪音的變化。美國使館最高層級的長官親自告誡部屬保持警覺、注意身體，必要時躲到混凝土牆後面。美國國務院召回數十名外交人員接受檢查。曾經反對使館重啟的政治人物也借題發揮，以外交人員遇襲證明自己的先見之明。即使FBI已宣布他們找不到祕密攻擊的證據，馬可．魯比歐仍說那是「白紙黑字的事實」。既然高層政治人物和志在救人的醫生言之鑿鑿，公開宣示確有此事，我想那些外交官想不出現症狀也難。就算他們原本願意考慮集體心因性疾病的解釋，在一眾「專家」對這個解釋嗤之以鼻的情況下，他們恐怕也打消了這個念頭。人會將敘事身體化，一些敘事植根於文化，一些敘事來自我們自己，還有一些敘事出自有頭有臉的人──例如醫生、政治人物、社運人士、公眾人物、社會賢達等等。當最權威的人都信誓旦旦眾外交官是遭到攻擊，在使館工作的當事人還有什麼選擇？

一種病症只要模式夠生動、基礎夠顯著，就很容易被個體內化，接著一個人傳向另一個人。這種情況之所以出現，一方面是因為其模式不無道理，另一方面也是因為生理機制就是這樣運作的。正常的東西走向失控便是如此。有聲／無聲武器論的影響力很大，即使在情報單位排除這種可能性之後，這種病症還是傳到了中國。二〇一八年十月，在廣州美國領事館工作的凱瑟琳半夜驚醒，頭痛欲裂，還聽到一種低頻的機器運轉聲。雖然她不清楚古巴使館人員遇襲的詳情，但她想起了那件事。她的症狀和他們類似，但不完全一樣。她開始天天頭痛、疲倦，有時還嘔吐、流鼻血。凱瑟琳身上出現了哈金所說的症狀演進過程：她成為哈瓦那症候群的「新人」，她和這種病之間的雙向迴圈也把新的症狀帶進這種病。她的母親擔心她的情況，特地飛來中國陪她，不料也跟著發病。她們在一個房間聽見高頻怪聲，另一個房間聽見低頻運轉聲，聲音有時候甚至讓她們突然癱軟。凱瑟琳全身起疹子，變得畏光。她的母親難以忍受這種折磨，在中國只待了三個星期。凱瑟琳不久以後也調職離開。她們都被診斷為「外傷性腦損傷」。駐廣州領事館總共有十六名外交人員出現症狀，但大多數都沒被確認為典型案例。也許是因為症狀變化太多，多到「哈瓦那症候群」這個分類已無法吸納。

我看過很多病人難以接受心身症或功能性疾病的概念，一口咬定他們的病另有解釋（病毒、毒素，或是某種還沒發現的疾病），絲毫不願動搖。在找不到更好的答案或治療的時候，我總是懇求他們至少做一件事——考慮一下功能性疾病的診斷，給它一次公平的機會。功能性疾病是可以治療的，接受它的唯一傷害是可能招來閒言閒語。可是對很多人來說，被人指指點點的代價太過高昂。他們寧可拒絕功能性疾病的診斷，回去尋找屬於他們的「聲波武器」。有的人就這樣找了一生。凱瑟琳的母親在一次訪問中說，她相信她和女兒的「腦損傷」是永久的。換句話說，她們的餘生恐怕都被某種沒人能夠證明的武器或攻擊毀了。被問到有沒有可能是心身症的時候，凱瑟琳的母親說：「這種事你裝不出來的。」

# CHAPTER 6 信任問題 A Question of Trust

偏見（prejudice）：不經思考、理由薄弱、沒有知識依據的非理性看法。

計程車使盡力氣爬到山頂的時候，我看見一大群人在棚子底下坐成半圓形。瓦楞板遮陽棚是臨時搭建的，幾根柱子直接插進塵土飛揚的泥土地。大多數人穿著陳舊的T恤和短褲，幾個人戴著草帽，也有人穿著牛仔靴。他們大多兩兩並坐，有幾個人獨坐，還有一組是三個人。雞就在他們腳邊來回啄食，旁邊的籬笆拴了一頭上了鞍的驢子。每個人都沉著一張臉，連車子開到他們身旁都沒人轉過頭來看我們一眼。

這裡是哥倫比亞的拉康索納，位在瑪利亞山脈的中心地帶，離風景如畫的觀光勝地卡塔赫納大約三小時車程。拉康索納沒有遊客，不是因為這裡不美。這裡很美。棚子背後就是一座山脊，山脊後面是鬱鬱蔥蔥的山峰和山谷，綿延數英里。換在另一個沒有血腥過往的國家，這裡一定是週末出遊和戶外踏青的好去處。然而，拉康索納有一段甩不開的沉重歷史。

這裡從二〇一四年就開始爆發健康危機，迄今仍未結束。我來這裡是為了見幾名發過病的女孩，有人說她們是集體歇斯底里症。和那群美國外交官一樣，她們十分抗拒這個標籤，可是，她們沒有強大的政治機器為她們發聲。坐在計程車副駕駛座的是卡洛斯，一名精壯結實的中年農夫，他的女兒也發病過。在我停留埃爾卡門的這段時間，他會陪我出入各種場合。埃爾卡門是這裡最大的城鎮，帶有殖民地風格，雖然街上還是很熱鬧，但看得出來已風光不再。同行的還有擔任口譯的卡塔琳娜。她和陪我走訪哈薩克的荻娜菈一樣，也是記者。她在哥倫比亞土生土長，能說好幾種語言，我這一趟大大小小的事情都由她幫忙安排，她也為我聯絡上愛瑞卡・賈西亞，再由愛瑞卡幫我們和幾個病人家庭牽線。愛瑞卡是埃爾卡門本地人，參與不少社會和政治運動，也為這些女孩成立了支持團體，和卡洛斯一起為她們爭取權益。這次山頂聚會是卡洛斯安排的，但他沒和我們多說。看到這麼多人面帶慍色，卡塔琳娜似乎和我一樣驚訝。

我在哥倫比亞其實才待了幾天，可是在到拉康索納之前，我已經和幾個在埃爾卡門的家庭談過了。那幾天，愛瑞卡便希望我能去偏遠村落看看，因為那裡的人沒辦法負擔進城一趟。我很樂意，但我以為是像在埃爾卡門一樣，一家一家登門拜訪，和每個女孩分別談談。然而，眼前坐成半圓形的這群人更像是等著拷問我。

卡洛斯下車和他們打招呼，留我和卡塔琳娜一頭霧水在車上。車子猛然減速，抖了一下。

「現在是什麼狀況？」我問卡塔琳娜。

「下去看看吧。」她說。

我們戰戰兢兢下車，走向他們，但沒人起身，也沒人和我們打招呼。旁邊的農舍倒是有人好奇地打量我們，敢湊近一點看的只有小孩和動物。連我們走到他們身邊了，卡洛斯也沒引介我們。我完全沒有頭緒，也不曉得這裡由誰領頭，只好擠出笑容，一個一個和這些困惑的人握手、報上名字、自我介紹。他們大多三、四十歲，兩個比較年輕的女孩子二十歲上下，我猜她們是自己生過這種病，其他人肯定都是父母。我像個怪人一樣和大家握過一圈手，和卡塔琳娜坐到面向他們的兩張白色塑膠椅上。

來這裡之前，我已經和幾名生過病的女孩談過，記錄她們的病歷，聽她們親自敘述暈倒和抽搐的經驗。拉康索納這次不一樣，我不能直接和那些女孩談。面對一大群悶不吭聲的家長，我不知道怎麼開始。一位面露不悅之色的紅衫男士為我解了圍，他對卡塔琳娜說話，再由她翻譯。雞鳴、狗吠、摩托車的聲音非常吵，我得把耳朵湊過去才聽得見。

「你們遲到了兩個小時，我們就在這裡乾等，有些人已經走了。我們忍受這些快六年了，自己都不知道還想不想見你們，反正沒一個信得過的。也許我們現在根本不想和你們談了。」他說。

他說話帶著威嚴。其他人繼續沉默，似乎挺高興他代表大家發言。他在這群人裡是比較年長的一位，穿了一條本來應該滿好看的西裝褲，但現在多處都磨損褪色了。他的身邊是一名年輕女子，我猜是他女兒。

一問之下，才知道卡洛斯和他們約好了時間，可是沒告訴我和卡塔琳娜，像是這不是什麼我們需要知道的事。我們這幾天住在埃爾卡門裡的一間陽春旅館，那裡沒有餐廳，所以卡洛斯帶我們去附近超市的咖啡攤吃東西，我們很多餐都在那裡解決。短短幾天，我們已經愛上新的晨間儀式：從他們擺出來的油炸點心裡挑一個奇怪的吃。那天早上，當我們再次坐在超市裡喝咖啡吃布奴耶羅（buñuelos，一種油炸起司餅），我注意到卡洛斯在踱步，但直到現在人都到了山上，我才知道他當時為何不安。這個老實人大概不好意思說一早就有這場活動，早餐還是別吃了吧。

卡洛斯的女兒情況比多數人嚴重。我已經知道，哪怕只是稍微點到他女兒的問題可能是歇斯底里症，他都十分不快。可是在我詢問病人家屬心理方面的問題時，他還是耐著情緒不插話。他的教養不容許他當著別人的面反駁我，也不容許他催促我趕快把早餐吃完。於是，我完全不知道有一群人忍著炎熱擠在棚子底下等我。難怪他們看起來這麼不悅。

紅衫男士講話非常快，快到卡塔琳娜無法逐句翻譯，所以她總結重點給我。「他在考慮要不要讓大家繼續和妳談。」她小聲說。

看著這群心情不悅、面無表情的人，我不想勉強他們。此刻，我真正想做的是趕快上車，疾駛離去。

我小聲對卡塔琳娜說：「如果他們不想和我談就算了，拜託別勉強他們。我可以先離開五分鐘，讓他們自己討論一下想怎麼做。」我想了一下又說：「不過，我留在這裡其實也沒差。他們不用客氣，有什麼不痛快但說無妨。反正我西班牙文很爛，一個字也聽不懂。」

我不曉得卡塔琳娜是怎麼翻譯的，但一些人開始笑，感覺氣氛沒那麼僵了。紅衫男士再次開口說了一串話。

「他們願意和妳談。」卡塔琳娜對我說：「他們氣的是從來沒人告訴過他們什麼，他們什麼幫助也沒得到，而且他們的孩子病了。」

我向他點頭致謝。接著，他不再對著卡塔琳娜說話了，他側過頭對我說：「我們這些做父母的需要精神科醫生。我們壓力太大了。政府根本不甩我們。我們像是活在惡夢裡一樣，撐不下去了。」

❖ ❖ ❖

埃爾卡門那些女孩的事要從二〇一四年說起。當時一群中學女孩突然虛脫，有的暈倒在地，有的還出現抽搐症狀。一開始是一個班級的女孩如此，不料情況一發不可收拾，一天之內，其他班級的女孩也出現同樣的症狀。學校趕忙打電話給家長，請他們來學校接孩子。於是，一大群家長匆忙趕來，把這些抽搐或失去意識的女孩一個個抬上卡車、抱進汽車、搬上機車後座，浩浩蕩蕩送進醫院。醫院裡裡外外的地板上都躺滿穿著制服的女孩。這件事離奇到上了新聞，影片拍到救護車和汽車急著穿過人群，給已經混亂的場面又添上幾名受害者。

我第一次聽到這件事是二〇一六年，當時我受邀在哥倫比亞的一場慶典上演講，有聽眾問我怎麼看埃爾卡門那些女孩的事。談到集體歇斯底里症急性發作，人們總會聯想到一些典型敘事，而敘事裡總是有女孩出現抽搐症狀。往往是一、二個女孩先暈倒，導致其他人因為恐懼、換氣過度或預期心理而跟著虛脫。由於這種現象通常不會超過一天，所以聽到埃爾卡門仍頻頻有人發作（當時事發已兩年），我相當驚訝。我沒辦法回答那名聽眾的問題。這種情況很古怪，我同意。

三年後（也就是第一個女孩昏倒五年後），我得知埃爾卡門的怪病不但沒有停止，反而持續變化：新的人，新的症狀。根據推估，到二〇一九年為止，十二萬人口中已有高達一千名女孩發病。這現象已經從一所學校擴散到其他學校，對埃爾卡門的醫療和社會造成嚴重衝擊，而且沒有結束的跡象。別的地方多半沒多久就好了，為什麼這裡一直沒好？

芙烈達是我見到的第一個女孩。見面之前，我只知道她屬於比較幸運的一群。她恢復到能上大學，而許多人沒有。她今年十九歲，因為生病的關係晚了一年上大學。雖然她已經搬到沿海城市巴蘭吉亞，但她很體貼，願意回埃爾卡門一趟和我見面，她的母親珍妮也會一起來。和她談話之前，我對埃爾卡門的事並不清楚，但她很快便開始為我解惑。

我們約在埃爾卡門市中心的一家餐廳碰面。餐廳是卡洛斯選的，裡頭很安靜，桌子鋪的鮭魚色桌布邊緣有些磨損，椅子是簡單的塑膠椅。等待芙烈達和她母親來的時間，我和卡塔琳娜一起吃了晚餐。卡洛斯從來不和我們一起吃。在埃爾卡門的這段時間，除非我進了旅館房門，否則卡洛斯總是寸步不離守著。但因為他沉默寡言，我常常忘了他的存在。

等待芙烈達的時候，他在一旁不時喝個幾口水，一邊留意我的情況。餐廳裡只有我們一組客人。每次有人開門，我總探頭看看是不是芙烈達，但大多數時候只是服務生。她們來得比我預期得晚。看到珍妮一個人進門，我不禁擔心芙烈達臨時變卦。

「她到了。」珍妮要我安心。

芙烈達在門外清她的球鞋。來餐廳的路上鞋子弄髒了，她非把每一塊髒汙都擦乾淨不可。幾分鐘後，她穿著一雙白閃閃的球鞋進門。她讓我想起我姪女，那孩子也很在乎她的球鞋，怎麼刷都覺得不夠乾淨。我知道芙烈達之前病得很重，所以看到她氣色紅潤，而且在意的事和同齡少女一樣，我鬆了一大口氣。她高䠷纖瘦，皮膚富有光澤，一頭黑髮閃亮動人。

我們簡單自我介紹了一下。令我意外的是，芙烈達還沒坐定，卡塔琳娜就把我吃剩的晚餐往她的方向推。我問珍妮要不要幫她們點些東西吃，她說不用。與此同時，芙烈達笑吟吟地接過我的盤子，開始狼吞虎嚥。看她的舉手投足和吃東西的樣子，完全想不到她不久以前生了一場大病。我很驚訝芙烈達和卡塔琳娜這麼快就打成一片，對於哥倫比亞文化，我顯然還有很多東西得學。

芙烈達的注意力再次被帶走，擦完球鞋，現在要吃東西。我和她母親聊了起來，一開始是聊下雨、交通、城市等等的瑣事，芙烈達似乎沒在聽。後來我一度太快探詢私人問題，珍妮馬上糾正我的魯莽：「還不到時候。」等到芙烈達掃光她的盤子，珍妮也結束對我的考核，我們才開始談二〇一四年的事。才進入話題，珍妮就哭著說他們前五年的日子過得非常辛苦，她有兩個女兒發病。

「我以為我會看到兩個女兒死在地上。那些報紙和醫生奪走了我女兒的尊嚴，說她們是瘋子。」她說。

二〇一五年，哥倫比亞國家衛生研究院公布了一份詳細的流行病研究結果，指出這場病屬「集體心因性疾病」，大規模歇斯底里症的現代說法。這個標籤對病人全家傷害很大——每一位家長都這麼對我說。

「這實在令人難過。」我邊說邊側頭看看芙烈達，但她的心情似乎完全不受影響。事實上，在我和她母親說話的時候，她一直興致勃勃地看著我。「可不可以請芙烈達用自己的話談談她的事呢？」我問珍妮。

這將是此行訪談的一大特點：我必須請家長讓女兒自己說故事。聽到這樣的請求，家長其實都很樂意讓孩子發言，但他們一開始不會想到要這樣做。珍妮應我之請，讓芙烈達自己和我談。芙烈達把盤子推開，看我的眼神甚至比剛才更專注。

「妳是哪一國人？」她一下子改變話題。

我告訴她以後，也請她幫我寫下她的全名。沒想到她的本名不是芙烈達——而是芙烈妮雅。但她比較喜歡芙烈達這個名字，所以要大家這樣稱呼她。

「因為芙烈達．卡蘿[14]的關係。」她頓了一下又說：「我愛死她。」

芙烈達．卡蘿是她的偶像。這個名字剛好很適合她，因為畫畫對她的恢復幫助很大。

「妳知道這場病是從哪裡開始的嗎？從哪間學校？」我問，心理好奇她認不認識零號病人？

「從我學校開始的。從我姊那班，她們班的教室剛好在我隔壁。」芙烈達說。

在接下來的幾場訪談中，其他女孩還會點出其他學校。不論是類似這種與爆發點有關的敘事，還是症狀本身，通常都會隨著病症散播而出現變化。了解口耳相傳的各種故事版本非常重要，就算只是謠言也不可忽視，因為它們就和聲波武器論一樣，是帶動這整個現象的驅力。人的記憶很微妙，故事會在敘述和重述中發生變化，這個過程很多人都有份。我必須接受他們告訴我的事未必精準，但他們的確忠實陳述了自己的經驗，因為這正是我要挖掘的——對他們內心感受的精準描繪。推動這些事件的是這些女孩和她們家人的個人經驗，即使他們訴說的經過嚴格來說並不真確。

那是一年之中極熱的時節，芙烈達記得那陣子非常熱，很多女孩都說身體不太對勁。她的學校是男女合校，但女孩人數多過男孩。她姊姊班上的窗戶沒辦法好好打開，所以有時候熱得受不了。加上一班五十個學生，教室經常變成悶熱的密閉空間。

那天下午又濕又黏，非常不舒服。芙烈達班上突然聽見隔壁一陣喧嘩，他們望向走廊，驚訝地看到幾個女孩被抬出教室。芙烈達稍後聽說最早是一個女孩說她呼吸困難，情況愈來愈差，最後暈了過去。差不多在當下，又有十五個女孩跟著暈過去。後續處理讓整個學校陷入混亂，上課中斷，學生湧到走廊，家長和救護車趕來學校，把女孩集體送醫。這種現象很快散播到其他班級，據芙烈達估計，光是第一天就至少五十個女孩暈倒。

「妳看到她們發作的樣子嗎？」我問她。

她說那些女孩打顫、發抖，緊閉眼睛躺在地上。她還記得有個女孩嘴巴扭曲，臉側到一邊。

「有些人沒倒下，是坐著發抖，但還是能說話。」芙烈達對我說。

她讓我看一段我其實已經看過的影片，是一家電視台錄的。影片裡是年輕女子虛脫的

14 Frida Kahlo，墨西哥畫家，電影《揮灑烈愛》（*Frida*）主人翁。

各個階段：有的人怔怔躺著，一臉蒼白；有的人弓著背；有的人身體扭曲；有的人全身顫抖；還有幾個被家中的男性親屬或班上的男孩架住。毫無疑問，這顯然是解離型癲癇。

「妳沒有昏倒？」我問。

「發病有兩種形式。有的人會痙攣[15]，有的人不會。」芙烈達說。

芙烈達形容第一天是「災難日」，每個女孩都痙攣。第一個星期結束時已有一百多個女孩發病，而且她們已經不只是痙攣，還出現視力模糊、頭暈、呼吸困難、頭痛、胸痛等諸多症狀，有的女孩甚至發生皮膚乾澀、掉髮等較隱性的問題。新的案例仍會抽搐，但已非每個都會。

芙烈達沒有痙攣。她對我詳細描述了她的症狀，其中很多是暫時性的，也不特定。她出現消化問題、膝蓋疼痛、視力模糊、體重下降、皮膚問題，每種都是緩緩出現，緩緩消失。情況最糟時她連上學都有困難，但大多數時候她堅持去學校。雖然醫生沒有做出特定診斷，卻為她開了各式各樣的藥。

「我沒有全部服下。」她告訴我。

我問了一下哥倫比亞的醫療制度，才知道它是靠保險體系運作的。大多數人要繳保險費，只有低收入或無收入者免繳。不同保險公司提供不同等級的醫療照顧。保險公司開設自己的醫院，許多醫生為特定的保險業者工作。據珍妮說，她認識的大多數女孩都接受了相當詳盡的檢查，包括血液檢查、腦部掃描、腦電圖等等。發現這些檢查全部正常之後，醫院進一步為她們篩檢重金屬中毒和罕見疾病——還是全部正常。

說起醫療評估的時候，芙烈達似乎並不在意做了這麼多檢查，但她顯然認為結果有問題。

「他們光做檢查，卻沒告訴我們檢查結果。而且他們對每個女孩做的檢查不一樣，好像沒有計畫，只是亂槍打鳥。有時候一批血檢出來，每個女孩的結果都一模一樣。哪有這種事？」

這個話題讓一直保持沉默的卡洛斯也忍不住插話：「政府花了七億披索做研究，卻沒把結果全告訴我們。」

他批評國家衛生研究院怠忽職守，最終報告沒有列出所有數據。芙烈達、卡洛斯、珍妮都認為有些資訊沒公布，他們在意的問題沒有被認真看待，言談之間充滿不信任感。

「紅十字會來過，可是政府叫他們走。」珍妮對我說。

15 痙攣是陣發性腦部神經元放電所造成的急遽而不自主的肌肉收縮。慢性的痙攣異常，且合併有反覆發作，才稱為癲癇。但報導和文獻時將二詞互用，本書則因內容上有釐清需要，將二者區隔使用。

我覺得應該不太可能，但這個謠言正好說明家屬、保險公司和其他權威機構之間多麼缺乏互信。這種輿論風向剛好和哈瓦那症候群相反，在那個事件裡，民眾對醫療專業人員和政治人物的話幾乎照單全收。

「到頭來，我們已經分不清什麼是真的、什麼是假的。他們說孩子會生病是因為父親的工作接觸到重金屬，如果是這樣，為什麼不是父親生病？」珍妮說。

「妳說得對。」我同意。

他們給珍妮和芙烈達的解釋很多都說不通，每次回應都只讓家屬更加失望。不過，讓家屬真正感到憤怒的是哥倫比亞總統的發言——他公開說埃爾卡門爆發的是集體心因性疾病。

「路上的人居然當面喊我們女兒『瘋子』。」

家屬難以接受這樣的標籤，也認為孩子的醫療照顧品質因為這個診斷而下降。急診室對痙攣發作的女孩不再立刻處理，反而把她們送到特別觀察室。身為治療解離型癲癇的醫生，我聽到這裡時其實心裡很掙扎，因為對於這種類型的病症，採取避免過度檢查和投藥的保守療法是對的。不過原因一定要對家屬充分說明，否則很容易被當成怠職。珍妮他們顯然認為保守療法不夠，但我旁敲側擊，還是無法得知醫病互信是從什麼時候開始瓦解的。

「就算我去看醫生，他們也只會開乙醯胺酚[16]給我。」芙烈達對我說。

「這裡的醫生超喜歡開這種藥。」卡塔琳娜趁翻譯時為我補充：「什麼病都開這個。」

「他們提出過比較合理的診斷嗎？」我問芙烈達。

「沒有。」她搖搖頭。

「妳現在感覺怎麼樣。」我問。

「還不錯，但我知道不會好的，畢竟它還在我身體裡。」她說。

這句話讓我心裡發毛。但接下來幾天，我會發現這句話精準總結了這些女孩對自身健康的感受——在我看來，這也說明了她們為什麼一直沒有好轉。她們似乎已經習慣預期自己健康不佳。

「如果妳現在覺得還不錯，也許就是好了。」我帶著鼓勵反駁她。

「我現在得搭公車上學。公車到我這站時總是已經很擠，我從來沒有座位，得一路站到學校。車程很遠。到學校時我總是覺得頭暈，有時還想吐。」

她太提心吊膽，好像已經緊張到無法信任自己的身體。對我來說，擠在悶熱的公車裡

16 一種市面常見的輕中度止痛藥成分。

一段時間，感到頭暈很正常，可是她看得很嚴重。我想，她之所以這麼懷疑自己的康復，或許原因正是她過度關注「白噪音」了。

芙烈達沒有進一步出現痙攣，但她的姊姊有——她在「災難日」那天暈倒。芙烈達和珍妮談起第一天就醫的經驗：急診室不夠大，沒辦法容納同時蜂擁而來的病患。現場擠到連地板都沒有安置病人的空間，一些女孩雖然仍在抽搐，還是只能由父母抱在懷裡。

學校在出事之後關閉三天，復課後一些家長還是不願意讓孩子回學校。雖然最嚴重的階段已經過了，但人們心有餘悸，而且發病的情況沒有停止。新的受害者持續出現，一開始發病的女孩恢復了，當地的其他學校又跟著爆發。

在我看來，最早的那個班級之所以會集體發病，很可能是因為教室悶不通風。女孩在這種環境裡暈倒不令人意外，也可能觸發旁人出現一樣的症狀。更令我好奇的問題是：是什麼因素讓這場病持續了那麼多年？

「妳覺得為什麼會發生這種事？」我問芙烈達。

「是因為HPV疫苗。」她說得篤定。

就是它了。在我接下來的幾場訪談裡，這個主題會一再出現，影響對話走向，有時甚至反客為主。它是掀起這場風暴、也讓事件一直沒法結束的病媒。埃爾卡門的居民相信是

HPV疫苗害這些女孩生病。芙烈達說她知道身體裡還有這種病時，她指的是疫苗。她認為自己身體裡有毒。看到人們這麼容易把病症歸咎於某種邪惡力量（例如克拉斯諾哥斯科的毒物、古巴的聲波武器），著實令我詫異。陰謀論比生活常態更令人信服，病症的外在肇因比心理機制更具吸引力。認定病症有明確的單一解釋，比正視種種未知所構成的混亂更令人安心。

「妳們是什麼時候接種的？」

孩童因為接種疫苗或抽血檢查而暈倒的情況很常見。疼痛刺激或突然的驚嚇會啟動自律神經系統，有時會造成血壓驟降，導致昏倒，稱作反射性缺氧暈厥（reflex anoxic syncope）。這是直接的生理反應，並不代表有潛在疾病，和心理創傷也沒有關連。

「我們發病前一個月打了第二劑。」芙烈達對我說。

好吧，不是反射性缺氧暈厥。

「妳姊姊那班呢？」

「也是前一個月。」

「了解。」

我問珍妮和卡洛斯是不是也認為HPV疫苗和這場病有關。他們說事實就是如此，疫苗害他們的孩子生病。

「可是，幾個星期前打的疫苗，怎麼可能隔了這麼久才讓這麼多人暈倒，而且還同一天？」我掩不住驚訝：「一定是當天的什麼事造成的吧？」

回憶偏差讓我們以為發生時間相近的事彼此關連，但時間相近不必然有因果關係。如果想主張聲音會造成腦傷，必須能在生理學上言之成理。同樣地，如果要將集體痙攣怪罪於疫苗，必須能證明疫苗會造成這種臨床症狀。

「有人告訴我們全世界都發生過這種事。日本發生過，義大利也發生過。」卡洛斯說。這個資訊是從哪裡來的？災難日和HPV疫苗一開始怎麼連結起來的？為什麼芙烈達要怪疫苗？

「我打的那批疫苗有問題。送疫苗來這裡的人喝醉了。他騎機車送來，但送來以後就不管了，沒讓疫苗保持低溫。」她說。

她說連負責注射的護理師都粗枝大葉，沒戴手套也沒戴口罩，注射之間也沒關上冷藏櫃。女孩個個手臂瘀青，有的第二天還腫起來。

不過，這些都是第一個學生發病幾個星期前的事。除此之外，我也無法放過另一個事實：女孩是接二連三暈倒的，彼此才相隔幾分鐘。芙烈達的說法不能解釋這現象。

「聽起來疫苗接種計畫沒安排好。」我說。

「連家長同不同意都沒問。」珍妮說。

「這樣做的確不對，難怪你們不放心。可是，你們認為為什麼五十個女孩會同時痙攣？」他們一臉茫然，但我覺得釐清這點很重要，所以又推了一把：「比方一群人在同一天接觸到流感病毒，他們應該會在不同時間發病，而且嚴重程度也不一。可是，這些女孩是同時發病。你們認為是為什麼？」

最後，回答問題的是芙烈達：「教室裡的氣氛很恐怖。你眼見別人暈倒，你會覺得自己也要暈倒了。就是這樣傳開的。」

我看看珍妮和卡洛斯，觀察他們對此有何反應。他們面無表情。於是，我重複芙烈達的話：「所以，她們是看到別人暈倒太害怕，所以也跟著暈倒，對吧？」

芙烈達點頭同意：「我看到別人暈倒時很害怕。」

我再次轉頭看看珍妮和卡洛斯，希望他們把芙烈達話裡的智慧聽進去。可是沒有。卡洛斯反倒把話題帶往另一個方向，他說有位人類學家艾雷拉博士已經確認過了，說這場病就是HPV疫苗引起的，世界各地已經有好多女孩被這種疫苗害死。卡洛斯一路上話很少，只有少數幾個話題能引起他的談興，HPV疫苗和艾雷拉博士就是其二。

「HPV疫苗沒害死人，這不是事實。」我搖頭說，但看得出來珍妮和卡洛斯都不以為然。我問他們從哪裡得到這個資訊，這才知道艾雷拉博士是散播這種說法的關鍵人物。艾雷拉博士是長居美國的哥倫比亞僑民，他一聽見病症爆發就來到城裡。我不曉得「接種疫苗貽害無窮」的說法是不是他帶進來的，但他顯然大力宣傳過這個概念。我想知道這位如此受到信賴的人類學家在哪裡服務，沒人知道。

「我不太確定卡洛斯有沒有弄清楚：艾雷拉博士的『Doctor』頭銜不是『醫生』。」卡塔琳娜悄悄對我說。

「他們好像很信任他。」

「卡洛斯一直說他是這裡的救星。」

一個月前接種的疫苗，可能讓一大群人在同一天集體爆發痙攣嗎？我只能說沒有這種病理機制。HPV疫苗和癲癇之間沒有關連，就算有，我在影片裡看到的癲癇顯然是解離型癲癇，不可能是腦部疾病造成的。但我畢竟和這些受訪者及艾雷拉博士都不熟，我決定不在這個話題上繼續挑戰他們。我把話題拉回去，設法了解這群女孩的經驗。

「芙烈達，妳是怎麼好轉的？」我問。雖然她還沒完全恢復，但她的確一直有進步。讓芙烈達開始好轉是另一位訪客。芙烈達說她叫米拉，在無國界醫生組織工作。「她為我們辦工作坊。她也讓我們畫畫，教我們怎麼控制呼吸，告訴我們飲食上要注意什麼，她還帶我們做放鬆練習。」

米拉的療癒活動（尤其是畫畫）似乎對芙烈達幫助很大，其他來參加工作坊的女孩也獲益良多。她的工作坊是全天候的，不但供應午餐，她的組織還包下巴士載她們去看病。這種安排很重要，對較為貧困的家庭尤其如此。

「一場工作坊六個女孩。」芙烈達對我說：「不能超過六個，再多又會有人發作。」

三個月後，米拉為了不明的諸多原因必須離開。她在這裡幫助到的女孩不多，但芙烈達說她非回去不可。她認為米拉想把這裡發生的事寫成論文。

「妳剛不是說她為無國界醫生工作？」

「其實我不太確定。」

「你們知道她姓什麼嗎？」

他們不知道。雖然米拉似乎真的幫助到這些女孩，但她和艾雷拉博士一樣，也是個神祕人物。

「女孩從別的地方得到過心理協助嗎？保險公司幫忙了嗎？」我問。

一問之下，我才知道政府其實派過心理師來。他們在同一天帶了五十個女孩過去，結果其中三十個在聚會時一起暈倒，又引起一次軒然大波。那群心理師原本預計停留五天，但第三天就走了。沒人希望他們再來。

在我看來，埃爾卡門的事相當棘手，遠遠超出大多數人的能力。別說那群女孩和她們的家人無法處理，就算醫療團隊出面恐怕也難以應付。儘管哥倫比亞有良好的醫療照顧，可是，短時間內湧入五十個仍在抽搐的女孩，不論在哪一個國家、哪一間小醫院急診室，都不可能應付裕如。我不認為英國醫院遇到同樣的情況不會癱瘓。不過，最讓家屬不滿的不是急診室照顧不周，也不是那群心理師突然走人，而是集體心因性疾病診斷所帶來的衝擊。大眾聽到這個診斷之後有許多閒言閒語，讓這些女孩十分受傷。

「有人說她們該找老公。」珍妮告訴我。

真有十九世紀之風。一百多年前，人們把這種病歸咎於卵巢、歸咎於子宮、歸咎於性事過多、歸咎於性事過少。治療方式從自慰、切除子宮、按摩卵巢、節制性事——或增加性事——五花八門。每當我奢望著這種態度已經消失，總是會發現相反的證據。不只哥倫比亞和南美如此，世界各地或多或少也是如此。

也有人說這些女孩的發病原因是近親通婚，遺傳有問題，基於她們許多人同姓。

「怎麼可能？」珍妮語帶怒意。「如果是近親通婚讓遺傳出了問題，為什麼只有青少女發病呢？」

她說得對，這種說法是胡說八道。對我來說，愈來愈清楚的是他們為什麼這麼排斥集體心因性疾病的診斷——因為這些女孩不斷被套上這個標籤最陳腐、也最具貶意的詮釋和聯想。結果是：現在就算從新的脈絡切入，向他們重新解釋集體心因性疾病的意義，他們也聽不進去，抗拒到底。他們只想狠狠撕爛這個標籤，以及其他根本是羞辱人的解釋：說她們生病是因為玩通靈板、營養不良、吃太多薯條等等。

「吃太多薯條！」珍妮不屑道。

這些女孩被外人冷嘲熱諷，她們的家人深感孤立，也覺得政府當局根本在愚弄他們，於是，他們用自己的常識排除大多數解釋。唯一一個似乎能連結這些女孩的理論是：她們都接種過HPV疫苗。與意有所指的集體心因性疾病相比，這個解釋當然更能讓人接受。加上道聽塗說的「送貨員喝醉酒，讓疫苗暴露於高溫之下」的謠言，疫苗致病說顯得更有說服力。

「可是，不是每個女孩接種的都是那批疫苗。」我一指出這點，艾雷拉博士立刻重新登場。

「他簡直是天主派來的。」卡洛斯雙手交握，宛如祈禱。

艾雷拉博士對此有答案。他把這些女孩的故事帶回美國，在一場醫學研討會上發表。他後來告訴家屬：研討會現場的醫生一看到她們發病的影片，都哭了。他們一致同意這一定是疫苗造成的。

「他們到底是哪種醫生？」我問得有點直——也許太直了一點。一群醫生潸然淚下的畫面實在太奇怪，我掩飾不了驚訝。醫生當然會哭，可是不會是在學術研討會上。卡洛斯不清楚細節，但對我說上YouTube就可以看到艾雷拉博士那場演講。我在埃爾卡門連不上網，只好先把這件事擱著。

我想知道艾雷拉博士（還有米拉）的專業資格和聯絡方式，但顯然沒人知道詳情。我轉而問他們對我的專業背景了解多少。我和這個支持團體聯絡時介紹過自己，也附上我在醫院和出版社的頁面供他們查核身分。在愛瑞卡同意我造訪之前，我也和她（透過卡塔琳娜）詳細談過此行的目的和限制。即使如此，在我當面詢問珍妮、芙烈達、卡洛斯對我了解多少的時候，他們對我的認識還是和艾雷拉博士和米拉一樣少。既然如此，為什麼他們願意對我這麼坦誠呢？也許是因為我是外國人，又是醫生，更重要的或許是：他們渴望能得到幫助，希望世人知道他們所受的苦。

我們談了幾個鐘頭，傍晚即將結束。我們一起在街上走了一段。道別時芙烈達與我擁抱，我試著鼓勵她安心享受康復的生活。

「讓她和她姊姊離家上大學，實在是好難的決定。」走出餐廳的時候，她母親說。她延了一年才讓兩個女兒去巴蘭吉亞，放手讓她們走自己的人生路。

我說：「做得好。妳看她現在多有朝氣，她往前走了。」我想鼓勵她們別太擔心。芙烈達站在我們身旁，一臉笑容，我心中燃起希望。

回到旅館，我靜靜坐著，回想那天和我談過話的每一個人。芙烈達是個聰明有趣的女孩子，趁我問她問題的空檔，她也問了不少關於我的問題，然後興致勃勃地聽我回答。珍妮是個愛操心的母親，對這場劇變餘悸猶存。在捍衛女兒尊嚴的過程中，她的辛酸似乎比兩個女兒還多。卡洛斯這個人不好懂。他大多數時候默不作聲，只是聽我們說話，把所有想法都藏在似笑非笑的表情裡。我知道他的女兒病得比芙烈達嚴重得多，但他顯然不想多談。

對於沒見到面的艾雷拉博士和米拉，我也想了很多。他們到底是什麼人？無法上網立刻搜尋線索的感覺很奇怪。既然這裡只有少數人能上網，懂英文的人又寥寥無幾，也許我寄那些連結讓他們確認我的身分只是多此一舉？我也開始意識到另一件事：埃爾卡門相對孤立，與外界少有往來，這裡的人常常會以表面印象來決定該不該信任一個人。由於哥倫比亞的歷史讓他們猜忌本地有權有勢的人，這個國家的動盪過往又讓外界訪客極少，我在想：是不是因為這樣，造訪這裡的專業人士才這麼容易得到他們的信任？畢竟，我們到目前為止還沒什麼機會搞砸自己的名聲。想到這裡，我對自己這次訪問不禁心生愧意。

❖ ❖ ❖

第二天，我穿上球鞋時啞然失笑，因為我想起芙烈達。前一天聊開之後，我忍不住拿她花那麼多時間清球鞋的事開玩笑，說她對球鞋的標準真高。她馬上回敬說看著吧，我的下一站有泥巴河，到時候就知道誰的標準比較高。她還模仿我笨手笨腳踩過及膝泥濘的樣子，向我保證我接下來幾天清鞋子的時間不會比她少。所以，等我們到了下一站，發現芙烈達誇大了土石流的規模之後，我鬆了一口氣。

這一趟要拜訪的是茱莉葉，我們發病名單上的下一個女孩。她家在埃爾卡門郊外，我們得半途下車爬上山坡。不曉得是因為修路還是下水道正在施工，排水出了問題，路上積了厚厚一層泥，到處坑坑窪窪，又濕又滑。雖然不像芙烈達說的「泥巴河」那麼誇張，我們還是得看準乾的地方一蹬一蹬跳過去（當然，還是不時踩空）。我和卡塔琳娜算是乾乾淨淨到了另一頭，卡洛斯在後面跟得有點狼狽。

茱莉葉和母親耶莉莎在屋外等我們。她家十分陽春，幾乎只是個殼，沒有門也沒有窗。我進了屋子才發現沒有地板，踩的就是裸露的乾燥泥土地，但泥沙已清掃乾淨。牆邊有幾條縫，下雨時一定會進水。後屋的爐子擺了幾只鍋。埃爾卡門市區沒有一間房子比它簡陋。我後來向卡塔琳娜問起這家人的生活環境，她說茱莉葉家有電，應該也一定有洗衣機之類的家電。我們談話的地方有音響和冰箱，但我沒看到插頭插在哪。我還看到一個盛滿水的藍色大桶子，旁邊是一只放滿樹薯的籃子。三張椅子突兀地擺在泥土地上，等我們就座。

茱莉葉十八歲，個子不高，外表看起來比實際年齡小，目前有孕在身，挺個大肚子。她和芙烈達一樣皮膚黝黑，容貌秀麗。哥倫比亞和其他南美國家類似，人民多半混血。奴隸、商人、征服者的湧入為這裡注入多種文化，也為他們的後裔塑造出各種長相。卡塔琳娜出身首都波哥大，膚色和我一樣白。她在英國留學的時候，沒人相信她是哥倫比亞人，因為她長得和他們刻板印象裡的南美人很不一樣。我在埃爾卡門見到的女孩倒是個個黑髮黑瞳、五官精緻，就如歐美文化鍾情的南美女子。她們注意儀表，但往往保持清爽的素顏。

坐定後，茱莉葉開始訴說她的故事。耶莉莎站在女兒身後，一手搭著她的肩膀。這次我同樣請茱莉葉用自己的話敘述整件事。我設法和看診時一樣，盡力洞穿詮釋，直探經驗本身。我也不斷提醒自己：聽完故事之前不要預設診斷。

茱莉葉是國際生態日那天在學校發病的。她的學校和芙烈達的不是同一所，時間也比芙烈達那一波晚了數月。她那天原本就不太舒服，加上天氣炎熱，又在典禮上站了好一段時間，她開始覺得頭暈、站不穩、眼冒金星。突然，她眼前一黑，倒在地上。但她很快醒了過來，也沒有抽搐。她的描述與昏厥完全相符。

茱莉葉的暈倒沒有引起恐慌，她的朋友處理得很好。他們送她回家，她似乎也好了起來。但三天後她覺得胸悶，再次暈倒。此後，她時不時就暈倒在地，形態也開始改變。

一天早上，她在教堂失去意識。「我覺得非常非常累。我知道自己快暈倒了。但我也知道，出現這種感覺的時候只要鎮定下來，有時就不會真的暈倒。那天我想閉上眼睛靜下來，但沒用。周圍又是一黑，我醒來時已經倒在地上。」

別人說她當時抽搐起來，接著突然不動，像是睡著了一樣。醒來的時候，她淚流滿面。解離型癲癇的病人發作時常會哭泣。雖然哭泣是悲傷的常見反應，但茱莉葉和柳波芙一樣，沒辦法把這個身體反應和情緒連在一起。

「發作有模式可循嗎？」我問。

她想了一下，說：「我想太多的時候會發作。」

雖然很多女孩指出她們的症狀和焦慮有關，但她們往往會另外尋找別的解釋，忽略這個觀察的重要性。茱莉葉也不例外，儘管她意識到自己的想法和症狀密切相關，她還是和芙烈達一樣堅持問題出在疫苗，自己體內一定有毒素。疫苗的敘事牢牢扣著這座城市，遮蔽其餘一切可能性。

茱莉葉的父母都工作，然而他們依舊貧困，因而有國營保險基金提供免費醫療照顧。茱莉葉生病時做了一連串檢查（包括腦部掃描、腦電圖、血液檢查、心臟檢查），結果全部正常。最後，她被轉介給一名心理師。據茱莉葉說，心理師的提問大多集中在家中的養育方式上。這讓她覺得家人受到責難，也隱隱感到有人認為她的症狀是裝出來的。

茱莉葉對我談到這些感覺的時候，她的母親開始啜泣，說：「我們這些當父母的才該看心理醫生。」

我見到的每一位父母幾乎都這樣想。這個現象讓我非常好奇——為什麼每個父母都認為自己需要心理協助，卻堅決否認自己的女兒也需要同樣的協助？他們好像無法接受孩子也有自己的情緒世界，至少和成人一樣脆弱。

我正要繼續問耶莉莎問題，卻看見一個模樣害羞的女孩進門，一隻雞大搖大擺地跟著進屋。耶莉莎說她是茱莉葉的妹妹寶菈，她也發病了。

「妳也會痙攣嗎？」我問她。

她母親代她回答：「她經痛嚴重，經血過多。」

我拿芙烈達和茱莉葉提過的症狀問她：妳會頭暈嗎？視力模糊？疲倦？關節疼痛？昏厥？這些症狀寶莅都沒有，她只有經痛和經血過多。

「聽起來和別的女孩不太一樣。」我大著膽子說。

「我知道月經來的時候是什麼樣子，她的情況不正常。我很擔心。」她母親對我說。

我告訴她我認為寶莅的經痛可能有別的原因——可能只是比別人嚴重一點，但還在正常範圍；也可能是婦科問題造成的。

「可是她也打過疫苗。」她母親反駁。

接著又是我聽過的那則故事：送疫苗的人喝醉了，打破了運送的冷鏈。她說她信不過保險公司、信不過政府，也信不過他們看的那些醫生。她相信本地的醫生一定知道疫苗出了問題，只是被下令封口。我問她為什麼這麼確定是這樣，她又把卡洛斯說HPV疫苗害死人的事重述一次。我試著告訴她這個傳言是錯的，結果她開始哭。我覺得自己像個壞人。

「一位醫生甚至硬說我兩個女兒沒打疫苗，她們明明就打過。」耶莉莎說。

她不知道誰可以信任，也覺得保險公司總是在敷衍。他們原本答應把茱莉葉轉介給另一個醫生，卻一直沒有下文；寶菈則連醫生都沒看到過。她們覺得被扔下不管。身邊有這麼多「疫苗有毒」、「官方報告造假」的耳語，耶莉莎為女兒如此心焦並不令人意外。

我很確定茱莉葉昏厥了，而其中幾次是解離型癲癇，甚至是恐慌發作。從她的敘述來看，該做的檢查都做了，醫生對她的診斷也是正確的。然而，由於大家對這個診斷充滿偏見，她的生活反而因為得到診斷而四分五裂。問題固然可能出於新聞報導的方式，但也可能是因為心身症向來名聲不佳。世界各地都出現過類似的狀況，每個治療解離型癲癇的醫生也都遇過這種問題，這個診斷承載著數百年的誤解，很難解釋得清。茱莉葉說心理師一再追問她的家境和父母的養育方式，可是這對她來說沒道理——她的生活沒什麼改變，且她有一個幸福的家。

「妳會覺得他們家境不好，是因為妳以英國的標準看。」卡塔琳娜事後對我說：「可是這裡的人都是這樣過日子的。這裡每戶都沒鋪地板，他們認識的每一個人都是住這種房子。」

一再把病因帶往貧窮和潛在的家庭暴力，已經讓許多人感到厭惡。很多人以為解離型癲癇一定與虐待、心理創傷或心理痛苦有關，但這種看法已經過時，而且狹隘——明明全城許多人發病，不只茱莉葉，但那位心理師卻昧於這項事實，執意把焦點放在茱莉葉的家庭和私人生活，最後只是令她反感。從生物－心理－社會光譜來看，造成埃爾卡門這場爆發的主要是社會因素，與個人的關係較小，與團體動力的關係較大。重點在於不受人民信任的政府、千瘡百孔的醫療體系，以及人民與外界的隔絕。鋪天蓋地的謠言讓人很難分辨真相與謊言，無怪乎茱莉葉覺得討論她的家庭一點幫助也沒有。

好消息是茱莉葉已漸漸好轉。她發現克服症狀的方式，也自己練習阻止發作的技巧（例如察覺危險訊號時閉上眼睛，設法讓自己冷靜下來）。不過，雖然這個技巧目前有用，她還是擔心有一天不再奏效。她和芙烈達一樣，害怕病症只是暫時潛伏，以後還會復發。

我們談了一會兒解離型癲癇的事。事實上，光是開誠布公談談發病的方式和原因，三分之一的解離型癲癇患者就能好轉。雖然某些機制（例如預測編碼和病症模版的身體化）會透過預期心理導致失能，但它們是可以治療的。像茱莉葉就找到了阻止發作的辦法，而正面預期可以幫助她保持下去。

訪談進入尾聲，我決定推耶莉莎一把，對她說寶菈的經痛未必是出於相同的病。如果很擔心，可以請保險公司安排家醫科或婦科門診，他們應該能消除她的疑慮。

道別的時候，耶莉莎又開始哭，而且似乎一發不可收拾。「謝謝。以前從來沒人和我女兒談過。」她說。

我對她的致謝於心有愧，因為我知道自己就和聞風而來的記者一樣，採訪完就會一走了之。我謝謝她們撥出時間，再次走上泥濘的山路，知道自己不會再來。

❖ ❖ ❖

之後，我和卡塔琳娜、卡洛斯繼續走訪埃爾卡門和附近的郊區，收集一個又一個故事。每個故事都有新東西，但也有一再重複的主題。這些女孩被說成瘋子、怪人、求關注、愛演戲、沒讀書、太單純、欲求不滿。她們覺得很受傷——先是發病，後來又被說得這麼難聽。這些家庭不論在心理上或財務上都背負著沉重壓力。而且沒人給過他們應有的解釋，說明到底發生了什麼事。

瑪塞拉家中有兩個女兒病了。我們見到她和她的大女兒耶絲米，她們說這場病毀了她們的人生。她們住卡拉可里，埃爾卡門郊外的一座村落。房子混搭粉紅色和綠色，十分美麗。我們坐在屋外花團錦簇的花棚下聊。耶絲米二十歲，剛生完孩子。她有解離型癲癇。她說她也不曉得是什麼緣故，每次發作總哭得不能自已。

奇怪的是，母親瑪塞拉後來也跟著發病了。我問她是什麼原因造成的，她認為是壓力：「我那時覺得撐不下去了——其實現在還是有這種感覺。」

我和平常一樣不上道：「如果妳的病是壓力造成的，妳女兒的病可不可能也是壓力造成的呢？」

「怎麼可能？」瑪塞拉一臉莫名其妙：「小孩子有什麼壓力？」

即使見到耶絲米的眼淚，瑪塞拉還是不願承認女兒不快樂。事實上，他們一家的壓力一定不小。他們原本是小康之家，可是為了支付昂貴的醫療檢查費用，他們頂讓了店鋪，也賣了計程摩托車。現在連搭公車去埃爾卡門的車資都付不起。

「保險公司願意出錢讓我女兒看心理師和物理治療師，可是不給付搭公車去醫院的交通費，所以我們還是去不了。」瑪塞拉說。

瑪塞拉拿出她們多次求診累積的一大疊病歷，他們家的財產全填了這座無底坑（她們的保險只給付其中一部分費用）。我發現她們做的檢查非常詳盡，我在倫敦服務的醫院會做的檢查，這裡統統做了（不同的是在倫敦他們不需自費）。她們母女的診斷都是「非癲癇發作」——解離型癲癇的另一個名稱。

我事後問過卡塔琳娜，為什麼這些家庭的父母毫無例外地，每個都說壓力毀了他們的健康，卻不願承認這對孩子也會造成心理衝擊？

「也許他們覺得自己已經盡力保護孩子，所以她們不可能有壓力吧？」

我們看法一致，他們似乎無法接受女兒已經是成熟獨立的大人。

我這一趟見到的很多女孩早已康復。其中一些雖然不再把那場病放在心上，她們的父母還是十分掛心。瑪裘莉就是如此。和我們見面時，她懶洋洋地歪在搖椅上。

「我有什麼小病小痛絕對不會告訴父母，因為我知道他們會大驚小怪。如果有什麼不舒服，我會自己憋著。」瑪裘莉說。

瑪裘莉剛好也見過米拉，那位幫過芙烈達的神祕人物。瑪裘莉也覺得米拉對她幫助很大。

「這位米拉是什麼人？」我問瑪裘莉的家人，希望能釐清芙烈達沒說清楚的部分。

他們也說不上來，但覺得她應該是心理學家。瑪裘莉的父母也和她不熟，因為她總是讓巴士來載這些女孩，再個別和她們談。

「她是從哪裡來的呢？」我繼續問。

應該是波哥大吧，他們猜想，但不太確定。

「她姓什麼呢？」我不死心。

沒人知道。

我本來希望能見見卡洛斯的女兒，可惜最後還是沒見到。她是埃爾卡門這場悲劇中受創最深的女孩之一。她一開始的症狀出現在身體上，和別人並無二致，但她惡化得非常快，變成嚴重的心理困擾，甚至一度試圖自戕。她被送進精神病院住了十五天，期間差點被另一個病人性侵。卡洛斯告訴我那裡男女老幼全住在同一個病房，他費了好一番氣力才把女兒帶回家。我知道他堅信HPV疫苗是罪魁禍首，一心希望這點得到公認，進而找出解方。

他無法接受這場病是心理因素所致，不時溫和地反駁這種解釋。在我們去看另一名受害女孩蘿莅的途中，他說：「接下來這個女孩的症狀是紅斑性狼瘡。心理因素不可能造成紅斑性狼瘡。」不同意我的看法時，他頂多把話說到這裡。紅斑性狼瘡的確不是心理因素造成的，但它很容易被過度診斷，我懷疑蘿莅也是如此。診斷紅斑性狼瘡的血檢經常出錯或產生假陽性結果，自體抗體檢查也很難解讀。沒有專家協助下，我通常不會做出這個診斷。蘿莅的診斷名符其實嗎？或者她的症狀其實不算嚴重，血檢結果也模稜兩可，只是受到過度詮釋？

蘿莅的家在埃爾卡門市區，裝潢現代，家具齊全，漆成白色。進門的時候，他們一家人已經在她四周坐定。這裡的房子經常一開門就是馬路，一進門就是客廳，而且大門往往整天敞開，好讓空氣流通。這種格局讓客廳變得像是馬路的一部分。我在埃爾卡門閒逛的時候，時常會覺得自己可以直接走大門進到別人家裡。這點和倫敦很不一樣，對我們倫敦人來說，家就是讓你避開外人的地方。

蘿菈也是一個漂亮的黑髮姑娘，看起來容光煥發。我們見面時她二十歲，正在卡塔赫納的大學讀社會傳播，將來想當記者。蘿菈不是第一波發病者，她稍晚才出現症狀，一開始是關節痛。她是個熱愛運動的人，常打排球，所以醫生原本認為是運動過度，要她放棄運動。她很為難，但還是遵照醫囑。然而，她的關節痛總不見好，反而愈來愈嚴重。她也漸漸出現呼吸困難的症狀，有時甚至感到窒息。她變得很怕熱，母親一直開電扇幫她降溫。後來她動不動就發燒和過度換氣，接著是胸口疼痛、掉髮、臉上起疹。最後，她失去意識，開始抽搐。

「妳們看——」蘿菈的母親晶姆拿她情況最嚴重時的照片給我們看。卡塔琳娜和我倒抽一口氣——照片裡的那個女孩沒有頭髮，臉腫得像顆氣球。我根本認不出來照片裡就是坐在我面前的這個女孩。另一張照片裡，她兩頰都是鮮紅色的蝴蝶斑，百分之百是紅斑性狼瘡的特徵。蘿菈遞給我厚厚一疊病歷，我在眾人殷切的目光下翻看這些紀錄：重度腎衰竭。透析。多重器官衰竭。心包膜炎。腦水腫。肋膜積液。重度貧血。

蘿菈差點沒命。毫無疑問，她得的是紅斑性狼瘡。他們花了好幾個月才得到這個診斷，幾乎錯過治療時機。蘿菈的家人自己出錢找私家醫生讓她住院，她一住就住了四個月，期間幾度進出加護病房。看著同一個女孩笑吟吟地坐在我面前、讀到大三、獨立而正常地生活，感覺真像奇蹟。

晶姆是個充滿活力又不屈不撓的女性。為醫藥費散盡家財之後，她向省長陳情，請求協助。省長為蘿菈找了一個新的醫生，還協調保險公司全額給付治療費用。

「哇，他們人真好。」我由衷驚訝。

「少來了。在這個國家，只要有人給你特別待遇，背後一定有鬼。」晶姆說。

我看看卡塔琳娜，希望她能為我解惑。

「她認為省長之所以幫忙解決醫藥費，一定是想掩蓋什麼。」卡塔琳娜說。

我們原本明明在談蘿菈的病，話題卻驟然轉往埃爾卡門的一貫話題：掩蓋事實、貪污腐敗，以及絕對不會漏掉的HPV疫苗。晶姆說他們頻頻遭到羞辱，還一直被冷處理。

「我懂妳的心情，他們的動作真的很慢，但她最後還是得到很好的治療。」我指指手上那本病歷。

「那是因為我為她爭取，不是每個父母都做得到。那些人說這些孩子生錯了地方，因為這裡以前流過太多血，所以她們瘋了。我們問，為什麼只有女孩子受影響呢？他們說暴力透過遺傳留在她們身體裡。」

埃爾卡門地區曾經是是非之地，瑪利亞山脈一帶尤其如此。二〇〇〇年，這裡發生過惡名昭彰的薩拉多大屠殺，主使者是數十年來殺人無數的準軍事團體哥倫比亞聯合自衛軍（AUC）。他們對這個地區最貧窮的一群人發動攻擊，在這裡燒殺擄掠了一個星期，連小孩子都不放過，總共造成四百五十人喪命。

埃爾卡門這些女孩是二〇一四年發病的。大屠殺發生時，她們很多人都還沒有出生，有的只是嬰兒。雖然她們都經歷過慘劇後的那些年，暴力有如她們童年期的背景音樂，可是，哥倫比亞的孩子數十年來都是這樣長大的，他們的父母輩亦然。所以對這些女孩的家人來說，拿過去的暴力當病因毫無道理，沒有證據顯示那場屠殺對她們造成個人創傷，而且這種說法無法解釋為何成群發病。相較之下，最近備受爭議的疫苗嫌疑更大。無論如何，令人欣慰的是和平的確有進展，二〇一二年後，哥倫比亞平靜很多。雖然有跡象顯示和平未必能長久持續，但我在二〇一九年造訪的時候，局勢仍然穩定。

蘿菈的母親告訴我：「他們沒一句好聽的，什麼近親通婚、營養不良、缺乏運動等等。我女兒天天打排球，也吃得很健康。最可惡的是大家都嘲笑我們，有人說她們瘋了，有人說她們根本沒事，而且國內外都有媒體說她們裝病。這些閒言閒語比生病本身還糟。」

「他們還說我們沒讀過書，什麼都不懂。」蘿菈補充。

他們告訴我有的女孩甚至不敢好轉，因為要是好轉，別人會說她們果然不是真的生病。我再次翻看蘿菈的病歷、血檢結果，還有她在加護病房裡接上各種儀器的照片。她當時真的病得不輕。

我鼓起勇氣說出對我來說再明顯不過的事實。「看得出來妳當時非常嚴重。看到妳康復，我真心為妳高興。可是……」我猶豫了一下：「老實說，我認為造成妳狼瘡的不太可能是疫苗。」

「她以前從不生病，但打完疫苗就生病了。對我來說這已經夠清楚了。」她的母親馬上反駁，似乎已經習慣為自己的看法辯護。

「我很高興她好轉了。」我又說了一次。

「這是神的旨意。」晶姆再次忙不迭地接口：「妳知道那些人看到她們去醫院是怎麼說的嗎？『又是個歇斯底里的女人，就是沒有男人上床才這樣。』」

不難理解為什麼這些家庭總是偏好ＨＰＶ疫苗致病說。

❖ ❖ ❖

我這次能順利成行都多虧愛瑞卡。她為這些家庭成立了支持團體，叫「瑪利亞山脈大女性主義者協會」。她堅信這些女孩之所以遭到漠視，一方面是因為她們是女性，另一方面是因為她們無錢無勢。我同意她的看法。

歇斯底里症無可避免與女性議題有關。由於「歇斯底里」（hystera）一詞就是希臘文的「子宮」，女性經常被貼上這個標籤。不過，不只女性會出現功能性疾病或心身症，男性也會。雖然佛洛伊德也治療過男性「歇斯底里症患者」，可是在他的《歇斯底里症研究》裡，他只寫到他的女性患者。同樣地，夏科最為人所知的患者全是女性。雖然把這類疾病描繪成女性專屬是錯的，但為心身症所苦的女性的確比男性多。不只在集體爆發事件中如此，功能性疾病患者的全體人口中，至少三分之二是女性。

有人曾經這樣解釋：女性之所以占心身症人口的多數，是因為醫生更傾向以心理因素「打發」女性，而不去尋找其他的可能。換句話說，這種解釋認為心身症本身不是醫學疾病，而是醫生用以敷衍了事的診斷。我的確聽過類似的事情：一些女病人被醫生視為「小題大作」；一些男醫生輕易將女病人診斷為功能性疾病，對男病人就不會如此。醫界顯然必須正視這些問題，但我認為這裡真正凸顯出性別歧視的是：心身症被當成一種「打發」女病人的診斷。

毋庸置疑，心身症在女性中絕對更為普遍（儘管這個陳述恐帶有偏見）。事實上，我認為醫界之所以忽視心身症，正是因為患者以女性居多。千百年來，女性在社會中的地位始終低落，以致她們的症狀時經常被輕忽或當成小事。這種態度直到今天還是存在。相對於男性，女性偏好的職涯、運動、消遣比較不受尊重，回報也比較低。在一些醫生眼裡，女性的病似乎相對不重要。因為解離型癲癇而就醫的女性被他們當成笑話講，好像她們只不過在浪費醫生的時間。但要是這種病導致中產階級中年男性生活停擺，他們的反應或許就很不一樣。我想說的是：心身症的主要問題，並不是被當成具批判性的標籤貼在女性身上，而是以男性為主的醫界，容易不把這種以女性為主的病症當一回事。

我們不妨比較一下埃爾卡門這些女孩受人議論的方式，以及古巴那群聲波武器受害者被報導的方式。在埃爾卡門，有人說這些女孩欲求不滿，叫她們趕快嫁人；有人說她們成長過程沒有得到妥善照顧；還有人說她們因為暴力事件而心靈受創——可是那場暴力事件發生的時候，她們有些人還沒出生。

再看看古巴的聲波武器受害者。的確，他們生活無虞，並不貧困，而且具有外交官身分，受到相當程度的保護。可是，即使把這些優勢考慮在內，圍繞他們的話題與埃爾卡門的流言蜚語之間的落差之大，還是令人詫異。沒有人對這群外交官提出不得體的問題——他們性生活美滿嗎？他們結婚了嗎？他們有小孩嗎？他們出身單身家庭嗎？他們欠債嗎？他們（或他們的父母）參與過美國任何一場戰爭，並因此心理受創嗎？身為外交官，他們派駐過危險的地方嗎？——這些細節從來沒被提起過，在新聞報導裡沒有，在以他們為研究對象而發表的醫學論文裡也沒有。可是，當時要是有人提出這類問題，一定也會發現這些外交官有許多不足為外人道的壓力。如果他們像埃爾卡門那些女孩一樣被放大檢視，一定也無法全身而退。事實上，沒有人能在那麼嚴苛的檢視下全身而退，畢竟沒有一個人的生活是十全十美的。不過，這些外交官不必承受那些——他們半數是男性，平均年齡四十三歲，中產階級，受過良好教育。於是，他們的婚姻狀態、家庭背景、人生經歷不會被攤在眾人眼前，成為街談巷議的話題。另一方面，既然他們這麼多人是男性，而且全都受過高等教育，有力人士自然願意為他們出面，峻拒一切集體心因性疾病的揣測。他們的性生活和感情狀態從來沒人過問，因為這種話題會隨著性別轉彎。

年輕女性為什麼更容易為心身症所苦？坦白說，沒有人真的知道。雖然原因很多，但我認為她們在社會中長期失聲是其中之一。人們要求女性溫柔、婉約、嫻靜到違反人性的地步，賦予她們的角色不但怪異，甚至根本無法扮演。密斯基托海岸的人希望女孩傳統而保守，她們卻時時被年長的男性情欲化。她們的人生選擇處處受限。每個地方都對年輕女性說她們是平等的，可是在她們試圖行使這份平等時，卻又忙不迭地拉住她們。哥倫比亞在法律上很重視女性得到平等權益，但實際情況常常天差地遠。

造成年輕女性更容易罹患功能性疾病的另一個原因，可能是與壓力、心理、社會都沒有關係的生理因素。隨荷爾蒙週期而頻繁出現的身體變化，製造出年輕女性必須時常解讀的大量白噪音。容易低血壓和暈倒顯然更可能觸發解離型癲癇。當女性所處的醫療體系習於將她們的生理差異當成心理脆弱，而非生物差異，可能使她們在生理上也變得脆弱。一八〇〇年代的女性不時暈倒和昏厥，雖然有時被歸因為心理脆弱，但實際上可能與緊身束腹、缺乏活動、先天性低血壓關係較大。對於經痛、停經和其他女性獨有的醫學問題，人們直到現在還是會以類似的方式妄加論斷。

❖ ❖ ❖

我直到此行的最後一天才見到愛瑞卡，瑪利亞山脈大女性主義者協會的創辦人。安排行程時，我只有透過一連串電子郵件和WhatsApp訊息認識她，但她對自己和這些女孩的確切關係經常語焉不詳。我和卡塔琳娜對她的計畫和身分很好奇，私下有不少猜測，但認為見面時就能揭曉和核實。我原本以為她會陪我拜訪這些家庭，可是我第一天到埃爾卡門時，她寄了一張奇怪的自拍給我——整張臉都埋在被子裡，只露出頭頂。她說她病了，所以請卡洛斯陪我們去。這讓我的好奇和狐疑都更加升高。所以，在她終於開口邀我們登門拜訪的時候，也就是我們在埃爾卡門的最後一天，我才總算放下心中疑慮。

埃爾卡門的街道呈棋盤狀，中間是廣場，上頭有一座宏偉的大教堂。街上相當熱鬧，到處都是人和機車。許多住家門窗大開，看起來通風敞亮，但需要翻修的也不少。愛瑞卡的家不一樣，厚實的木質大門上了重鎖，把整個世界嚴嚴擋在外頭。她的家比我造訪過的任何一家都富麗堂皇，但也有些許斑駁。房間圍繞著綠意盎然的天井，天井角落有水景一處。

愛瑞卡是名個頭嬌小的中年女子。她到門口招呼我和卡塔琳娜，領我們坐上她的真皮沙發。收到那張奇怪的自拍之後，我對和她見面原本有點緊張，幸好進門以後一切正常。事實上，我們之前商量行程的時候一度有點僵。因為她非常在意我會怎麼寫那些女孩，也強烈反對集體歇斯底里症這個標籤，要求我無論如何不可提到這個診斷。我雖然擔心訪談告吹，還是對她說我不可能跳過這個部分。令我意外的是，儘管她對此始終態度保留，最後還是幫我安排了這些會面。現在終於走進她的家，我覺得她其實不難相處，也滿討人喜歡的。我們邊聊邊喝茶吃餅乾，漸漸熟悉彼此。她的先生偶爾像布景一樣默默出現，給植物澆花。這是卡洛斯第一次沒陪在我們身旁。

寒暄結束後，愛瑞卡領我們進她辦公室，在一張堆滿文件和電腦的大木桌後坐下。卡塔琳娜輕輕碰我一下，指指角落的監視器（我後來發現屋裡屋外還有很多支，到處都是）。我們剛剛聊天時已經得知愛瑞卡幾乎足不出戶，因為她批判政府的立場鮮明，擔心自己的人身安全受到威脅。我不禁懷疑她本來就不打算陪我們去見那些女孩，生病只是託詞。但當然，可能是我多心。

進辦公室代表可以談正事了。在此之前，我們一直禮貌地避開相關話題。卡洛斯顯然已經詳細回報我和那些女孩的談話內容，愛瑞卡開門見山提出她的疑慮：她不希望我把那些女孩的問題寫成心因性的，免得她們被人當成精神失常或心理崩潰。可是，我一點也不認為那些女孩的問題出在個人心理狀態，也不認為她們特別脆弱或憂鬱。埃爾卡門的事件是很多人一起造成的，但那些女孩絕不是推手。在我看來，引爆危機的不是她們，化解風暴的也不可能是她們。一場單純的集體暈倒事件之所以會愈演愈烈，變成長期的醫學和社會問題，是因為人們不斷製造恐慌和散布不實資訊。與此同時，對診斷的解釋與理解不足又火上澆油。那些女孩得到的是正確的診斷，可是她們不懂其含意。如果她們堅信自己體內仍有毒素，怎麼可能好得起來？如果她們認為功能性疾病指的就是自己瘋了，怎麼可能接受它是病因？我不認為這些女孩有心理問題。在我看來，解方在她們的父母和埃爾卡門社群，不在她們。

「心因性原因不可能讓一個女孩抽搐五個鐘頭。」愛瑞卡說。

可是這不但可能，而且常見。事實上，癲癇性發作通常時間較短，解離型癲癇反而時間更長。愛瑞卡顯然和很多人一樣，誤以為功能性症狀一定比較輕微，不至於太過嚴重，所以難以接受這群飽受折磨的女孩被診斷為心身症。我不禁心想：要是讓愛瑞卡看看放棄生存症候群的那些孩子——其中一些已經陷入昏迷或僵直數年之久——不曉得她的想法會不會變？

透過卡塔琳娜的翻譯，我和愛瑞卡仔細長談目前對於集體歇斯底里症的新解釋。我同意「集體心因性疾病」這個標籤並不適當，而且有誤導之虞。但儘管有瑕疵，它仍然是正確的診斷。我和她談到功能性症狀的根本性質、發生原因，以及症狀如何透過迴圈效應不斷擴增，以致患者久病難癒。看見愛瑞卡專心聽我說明，不時若有所思地點點頭，我的一顆心總算放下。

「聽妳這樣解釋，我知道妳說『集體心因性疾病』的時候沒有貶意了。」她說。我沒想到她接受得這麼快，畢竟我們商量這趟行程時曾經為此僵持不下。

「我想我們應該讓那些女孩知道這些事，也要和她們的家人談一談。」我趁機建議。

「他們不會懂的。」她說。

「我覺得至少要讓他們有機會了解。」

「我還是希望妳在書裡別說這是集體心因性疾病。」她說。

我剛放下的心又提到嗓子眼。

「不對那些家庭坦白，等於剝奪了那些女孩好轉的機會。」

「要是連總統都不懂，妳的讀者會懂嗎？」她對哥倫比亞總統的發言耿耿於懷。後者曾公開表示埃爾卡門出現的是集體心因性疾病，結果對那些家庭造成更多困擾。「妳看一下這個醫生的東西，我想聽聽妳的看法。」她把桌上的一疊文件推到我面前，接著把電腦螢幕轉到我的方向。那是一位叫璜．古茲曼醫生的網站，上面有一系列與埃爾卡門那些女孩相關的文章，還有幾篇漫談哥倫比亞的其他問題。有的是英文，有的是西班牙文。作者自稱醫生，在哥倫比亞完成訓練，但那個網站是個人網站。他沒有提到自己的專業領域，也沒有提供任何所屬機構或出版品的連結。

「這個醫生在哪裡服務，屬於哪個專科？」我瀏覽著網頁問。

雖然這個問題似乎不難，卡塔琳娜和愛瑞卡卻談了好幾分鐘。最後，卡塔琳娜轉向我做個鬼臉。

「這有點怪，但璜・古茲曼不是他的真名。她也不知道他叫什麼。她說他是哥倫比亞的醫生，但流亡到美國，不透露身分是為了安全。」

我拚命不露出驚愕之色，問卡塔琳娜：「那她怎麼知道他是醫生？」

愛瑞卡的回覆是指指網站，那個看似專業、卻沒有連結到任何學術機構的網站。我開始翻看她給我的那疊文件，裡頭大多是醫療問卷，那些女孩和她們的家人很多人都填了。愛瑞卡說那是璜的研究的一部分，他用這些診斷出那些女孩得了某種罕見自體免疫疾病。他從沒見過她們，但曾和其中幾位視訊過。

「他和她們視訊？她們的父母陪在旁邊吧？」

愛瑞卡不知道。她幫忙安排視訊，但沒有管那麼細。

我仔細點看，才發現那些問卷是標準疼痛量表，要填答者評估自己的疼痛程度，並在圖片上指出疼痛部位。醫學人像通常不會畫出性別外貌，但璜似乎有意讓這些圖片更有個人特色，因為每一張都畫成黑長髮、笑容燦爛、穿及膝白襪和連衣裙的年輕女孩。我從來沒看過醫學問卷使用女學生圖案，不禁一陣雞皮疙瘩。

「妳認識一位艾雷拉博士嗎？」我脫口問。這份問卷讓我馬上想起之前聽過的那兩位研究者。

「我和艾雷拉博士不熟，只和他談過一次話。卡洛斯和他交情不錯。」她對米拉的了解稍微多一點。原來米拉是博士生，在荷蘭做研究。但愛瑞卡不知道她的論文主題，一時也想不起來她的全名和雇主。

愛瑞卡說：「妳說她們的問題是集體心因性疾病，但能不能請妳看看古茲曼醫生的研究，告訴我他說得對不對？」她再次指指瓚的網站。我看到她停下的頁面有好幾個HPV的縮寫。雖然她剛才好像可以接受我們對功能性症狀的討論，但她似乎馬上準備把它扔到一邊，重新擁抱瓚．古茲曼更中聽的診斷。瓚的網站密密麻麻，而且有兩種語言，我說我回去以後再細讀，到時一定給她回覆。

屋外下起熱帶暴雨，雨點打在街上的聲音清晰可聞。我和卡塔琳娜接下來對愛瑞卡說了不少訪談兒童的準備，告訴她應該先對訪談者做哪些審核。我們也談到網路詐騙和網路安全，對她說將來如果有其他研究者來到這裡，我和卡塔琳娜很樂意協助查證身分。我們一談就談了整個下午。愛瑞卡神情專注，不時點頭，就像剛才聽我談功能性疾病時一樣。

我也讓她知道：在我的國家愛爾蘭，以前也有很多人對HPV疫苗心存疑慮。好在有一位子宮頸癌年輕病友蘿菈．布倫南挺身而出，大力倡議，才讓大家接受接種HPV疫苗是安全而必要的。既然埃爾卡門的女性性生活活躍，生育年齡比許多國家低，子宮頸癌的風險會比較高。我想等到看到疫苗接種率下降的後果，到時這些反疫苗人士又會躲到哪裡去。談這些事的時候，愛瑞卡不斷點頭，看起來也很專心。但我到最後還是不知道我們有沒有達成一些共識，或者依舊只是各持己見而已。道別之後，厚重的木門又在我們背後關上。我問卡塔琳娜：「妳覺得她聽進去了嗎？」

「我想有吧。」

路上到處都是雨後積水，我們一蹬一蹬跳回旅館，見識了芙烈達第一晚預告的泥巴河。

❖ ❖ ❖

埃爾卡門的故事尚未寫下終章，從目前的情況看來，結束仍遙遙無期。即使到了二〇一九年，還是有之前從未出現病例的學校爆發流行。

圍坐在瑪利亞山頂遮陽棚下的那群拉康索納鄉親，是我在哥倫比亞見的最後一群人。我沒多久就發現自己誤會了，他們其實不是生氣，而是很擔心孩子，急於得到幫助。和埃爾卡門的病患家屬相比，他們連就醫都有困難。拉康索納景色優美，卻是個窮鄉僻壤。芙烈達、耶絲米和別的女孩還能埋怨埃爾卡門的醫院治療不周，這些鄉親甚至沒有餘力往返醫院。我聽說「拉康索納」的意思是「疲憊女子」，因為你千辛萬苦抵達山頂後就是這種感覺。這裡的學校出事的時候，家長群還得先找人借台機車，才能載孩子下山去埃爾卡門看醫生。他們說發病的女孩有的暈倒、有的抽搐、有的沒辦法走路，還有幾個出現幻覺，雙手對著空氣胡亂揮舞，像是在抓什麼看不見的東西，和克拉斯諾哥斯科那些孩子的情況很像。她們尖叫，像是做了惡夢；她們掐自己的脖子，彷彿想傷害自己。我聽他們說發病的女孩要四個大男人才制得住，不禁想到格里西瘋病和我的病人發作的樣子。

「是疫苗的問題。」紅衫男士這樣說。

他的女兒瑪利亞和他一道，我請她和我談談她的經驗。

「大家都說和疫苗有關。他們說因為我接種了，所以我再也沒辦法生小孩。」她說。

「這是妳發病之前還是之後聽說的？」

「之前。有的父母聽說疫苗會害死他們的女兒，後來我發病的時候覺得孤單又害怕。」

她說。

瑪利亞在班上一群人暈倒時也跟著暈倒。我問她認為為什麼一群女孩子會一起暈倒。「緊張吧。一個倒了，另一個也跟著倒。我是因為害怕又緊張才暈過去。」她說。

我望望大家，但看得出來沒人領會瑪利亞話中的智慧與洞見。芙烈達也說過她認為學校一開始為什麼會爆發病例，她的母親珍妮同樣轉不過腦袋。

瑪利亞的父親賣掉牛群給女兒買草藥，他認為女兒是吃了草藥才康復的。「那時叫我把自己賣了都可以，但我看沒人會要。」他說。大家都笑了，但笑聲掩不住話裡的悲傷。

另一位家長說：「已經有好多人來過了。我們也已經和好多人談過了。」我已經不是第一次聽到這些事：大規模爆發時外面來了很多人，可是記者寫完報導就拍拍屁股走了，再也沒回來；別國的醫生來推銷藥物；政府哄騙村民；還有研究者說他們的女兒是鉛中毒——因為她們打了疫苗。

我不曉得接種疫苗和病症爆發一開始是怎麼連在一起的。許多家長說政府未徵求他們同意就給孩子打疫苗，這給了陰謀論很大的空間。後來又有傳聞說疫苗沒受到妥善保管（包括芙烈達在內，很多人都提到這件事），我相信這一定也助長了疫苗致病的說法。無論如何，十分明顯的是：他們對反疫苗的論述深信不疑。得知這裡爆發病症之後，許多投機者、社運人士、非專業科學家紛紛來到埃爾卡門，到處散布不實資訊，導致當地人對疫苗的恐懼日益加深。最後，連能察覺到自己的病症與情緒連動的女孩，都不再認為兩者之間關係重大。埃爾卡門曾經因為流血事件與世隔絕，少有外界訪客。直到現在，網路在這裡還是不夠普及，並不是人人都能輕易上網。於是，有「博士／醫生」頭銜的外人很容易被當成權威人士。初衷是幫助這些女孩的民間運動反而害了她們。我相信愛瑞卡動機良善，但在我看來，她實際上在傷害這些女孩而不自知。

年輕女性的聲音經常不受尊重，她們也最容易被人指指點點和妄加揣測。如果有心人士想利用她們的處境謀取私利，簡直易如反掌。現在，她們必須逆勢而為，在旁人不斷告訴她們不可能康復的氣氛中尋求康復。

家長的聲音也沒被聽見。每次我問他們需要什麼，他們提出的要求都一樣明確。在瑪利亞山頂上，我問圍坐的鄉親希望我為他們傳達什麼。

「我們需要心理支持，我們這些當父母的需要。我們也需要財務幫助。我們已經為醫藥費把家產賣光了。」紅衫男士說。

我望向一張又一張臉，每個人都點頭同意。

❖ ❖ ❖

我很好奇去埃爾卡門給建議的人是何方神聖。回國之後，我總算查出他們的身分。米拉（似乎讓芙烈達獲益良多的那一位）並沒為無國界醫生組織工作。她在荷蘭攻讀博士，碩士讀的是發展研究。她不是心理師，也不提供治療。她的論文是關於HPV疫苗的身體化經驗。

翻譯和閱讀璜．古茲曼談那些女孩的文章之後，我發現它們不科學得令人憂心。沒有一篇經過同儕審查，所以稱不上是醫學論文，只能算是自己發布的個人意見。讀過之後，我敢說他不太可能是受過專業訓練的醫生，而且對神經學顯然一無所知。愛瑞卡很相信他「自體免疫疾病」的診斷，殊不知只憑問卷和視訊就做出這樣的結論，充其量也只是牽強附會而已。

卡洛斯說得沒錯，我果然在網路上找到艾雷拉博士的那場「催淚」演講。可是那不是醫學研討會，與會者也大多不是醫生。那是一個反疫苗論壇，艾雷拉博士是以人類學家兼記者的身分參加，而我查不到他和任何一個專業組織的關係。艾雷拉博士在演講中說：早在二〇一二年——埃爾卡門的女孩最早一波發病的兩年以前——他就已經為哥倫比亞大報

《時報》寫了一篇網路文章，指出HPV疫苗會害死接種的女孩。《時報》顯然已經把文章下架，也要求他撤文。他自豪地對聽眾說他已洋洋灑灑寫了五十頁的答辯，再度重申自己的主張，但《時報》拒絕刊登。

就在我離開埃爾卡門之前，卡洛斯對我說艾雷拉博士計畫再次造訪，而且這次會帶三個波蘭人同行，他們發明了一種能治療那些女孩的「機器」。我強烈建議愛瑞卡別讓他們來，她說她會考慮。回國後不久，我在愛瑞卡建立的WhatsApp群組中看到一長串訊息——其中一些是璜傳的——我的介入顯然絲毫無損她對璜或艾雷拉博士的信任，也沒有動搖她對HPV疫苗致病論的確信。

幾夜無眠之後，我將埃爾卡門的事提報給ECPAT（一個以終止網路剝削兒童為宗旨的組織）和拯救兒童基金會，後者將我的檢舉轉給國際執法機關。

CHAPTER
# 7
# 勒洛伊的女巫
## The Witches of Le Roy

集體歇斯底里症（mass hysteria）：一種影響特定群體的病症，典型特徵為激動、焦慮、非理性行為或信念，或其他無法解釋的症狀。

大眾很容易對所謂「集體歇斯底里症」的報導產生興趣。相關消息常以獵奇角度呈現，記錄的不是故作暈倒的做作女孩，就是突然流行的怪異行為。事實上，不只媒體誤解和扭曲集體歇斯底里症的真實樣貌，資訊不足的醫界成員也是如此，而且後者不在少數——想想哈瓦那症候群的例子，連負責調查的資深醫學專家都不辨菽麥，將集體心因性疾病和詐病混為一談。在埃爾卡門，很多人以為只有受過創傷的人才會出現集體心因性疾病。

與大多數醫學問題相比，集體心因性疾病似乎更容易被陳腔濫調攻訐，也更常被早已過時的理論錯誤解讀。其中尤其顯著的問題是，人們總是認為這種病起於發病者的內在，是他們心理脆弱，但實際情況往往不是如此。真正的集體歇斯底里症爆發與其所處的社會關係更大，遠遠大過發病者個人。

在埃爾卡門開始陸續有人發病前不久，兩個非常不一樣的社群也發生了類似事件，一個在美國，另一個在蓋亞那。雖然兩個發病族群在人口統計特徵上十分接近——都是小鎮學校的少女——兩者背後的社會驅力卻相當不同。

❖ ❖ ❖

第一個案例發生在二〇一一年，地點是紐約州的勒洛伊。勒洛伊中學位於曼哈頓北方三百五十英里、尼加拉瀑布東方七十英里處。它現在成了無人不曉的神經流行病爆發地，許多媒體為該病症貼上集體歇斯底里症的標籤。

據說最早發病的是高年級生凱蒂・克勞特伍斯特。她學業優異，人緣極佳，還參加了啦啦隊。我第一次看到她的照片是在《紐約時報雜誌》上，印象非常深刻，因為她讓我想到柳波芙。相片裡的凱蒂和柳波芙一樣望向遠處，表情有如被全世界遺棄。不過，相片裡也看得出這個女孩活潑的一面。她穿的彩色襪子刻意不成雙，顏色鮮豔，粉紅色的房間到處都是少女風的小飾品。我不禁好奇：是凱蒂和柳波芙的攝影師要她們別露出笑容？還是她們真的像照片上那麼憂愁？

報導說凱蒂發病於二〇一一年十月。那天她睡完午覺就不由自主地出現一些小動作，也忍不住一直發出聲音，症狀類似妥瑞症。接著，她下巴抽搐，五官扭曲，身體痙攣、扭動，甚至沒來由地大叫。凱蒂的症狀過了數星期才開始傳染，先是傳給她的啦啦隊好友瑟菈。瑟菈的症狀幾乎和凱蒂一模一樣，在動作和發聲上出現非自願動作（tics）[17]，除此之外，她變得結巴，四肢劇烈擺動。瑟菈發作之後，這種病先在這兩名女孩的小圈子傳開，後來又傳到校內更大的人際圈。隨著這種病的擴散，其症狀也開始改變，驗證了哈金所說的分類效應和迴圈效應。新病人的症狀變得更猛也更重，有的女孩像解離型癲癇一樣全身抽搐，有的甚至無法走路。連凱蒂和瑟菈的症狀也出現變化：她們肌肉抽動的情形嚴重到不斷跌倒，最後不得不坐輪椅。

不過，北美這群女孩在很多方面比埃爾卡門的女孩幸運，最起碼她們都能去大型醫院看神經科。在最早發病的十二個女孩裡，十個去了水牛城的同一個神經學團隊看診。由於

17 引用台大醫院北護分院的說明：「Tics是一種非自願的動作，最常見的是不停地眨眼睛，擠眉弄眼或歪嘴巴，也可能是發出一些清喉嚨或清鼻涕的聲音，因此Tics也可以分為動作型和發聲型。」（https://reurl.cc/3o0aA8）

發病人數不算多，院方一開始沒看出病例之間的關連，也想過可能是妥瑞症，然而一旦發現此病症的傳播在交友圈之中，這個預想便不成立。醫療團隊澈底調查後，判斷為功能性神經症狀障礙症，為她們下了「轉化症」的診斷。學校嚴肅看待這場集體發作，不但請人檢查環境，也呈報疾病管制中心，紐約州衛生處也隨後介入。環境檢查沒有發現毒素或傳染物。

爆發的前三個月，事態似乎得到控制。病患家屬和平時一樣信賴醫生，也相信女兒一定會復原。然而，二〇一二年一月，當衛生處決定在學校召開說明會，讓更多人了解調查結果（在此之前，只有發病的女孩和她們的家人知道診斷詳情），事情也開始走樣，後續發展對牽涉其中的每一個人都不好。在說明會上，衛生處向到場的家長和學生保證學校安全無虞，也隱約透露這場爆發可能與壓力有關。但他們略過細節不談，只表示這些部分受個資法保護，不能公開討論。

沒想到這番說法猶如提油救火——一方面是因為學校裡的人難以接受這個解釋，另一方面是因為很多人不知道功能性疾病的威力，不相信心理因素真的能造成如此嚴重的神經症狀。衛生處對相關資料諱莫如深的態度，更製造出不信任的氛圍。轉化症（功能性神經症狀障礙症，FND）的診斷是一回事，家長和學生對這個診斷的認識卻是另一回事，兩者之間的落差讓傷害有了可乘之機。在埃爾卡門，「集體心因性疾病」的標籤帶來混亂；在勒洛伊，轉化症的診斷同樣掀起波瀾。功能性疾病或心身症的診斷經常受到誤解，類似情況在我們平日行醫時也屢屢出現。對於這種類型的疾病，大家自以為了解的東西大多是錯的。當他們極力抗拒功能性疾病的診斷，他們抗拒的其實是對這種病早已過時的錯誤詮釋，而不是我們現今所理解的功能性疾病。

在勒洛伊中學，隨著其他學生和家長產生疑慮，病人和家屬的想法也開始動搖。質疑轉化症診斷的耳語傳開之後，他們迫不及待想追討更好的答案。由於學校和醫生都堅決支持轉化症的解釋，有的家長覺得他們別無選擇，只能另覓管道求助。其中一名家長找上記者，試圖以訴諸媒體的方式逼當局行動。他們都沒能預見此舉即將帶來的影響。

二〇一二年一月中旬，凱蒂、瑟菈和她們的母親一起現身NBC《今日秀》節目，勒洛伊的流行病頓時成為目光焦點。坐在大沙發上，瑟菈緊張地抽動，堅稱自己未曾感到壓力，直到症狀開始出現。凱蒂的非自願動作似乎控制得比較好——至少受訪當天如此——她肩膀下垂，看起來幼小而脆弱。對她們來說，上電視既是為了呼籲行動，也是為了尋求答案。她們在直播節目上抨擊心身症的解釋，也表達對學校和醫生的疑慮。另外，像是預告埃爾卡門即將上演的情節，她們埋怨沒有得知所有檢驗結果——換言之，顯然有人掩蓋事實。兩位母親都說女兒向來人緣不錯，也融入學校生活。她們要求為這些女孩和學校環境做更多檢查。

訪問者知道她們被診斷為轉化症，問這些女孩和她們的母親對此作何感想。「我很憤怒。」瑟菈對訪問者說。她的母親補了一句：「他們宣稱的事實根本不是真相。」

《今日秀》效果驚人。這些女孩攻占美國大小頻道長達一週，每一台都把她們當成重要新聞處理。她們甚至引起國外媒體注意，例如英國《每日郵報》就以斗大的標題寫道：美國同校十二名女孩罹患神祕怪病，出現非自願動作及出聲等類妥瑞症症狀。這種故事本來就容易引人矚目，再加上背後隱隱露出陰謀論的味道，大眾都很好奇：為什麼醫生這麼快就把這些女孩打發掉？學校是不是隱瞞了什麼？媒體對集體心因性疾病產生強烈的窺探欲。對這場「紐約小鎮爆發的集體歇斯底里症」，CBS新聞自作主張認為原因是「心理衝突」。在解釋這份診斷的意義時，CBS說：「舉例來說，如果有個女人深信生氣是不對的，在她真的氣起來的時候，她感覺到的可能是麻木。」——只有女人會這樣嗎？

不論學校和衛生處怎麼擔保，媒體似乎都打定主意非要挖出一些「神祕」的東西。醫生被他們不公允地扣上「愚蠢」的帽子，勒洛伊在他們筆下成了陰鬱不安的小鎮。憂心忡忡的家長渴求真相，有些人甚至不敢讓孩子上學。與此同時，新的案例持續爆發，其中包括學校裡的一名男孩，還有一名與學校毫無瓜葛的中年婦人。NBC的訪問播出後，參與調查的兩名醫生獲准向媒體說明診斷。在地方新聞台和NBC《今日秀》的節目裡，他們仔細解釋轉化症的診斷，一方面強調症狀發作是無意識的，另一方面也承認那些女孩的確深受其苦（美中不足的是，他們對「壓力」一詞的使用稍嫌寬鬆）。然而，記者對他們的說明充耳不聞，還是繼續追究醫生怎麼能這麼快做出結論。

雖然媒體的關注看似幫這些家庭搶回主導權，實際上卻讓事態發展愈加走樣：這些女孩成了「奇觀」。新聞節目和社群媒體一再播放她們痙攣、結巴、抽搐的畫面，鏡頭大剌剌地拍下她們說不出話和僵坐不動的樣子。被人問起她們怎麼看轉化症的診斷，她們的回答是：「我們幹嘛裝病呢？」

從這時開始，媒體分成兩大陣營：一派接受轉化症的解釋，另一派不接受。前者再次陷入老掉牙的窠臼，把現在的情況和一百年前的歇斯底里症混為一談，討論焦點萬變不離其宗就是「壓力」。家長不得不站出來保護孩子，公開聲明他們的女兒沒有心理受創、沒裝病，更不是瘋子。媒體則把那些女孩的生活攤在放大鏡下檢視，鐵了心要證明她們就是如此。媒體認定的原因包括父母生病、單親家庭、家境拮据、家庭失和等等。找出這些女孩面臨的挑戰並不難，一口咬定那就是病因也易如反掌。但這種作法忽視了一項事實：每個人都有不足為外人道的祕密或不開心的事，只要想找就一定找得到。何況勒洛伊沒落已久，家家有本難念的經。

勒洛伊曾因工業致富，生活品質也曾經高於平均水準。在因為這場神祕怪病出名之前，它曾經是Jell-O的生產地（我小時候的愛爾蘭叫這種零食jelly〔果凍〕）。Jell-O曾為這裡帶來大筆財富，在二十世紀前半葉，這裡到處都是新建的大房子，大街上也總是人聲鼎沸。可是在一九六四年，Jell-O工廠遷到更大的城市，勒洛伊從此一蹶不振。核心產業外移導致就業困難，小鎮經濟一落千丈。媒體不約而同以Jell-O工廠的歷史和勒洛伊的興衰為背景，將近日流行的怪病貼上「集體歇斯底里症」的標籤。這套敘事和克拉斯諾哥斯科的不無相似之處，但勒洛伊鎮民的局面比哈薩克那群年長受害者的更糟——由於發病者幾乎全是年輕女孩，媒體或許無法忍住不提三百年前的女巫審判。《美國旁觀者》雜誌一篇報導這樣下標：勒洛伊的女巫。

不過，不是每個媒體評論者都同意轉化症的診斷。第二個陣營持相反立場，他們懷疑這個診斷，力主不可輕信。就像美國社會幾年後對哈瓦那症候群的反應一樣：他們認為轉化症「只」是轉化症，歇斯底里症也「只」是歇斯底里症，不可能發展到那麼嚴重。質疑者認為醫生沒有善盡責任尋找其他可能性，除了呼籲做更多檢查之外，他們也批評醫生和校方怠忽職守。

大眾打算自力救濟找出原因，揭穿陰謀。接下來的發展簡直是回憶偏差的經典案例：許多素人調查者拚命打聽學校附近發生過的怪事，而勒洛伊既然是舊工業城，當然不乏可以捕風捉影的材料。有人向記者爆料：Jell-O工廠還在的時候，流經鎮上的溪水會隨著當天製造的果凍口味變色，誰知道裡頭有什麼化學毒素呢？有人想起鎮上孩子以前游泳的溪岸邊有只大桶子。還有人說，在啦啦隊女孩練習的操場上，有一次不曉得為什麼被人倒了一堆橘黃色的淤泥。各種揣測紛紛出籠，有人怪罪農藥，有人懷疑採油管，當然也有人點名我們已經很熟悉的嫌犯——疫苗。好在勒洛伊還算幸運，質疑疫苗的聲音一下子就消散了。外界持續提出各式各樣的醫學解釋，其中幾種還受到認真看待。例如有個女孩一度被診斷為熊貓症（PANDAS），一種鏈球菌感染引起的罕見自體免疫疾病。但大多數醫生（包括最早描述熊貓症的專家）都說不可能。

在眾說紛紜的各種理論中，有一種特別受到矚目，也引起難以平息的焦慮和騷動。一開始是有人偷偷放了匿名信到其中一家人的信箱，對他們說離學校僅僅四英里的地方出過火車事故，造成毒物外溢。那家母親讀完信後十分憂心，決定循非傳統管道求助——她找上調查名人艾琳・布羅克維奇，後者也一口答應。布羅克維奇以調查汙染成名。在另一個美國小鎮辛克利，她不屈不撓地收集證據，迫使太平洋瓦斯電力公司為汙染付出巨額賠償。這段故事後來被拍成電影《永不妥協》，她的角色由茱莉亞．羅勃茲飾演，她也因此一炮而紅，成為全球知名人物。介入勒洛伊的調查之後，她的名氣和成功經驗讓醫生群的解釋相形見絀。一名路透社記者描繪她對這次調查的態度，說她「對心理診斷嗤之以鼻」。

二〇一二年初，布羅克維奇上ＡＢＣ新聞台接受醫生名人德魯．平斯基訪問，一起討論勒洛伊的事。到這時為止，不論是她還是她的團隊成員，都還沒有在勒洛伊做過任何檢驗，她也沒有掌握任何內幕，但這都無礙於她對這個案例大放厥詞。

布羅克維奇從對談一開始就表明立場。她說她對這件事迅速成為媒體焦點感到憂心，也說她沒想到醫生這麼快就下了診斷（這代表她認為醫學診斷一定難如登天，不必殫精竭慮就能做出的診斷一定是錯的。可是實際情況恰恰相反：只要問診幾分鐘，有經驗的醫生大多都能做出可靠的診斷。但媒體報導醫療新聞時偏好棘手案例，以致難以診斷的疾病看起來比實際上多很多。如果醫療劇裡輕輕鬆鬆就能治好病人，收視率顯然不會高；常見的疑難雜症通常沒有版面）。儘管專業人士已經做出明確診斷，布羅克維奇和平斯基顯然不為所動。

「妳也有這種感覺嗎？那個診斷讓人覺得……好像有什麼地方不太對勁，可是他們接下來就不往下查了。」平斯基說。

平斯基對布羅克維奇說，他覺得這個診斷「太省事」——可是他沒說究竟省了誰的事。他也重彈已經在媒體上沸沸揚揚的老調：那些女孩的檢查做得不夠徹底，要是醫生群積極一點，應該可以做出真正的診斷才對。布羅克維奇深表同意。

他們把重心放在火車事故。雖然布羅克維奇還沒去勒洛伊，但她已經上網做了一些功課：火車事故確有其事，現場也的確外洩大量氰化物和其他化學物質——不過，這已經是一九七一年的事。對談進行時，兩人背後放了一張勒洛伊地圖。中學在左下角，火車事故的地點不遠，在學校右上方。平斯基後來總算問了再明顯不過的問題：「一九七一年發生的火車意外，怎麼會在四十年後影響這所中學呢？」布羅克維奇說一九九九年時下了一場暴雨，導致毒物的污染透過地下水往東北方向流了至少一英里。平斯基再次恰如其分地面露驚恐。他們兩個似乎都沒注意到事故地點在學校東北方，換句話說：汙染物往東北流是離學校更遠，而非更近。

「我今天會去那裡。」布羅克維奇對平斯基說。

「如果妳不介意的話，可不可以讓我團隊裡的幾個人跟妳去？」平斯基問，布羅克維奇同意。

他們繼續討論當地可能還有哪些恐怖的化學物質，似乎每一種都可以合成神經毒素。節目進行到一半時，平斯基停了一陣，坦承情況未明，現在仍未能將毒物外洩與造成女孩症狀的生物機轉串連起來。不過，他也表明，他擔心這場對談會升高鎮民的恐慌。但前一分鐘還在喃喃自問該怎麼減少民眾恐慌，他下一分鐘卻說：「老實說，我光是談這些東西都覺得恐慌，頭上有三氯乙烯雲罩頂的人更不用說。」

短短一場對話，就把四十年前發生在學校四英里外的一次地下汙染（而且嚴重程度不明），變成一朵籠罩全鎮的三氯乙烯雲。這朵三氯乙烯雲在視覺上很有說服力，有點類似塔拉在心裡看到椎間盤在戳刺她的脊髓，也有點像哈瓦那症候群時很多人以為怪聲既然從耳朵進入，當然會傷害大腦。每當他們不得不承認缺少實際證據佐證，就馬上用刺激聳動的話題轉移焦點。

「我希望有證據從生物學上把這些事串起來……畢竟，毒物外洩應該不會造成非自願動作才對。」但話音剛落，平斯基馬上又來個大轉彎：「但我敢說，如果我們去勒洛伊墓園調查，一定會發現很多人死於癌症，很多嬰兒夭折，高於平均值。」

要是你有機會嚇死全鎮，何必只嚇區區一所中學？

布羅克維奇的團隊那天真的去了學校，平斯基的人也跟著去。許多記者聞風而至（地方媒體、全國性媒體、國際媒體全都到齊），等著拍攝他們的調查。可惜情況並不順利。校長金・寇克斯和當地警方守在門口，說這塊區域受地方政府管轄，已經完成檢查。布羅克維奇的團隊未獲授權進入校園，被當場請走。一時群情激憤，輿論譁然，校方一下子變成反派角色。畢竟，為陰謀論助攻的最佳方式就是斬釘截鐵聲明絕無內情。正如布羅克維奇調查團隊的成員所說：「每次官方不准我們看什麼東西，通常都是要掩蓋什麼。」有可能，但也可能是他們得保護學生。

這場風波讓鎮上的氣氛更加緊張。校方又辦了一次說明會，由金・寇克斯擔任主席，正面迎戰家長、媒體和其他鎮民，會場充滿硝煙味。寇克斯向大家保證學校建築是安全的，孩子沒有危險，但沒人相信。家長要求校方說明為學生做了哪些保護措施。

「你們根本沒在做事。」一個母親對台上大喊，其他人熱烈鼓掌。他們異口同聲要校方給個說法，好像學校什麼事也沒做，什麼事也沒告訴他們。

這種發展和埃爾卡門沒什麼不同。兩個地方都對醫療團隊心存疑慮，卻對不具專業資格的外人奉若神明。寇克斯一一說明學校已經做了哪些環境檢測。所有檢查全部正常，這群憂心忡忡也怒氣沖沖的聽眾——主要是一群方寸大亂、只想知道怎麼保護孩子的家長——聽了卻更為光火，許多人憤而離席。既然否認環境有問題對他們來說只代表掩蓋事實或顳頊，確認他們的恐懼彷彿成了唯一可以讓他們滿意的辦法。最後，校方只好承諾他們會安排更多檢測，委請獨立機構執行。

接下來幾週，新聞不斷數落那些醫生「莫名其妙」。即使是提到轉化症診斷的報導，也把重點放在這種病多麼「神祕」。布羅克維奇的團隊做自己的檢測的同時，也繼續宣稱那些女孩的症狀可能是化學物質外洩造成的。然而，他們從不回應生物學上的問題，好像根本不把它當回事。四十年前的化學物質外洩，到底是怎麼在短短幾週內造成這麼嚴重的非自願動作，而且專找女孩？她們的大腦究竟是哪個部位受到影響，以致出現這麼多不符解剖學的奇怪症狀？布羅克維奇猜測學校可能建在從事故地點取來的土壤上，但即使如此，還是無法解釋為什麼這種病會挑病人，更無法回答學校和衛生處為什麼要欺騙家屬。

勒洛伊的事被媒體炒作了幾個星期，好在這個鎮和這些女孩比埃爾卡門幸運得多：她們的故事起碼有了終點。在疫情劇烈升級一段時間之後，受害者的總數終於維持在十八人左右，非自願動作和抽搐的嚴重程度也開始下降。不過，這起事件比一般集體歇斯底里症爆發事件久得多。在我看來，此事件發生的原因，以及要澈底解決的著力點，都在社會文化，不在個人。不論是媒體炒作、對轉化症的錯誤陳述、生物－心理－社會疾病在大眾眼中的污名，還是——最重要的——以個人觀點為事實真相的社會氛圍，都在助長勒洛伊的歇斯底里症風潮。然而，大家談到這起事件時，還是一直將之視為幾個女孩的心理問題，彷彿上述外在因素全都不存在。儘管她們身處的文化總是隨媒體和名人起舞，還是沒什麼人看到這種文化對她們的影響。這場風波最後之所以能順利落幕，靠的還是這些家庭從諸多惡劣的外在影響中抽身，以及醫生始終堅持轉化症是有效而正面的診斷。

❖ ❖ ❖

我想拿幾年後在蓋亞那發生的另一個案例，和勒洛伊的事件做個比較。蓋亞那的「那種病」（'the sickness'）同樣爆發在中學，也同樣被診斷為集體歇斯底里症。從表面上看，這兩起事件似乎很像，但它們用不同的方式提醒我們：將集體心因性疾病的爆發歸咎於年輕女性（或任何個人），卻無視更大的背景脈絡，是愚蠢之舉。

蓋亞那有個叫沙溪的小鎮，我想勒洛伊和埃爾卡門的人大概連聽都沒聽過。沙溪位在叢林深處，人數不到一千，他們何必知道有這麼個地方呢？可是，在凱蒂和瑟菈出現類妥瑞症非自願動作，至芙烈達、茱莉葉和其他同學發病的這兩起事件之間，沙溪中學的女孩也陷入相當類似的健康危機。這件事是美國新生代人類學家克特妮．斯塔福－渥特告訴我的。二〇一五年，她在因緣際會下成為目擊者。

為了研究蓋亞那在偏鄉地區推行擴大教育計畫的成效，克特妮在沙溪待了一年。規劃這趟旅程的時候，她完全不知道「那種病」的存在。

沙溪地處熱帶，位在叢林密布的群山之間。由於氣候使然，每年有幾個時節會出現大量蚊子。蓋亞那的人口集中在海岸，但沙溪坐落於偏遠內陸，屬於該國面積最大、人口最少的第九區（蓋亞那全國分為十區）。與海岸地區相比，這裡資源貧瘠，以農為業。男性往往必須遠走他鄉求職，通常是當礦工。也有女性去外地工作，一般擔任幫傭，但較為少見。她們多半留在家鄉，承擔村中大部分事務，男性成為她們與外界的聯繫。

蓋亞那的人口結構和尼加拉瓜與哥倫比亞類似，大多是混血，只有一小部分是原住民（大約百分之七）。最早來這裡殖民的是荷蘭人，接著是英國人。蓋亞那人大部分是印度裔或非裔，祖先是僕役或奴隸。蓋亞那是南美唯一以英語為官方語言的國家，但許多原住民說的還是母語。沙溪人屬瓦皮沙納族，美洲原住民的一支，說英語和阿拉瓦克語。他們和密斯基托人一樣，也在傳統與現代的生活方式之間搖擺。

由於第九區地處偏遠，美洲原住民兒童的教育一向受限。由於人口分布不集中，文化差異又大，為每一個人提供相等程度的教育向來是難題。雖然每個村莊都有公立小學，但全區只有一所中學，只有最出色的學生才會繼續升學，而且整個體制往往獨厚男孩。為了提高中學教育普及率，政府在這一區又設了三所中學。不過，儘管學校數量增加，路況不佳和村莊相隔遙遠仍是相當實際的問題。最後，每間學校都蓋了宿舍。在新成立的沙溪中學，選擇住校的學生多達三分之一。

克特妮到這裡的時候，沙溪中學師資不足，想請她去帶一個班。雖然她不是老師，她還是欣然同意，因為這能讓她更接近孩子，她來這裡本來就是為了觀察他們。不過，這份工作並不輕鬆：學生不尊重她的權威，上課聊天，隨意進出教室。其他老師用體罰來維持秩序，但克特妮不想跟進。

一天早上，克特妮發現學生突然變得很安分，不像平時那樣調皮搗蛋。她問他們是不是出了什麼事。他們說心情不好，因為有朋友突然生病，被送回家了。「奶奶把她帶回去了。」一位學生說。在此之前，克特妮已經知道學校正在流行「那種病」。她聽人說過幾次，多半是壓低聲音含含糊糊地說。她一開始以為是某種熱帶疾病，瘧疾之類的。但聽得愈多，她愈不確定。他們談「那種病」的語氣不太對勁，讓她覺得「奶奶」不像是指家裡慈祥的老祖母。等到克特妮和當地人夠熟之後，他們才告訴她真相。

沙溪第一次有女孩得「那種病」是二〇一三年，學校成立一年後。「那種病」的主要症狀是癲癇。發病者通常會長時間倒在地上，失去意識，四肢擺動，口吐白沫。「那種病」有高度傳播性，在學校一傳就是一大波，最嚴重時每天都有新案例。癲癇最常在宿舍發作，有時候會有多達五、六個女孩斷斷續續抽搐一整夜。

剛開始出現「那種病」時，學校的反應和一般人一樣——找醫生。雖然村裡的人遇上小病小痛還是會向薩滿求助，但整體而言，他們認為西方醫學比較進步。村裡其實有一位經驗豐富的保健人員常駐，但癲癇實在超過這種人員的能力範圍，必須請大村莊的醫生來。醫生安排飛機把情況最嚴重的幾名女孩送去醫院，但醫院為她們做的檢查全部正常。有趣的是，這些女孩一離開沙溪，癲癇症狀就停止了。換句話說，「那種病」似乎和格里西瘋病一樣被束縛在特定地區。由於醫生無法提出合理的解釋，當地人馬上對發病原因發展出自己的理論。

瓦皮沙納族尊神事鬼，對他們來說，鬼、巫術、魔法都是日常生活的一部分。他們對疾病和死亡的看法和西方人不同，強調行動者：人不會無緣無故生病，生病一定是另一個生命做了什麼。那個生命可能是鄰居，可能是朋友，也可能是某個魔物。而造成「那種病」的是「奶奶」——一個幽靈。學校宿舍倚山而建，山上仍是叢林，村民相信有個老太婆的幽靈住在山腰洞穴裡。他們想八成是哪個女孩闖進洞裡打擾，所以「奶奶」下山騷擾或附身這些女孩。

克特妮剛開始只聽到一些「那種病」的傳聞。她聽人說過幾件癲癇的事，也看過一段畫質粗糙的影片，但女孩們往往噤口不言。直到她和她們培養出足夠的信任感，她們才答應讓她在宿舍過一夜，親眼見證。

學校有兩間宿舍，一間男孩，一間女孩，環境差異之大令人咋舌。男孩宿舍的床排得整整齊齊，而且每一張都仔細鋪好。女孩宿舍的床鋪不整，還排得亂七八糟，看起來一團混亂。除此之外，女孩宿舍連百葉窗也破了。她們把衣櫃搬到床和窗戶中間，像是要擋住什麼。男女孩宿舍為什麼差異這麼大？克特妮第一晚就知道了答案。

事情發生得很早，克特妮甚至還沒上床睡覺。一聽到女孩在喊有人暈倒了，克特妮馬上衝進宿舍，只見一名女孩倒在地上扭動，被幾名同學緊緊壓著。接下來幾晚，克特妮見到許多她從沒見過的事。但她對我描述的時候，我感到熟悉。

那些女孩不只是癲癇而已，她們瘋了似的在宿舍裡跑，甚至想從破了的百葉窗鑽出去跑進山裡。同學擔心她們的安全，早就把床墊拉到地上排成一圈，只要有人發作，不管男孩、女孩全都衝過去拉住她們，把她們按倒在床墊上。「那種病」上身的人力氣會變得非常大，一個女孩需要好幾個人才制得住。這樣做是為了保護她們，因為村民怕她們出了學校會往山上跑，一不小心就掉下山溝。有的男孩小心翼翼，不敢太過用力，但也有男孩偷笑且故意過度使勁。女孩被按倒之後會開始抽搐，四肢猛力擺動，後背和頸子不自然地緊繃弓起。不是每個人都會橫衝直撞——有的人一開始就暈倒。她們往往發作很久，通常是二十分鐘，但也可能時發時停幾個鐘頭。恢復之後，她們對剛才的事不會記得多少。克特妮問過她們發作時的感覺，她們說看到「奶奶」來找自己。據她們說，「奶奶」是位個頭嬌小的老太太，一頭白髮，身穿白衣。

沙溪不是第一間被「那種病」襲擊的學校。蓋亞那已零零星星傳出類似事件十年以上。「那種病」和格里西瘋病不一樣，沒有流行全國，也沒有既定的處理儀式或治療方法。西方醫學會是他們求助的第一站，但幫不上忙。在較早的一次爆發之後（當時沙溪還沒出現病例），政府當局曾特地延請美國心理學家凱瑟琳・希貝爾來看這些女孩。她的診斷是集體歇斯底里症，蓋亞那人對此深感受辱。《蓋亞那紀事報》當時率先打探到診斷結果，以斗大的標題寫道：心理學家對神祕怪病的發言引爆爭議。報導引述蓋亞那教育部長黛思禮・福克斯博士的看法：她認為這個診斷帶有貶意，更說這位美國心理學家的解釋是「典型的西方之見」。當地的牧師也反對希貝爾的結論，說：「這種說法只是在告訴你一件事：和現代解釋比起來，這些人代代相傳的觀點一無是處。」希貝爾認為自己只是陳述事實，豈料她眼中的事實嚴重傷害這個社群的自尊，讓他們覺得代代相傳的疾病觀、傳統、信仰都受到羞辱。同仇敵愾之下，村民進一步鞏固他們既有的敘事鷹架，槍口一致對準集體歇斯底里症的診斷。對他們來說，想治好「那種病」就得讓女孩遠離「奶奶」的魔掌——送她們回村子，人回到家病就好了。

❖ ❖ ❖

學校爆發集體疾病不是怪事，也不是舊時代的遺風。它不專屬於特定類型的社會，也不需要貧窮、困境或過去的暴力事件鋪墊。可能出現在任何地方、任何類型的社群當中，而且可能是常態。

專家把集體歇斯底里症分成兩種類型。第一種是集體焦慮症，會突然發生，不必先有任何壓力源，多半發生在封閉環境（如學校），受影響的通常是年輕人。集體焦慮症透過近身相處擴散，來得快去得也快。二〇一五年十一月，北約克夏的里彭發生了一件典型案例。在國殤紀念日[17]典禮上，先是一個學生因為大禮堂太熱而暈倒，接著馬上又有四十個學生也跟著暈倒。但他們隔天都好了。另一個案例在馬來西亞的學校：二〇一九年八月，先是一個女孩開始尖叫，隨即傳遍全班，接著隔壁幾個班級也開始尖叫。但幾個鐘頭就結束了。埃爾卡門當初要是沒有外力介入，可能也會是這一類。

第二種類型是運動型集體歇斯底里症（mass motor hysteria），會影響各年齡層，剛開始看不太出來，但延續時間長得多。它和集體焦慮症不一樣，通常發生在長期處於壓力的地區，影響的是關係緊密的群體——例如哈薩克大草原上的一座沒落城市，長期政治不穩定又缺乏治理。在第一線承受壓力的美國駐古巴使館也一樣，眾外交官有十足理由擔心自身安危。

不過，不論是哪一種集體歇斯底里症，最大的問題都在大眾如何認識和理解它們。我們現在的情況是：研究集體心因性疾病的少數專家對它的定義和討論，以及這個小圈子以外的人怎麼理解它，兩者之間存在落差。醫界現在認為它是因群體互動而起的疾病，有時候也稱它為「集體社會因素疾病」（mass sociogenic illness）——這個稱呼或許更加貼切，因為它視這種病為社會現象，多過將之歸於真正的精神疾病。只可惜，非專業人士多半還是把它當成心理問題，將焦點集中在病人個體，幾乎完全忽略扮演關鍵角色的社群。對社會大眾來說，只要談到集體歇斯底里症，他們聽到的都是老掉牙的刻板印象、單面向的心理創傷假設，或是對年輕女子的陳腔濫調，結果就是：對集體歇斯底里症的描繪幾乎成了戲仿的競技場。一位作家將勒洛伊事件改寫為小說，把那些女孩的病寫成為男孩爭風吃醋而起。在現實世界裡，也有一家報紙說那些女孩是女巫。在埃爾卡門，發病的女孩被指指點點，說是欲求不滿。

與集體歇斯底里症有關的陳腔濫調影響惡劣，不但貶低受害的年輕女子，還讓這個診斷難以適用於不符這些陳腔濫調的社群。在美國駐古巴大使館和克拉斯諾哥斯科的案例中，由於受害者年紀較長，而且其中一些是男性，於是醫生直接排除集體心因性疾病的診斷，強烈支持受害者本身對致病原因的說詞。只因他們一點也不像「歇斯底里症」的年輕女子，醫生無法把他們和集體心因性疾病聯想在一起。外界描繪這兩群受害者的方式，截然不同於賦予學校爆發事件受害者的形象。諷刺的是，這兩群人的故事其實相當符合運動型集體歇斯底里症的特徵——好發於承受心理「壓力」的個人（焦慮型集體歇斯底里症則否），相較之下，這兩群的成人受害者更符合這個條件。然而，介入這兩個案例的醫生和權威人士卻拒絕正視這點。相反地，被不斷檢視是否出現心理困擾跡象的只有女孩，沒有年長成人或男性；被不斷指為有「壓力」的也只有女孩。如果一定得為他們貼上標籤，反

18 Remembrance Day，每年十一月十一日，為兩次世界大戰及其他戰爭中犧牲的軍人和平民而設的紀念日。

過來貼可能還準確一點。

集體歇斯底里症的故事除了大多帶著厭女色彩，相關討論也常常牽扯出太多負面歷史聯想。評論這個病症的人總是喜歡帶到女巫審判，然後引申一下亞瑟・米勒的劇本《激情年代》，還有劇中那場離我們其實從不遙遠的塞勒姆審巫案。許多爆發事件也被連結到歷史上最怪誕的幾場疾病，例如一五一八年的「舞疫」(dancing plague)：史特拉斯堡有數百個人跳舞不能自止，據估流行期間每天都有大約十五人因為心臟病發或精疲力竭而死。十九世紀在緬因州發生過「跳跳法國佬」(jumping Frenchmen) 事件，多名法裔加拿大伐木工出現過度驚嚇反應，忍不住跳動。一九六二年在非洲坦噶尼喀出現「大笑流行病」(laughter epidemic)，波及一千人。雖然這些怪事非常引人矚目，但它們只是給得到現代版集體歇斯底里症的人製造問題而已。對美國駐古巴外交官來說，與其成為這些歷史奇譚的後繼者，被俄製聲波武器攻擊的說法似乎比較合理，自己也比較能接受。奇怪的是，別的醫學問題都已擺脫它們的舊日形象——現在談到肺結核的時候，我們不再認為它是詩人專屬的浪漫疾病，不會聯想到療養院，也不會稱它為「消耗病」(consumption)——為什麼集體歇斯底里症就是擺脫不了？我認為，這是因為我們還難以接受心、身、環境的互動是真實的，而且彼此之間影響很大，所以這類疾病仍是獵奇的目標。

我對心身症不斷改名的作法已深感厭倦。大家好像以為只要能找到夠溫文儒雅的標籤，就能抹除心身症蒙受的批判和汙名。儘管如此，集體歇斯底里症仍是一個問題相當大的名稱。我們使用它的方式千奇百怪，以致它不但變得令人困惑，甚至失去了意義。它可以用於面臨社經危機時的社會恐慌，可以用於熱門演唱會上亢奮的青少年，可以用於危急事件中的情緒爆發，可以用於暴動、踩踏事故、搶購潮、大規模槍擊事件……視情況而定。把某種醫學疾病和狂熱、恐慌、情緒化的行為連在一起，只會讓發病者更抗拒被診斷為這種病——因為就算他們察覺到焦慮，主宰他們當下經驗的卻是身體症狀。埃爾卡門的女孩失去意識和出現癲癇，克拉斯諾哥斯科的人陷入昏睡，但他們都沒有特別感受到情緒壓力。

同樣值得注意的是：集體焦慮症不只會出現在學校，也不只會影響青少年。學校之所以特別容易被這種病侵襲，是因為一群人緊密聚集，同時限制他們的權利和自主性。年輕人的大腦還在發展，青少年階段又特別容易感受到同儕壓力，以致學生成為社會傳染的高風險群。修道院過去常常爆發集體歇斯底里症的原因也是如此——一群年輕女子遺世獨立，一起過著極端嚴格的生活，觸發集體心因性疾病不足為怪。

有些地方確實令人擔心有環境毒物或流行病，這種地方也容易引起集體歇斯底里症。例如工廠，尤其是使用可能有危險的化學物質的工廠。二〇一八年六月，麻州塞勒姆一間電子菸廠有三十名工人嘔吐和呼吸困難。五名消防員將工人都撤離廠房，偵測空氣中是否含有化學物質。由於查不出原因，他們讓工人返回崗位。沒想到卻有更多人發病，他們馬上又被找了回去，但第二次空氣偵測還是沒問題。最後，消防局長把這場爆發歸咎於新地板用料的氣味引起恐慌。

飛機和地鐵的環境也會引起類似的焦慮。同樣在二〇一八年，一〇六名從杜拜飛往紐約的乘客出現咳嗽和類流感症狀。即便十四個小時的航程的確能讓病毒大肆傳播，但即使被傳染，人也不會在這麼短的時間內出現症狀，後續檢驗也沒發現能解釋這些症狀的毒素或感染。有的乘客紐約下機後直接被送進醫院，但檢查結果一切正常。從這個例子就看得出來：對密閉空間和空氣不流通的憂心會演變為類似事件，不是沒有道理的。

❖ ❖ ❖

勒洛伊和沙溪的健康危機拖了很久。雖然它們都被貼上集體歇斯底里症或集體心因性疾病的標籤，但以其時間之長，它們其實不盡合乎這個分類。在某種意義上，它們是演變為功能性疾病的集體歇斯底里症事件，但未必是心因性功能性疾病。它們是社會因素現象

（sociogenic phenomena），解釋的關鍵在這些事件發生的社會，不在那些女孩的腦袋裡。

在埃爾卡門，影響人們反應的是長期孤立和不信任感；在北美，驅使人們過度反應的是盲從名人的文化，以及擅色腥的大眾媒體和社群媒體，它們無一不對女性造成嚴重傷害。

勒洛伊爆發病例後，衛生處曾經在學校舉辦說明會。他們當時若能提供更令人安心的答案，事態或許不致像後來那樣失控。衛生處雖然以個資法為由拒絕透露細節，但此舉讓鎮民以為他們有所隱瞞，連帶導致大眾對轉化症的診斷起了疑心，甚至開始臆測衛生處不交代清楚的原因。一開始是地方上如此，後來全國都加入戰局。媒體則毫無保護這些女孩之意，任意將她們曝光。有集體歇斯底里症這麼吸睛的新聞題材，無可避免造成滾雪球效應；而媒體只求搶快的結果，讓報導內容常常既淺薄又煽情。新聞只求簡短和快速，沒有時間深入議題。

隨之而至的是西方世界益發嚴重的問題：無法切實分辨個人觀點和事實真相。非專業媒體評論者的插手對勒洛伊一點幫助也沒有，因為他們的臆測被看得和專家意見一樣重，甚至更重；艾琳．布羅克維奇的名氣又引起過多好奇。雖然我佩服布羅克維奇在辛克利的出色表現，但我們不能忘記她沒有醫學專業資格。然而，一般人只因她的名氣就相信她，對醫生詳細調查後的診斷和建議反而半信半疑。與此同時，其他電視名嘴似乎唯恐天下不亂，除了一再編派陰謀論，還對集體歇斯底里症和轉化症提出不少淺薄無知的說明，內容反映的只是他們對轉化症的成見，而非專家共識。這些發展把病人和她們的家庭逼入絕路，退無可退。

外界從各種層面對勒洛伊那些女孩指指點點。她們不像駐古巴外交官那樣受到保護，可以置身事外，反而和埃爾卡門的家庭一樣，被硬生生揪到鎂光燈下。媒體將她們描繪成家境貧窮、成長環境不穩定的孩子，也談到單親家庭和這裡相對高的失業率。報導說其中一名女孩和父親的關係十分緊張，足以顯示她曾遭到身體虐待。也有報導提到另一名女孩的母親身患惡疾，動過好幾次腦部手術，但事實上她只動過幾次小手術，而且她的病沒有性命之虞，遠不如報導說的嚴重。記者筆下的每個女孩都有壓力，例如和男友分手、朋友吵架等等。許多報導不約而同提到Jell-O工廠遷走、鎮上繁華不再，但這些事都已經過了幾十年了。看到自己被媒體說得如此不堪，這些女孩和她們的家人不得不出言辯解。她們強調自己從不覺得過得不好，堅決抗拒轉化症的診斷。如果轉化症指的是她們有壓力，這個診斷一定有問題。

情況可能是這樣，一開始某個女孩真的得了類似妥瑞症的病，由於青少年特別容易受社會傳染影響，非自願動作在小圈子裡傳開。然而，媒體必須為危機愈滾愈大負責。事實上，這些女孩和勒洛伊最後之所以能成功停損，正是因為她們不再上媒體曝光。美國的權威人士終究比哥倫比亞的更能掌握局面。診療這些女孩的神經科醫生立場堅定，不屈於壓力尋求其他根本不存在的替代診斷。相反地，他們譴責媒體干預，全力駁斥中毒的說法，堅持轉化症的診斷。女孩和她們的家人也接受勸說，遠離鎂光燈，避免外人介入。這樣做之後，她們的症狀開始消失。勒洛伊的居民終於讓這場風波留在過去，和埃爾卡門走上不一樣的路。

❖ ❖ ❖

和任何一座勒洛伊這樣的北美工業化城鎮比起來，沙溪社會都像是另一個世界。正因為他們的風俗、生活方式、信仰體系、家庭結構和北美截然不同，所以凱瑟琳·希貝爾將「那種病」界定為集體歇斯底里症對他們毫無助益。除了都爆發病症之外，勒洛伊和沙溪的女孩幾乎沒有共同點，因此，試圖從心理學角度以相類的化約方式處理她們的痛苦，可以說必然鎩羽而歸。產生「那種病」的原因在社群，不在女孩。

集體歇斯底里症、功能性疾病、轉化症本身就是文化依存症候群——但它們是西方的文化依存症候群，對蓋亞那文化毫無意義。沙溪的「那種病」可能起於深層的魂靈信仰和當地特殊的社會因素，觸發事件則是教育制度改變所造成的衝擊。為了解釋「那種病」的爆發，村民創造出一套與自身信仰體系相容的敘事。在沙溪蹲點時，克特妮學會欣賞他們的生活方式，也懂得用在地的眼光看他們的故事。只有不識瓦皮沙納的社會語言的人，才會將他們診斷為集體歇斯底里症。

不了解當地傳統就不可能解開「那種病」的謎。瓦皮沙納和西方的親屬結構、人際關係、學習方式、宗教信仰有一項關鍵差異：對瓦皮沙納人來說，家庭建立在近身相處之上。分享空間和食物是凝聚關係的方式，住在一起的人就是親人。所以，克特妮光是因為住在當地人家裡、參與他們的家庭生活，就成了寄宿家庭的女兒。既然近身相處是成為一家人的根本，長期與原生家庭分離也會對親屬關係產生威脅。西方文化重視個人獨立，瓦皮沙納人則是在社會關係中定義一個人。每個人透過人際關係認識自己，也為人認識。因此，他們會十分積極地避免人際衝突，以保障彼此的關係。

新的教育制度不但挑戰瓦皮沙納的親屬關係，也衝擊他們傳統上男女互補的角色。在過去，女性多半留在村中照顧孩子、煮飯燒菜、整理園子、種植農作；男性大多離鄉背井出外工作，也在別的村子尋找結婚對象。

瓦皮沙納的教育方式也自成一格，與西方社會一板一眼的聽講式教學很不一樣。對他們來說，教育要透過身體化的學習得到，知識身體化的方式就和情緒或疾病概念身體化一樣。身體化的知識要透過感官獲得。在這種學習方式中，經驗比教學重要。換句話說：對瓦皮沙納人而言，學習和親屬關係一樣，靠的是近身相處和直接的人際互動。克特妮在沙溪寄宿家庭的廚房裡領悟到這一點。她發現，煮飯是融入社群非常重要的一部分，而這裡傳授廚藝的方式和西方很不一樣。在西方，學做新菜往往有明確的指引。可是在這裡做本地菜給寄宿家庭吃的時候，雖然她只要做得不對味，他們一定會表現出來，然而他們不會告訴她哪個步驟錯了，也不會直接告訴她對的做法，她必須自己找出問題出在哪。他們期待她用他們學做菜的方式學——實際待在廚房裡一起分享做菜的經驗。

瓦皮沙納稱學習身體技能為「手知識」，學習魂靈信仰為「眼知識」，學校裡教的東西則是「腦知識」。學習腦知識的工具是校規、行事曆、課程表、教學，靠的是智力，不是社群。學生在鼓勵個人表現的環境中一人一桌獨坐，自己一個人就能學習腦知識。蓋亞那和其他國家一樣看重現代化和教育，美洲原住民瓦皮沙納人亦然。不論是政府普及中等教育的政策，或是原住民村落的積極回應，都證明他們的確歡迎這項改變。家長無不樂見每個孩子都有平等的教育機會。廣設中學是進步，但也讓兩種生活方式短兵相接，而逐漸敗陣的是傳統的一方。「那種病」開始流行時，學校不假思索就找了西醫和美國心理學家過來，但西方醫學和心理學從來不曾顧及美洲原住民的生活方式、思考方式、信仰傳統。所以不令人意外的，醫生和心理學家一點忙也幫不上。讓這些女孩好轉的唯一辦法是離開學校、離開正式教育體制，回家與親人一同生活。

設立寄宿學校和普及教育的初衷的確令人欽佩，而且也受到各方歡迎，誰知道良法美意帶來出乎意料的社會後果。在瓦皮沙納這個以近身相處界定親屬關係的社群，長期與家人分離對女孩影響極深，衝擊之大遠非個人主義社會所能想像（在英美，我們預期孩子們會離家，甚至鼓勵他們離家）。另一方面，長期離家對女孩的影響又比男孩大，因為瓦皮沙納女性的角色就是待在村裡主持家務。男性一向會離開村子與外界互動，女性通常不是如此。此外，女孩在學校受的教育未必符合她們的需求。與女性親人分離，代表她們失去了以身體學習新技能的機會。中學畢業後，她們大部分會回到村莊，但那時候的她們將不會煮傳統菜餚，也不懂得照料菜園和家畜。由於繼續接受高等教育的女孩少之又少，腦知識對她們沒什麼用。

於是，瓦皮沙納女孩在新舊生活方式之間拉扯，而新方式讓她們失去的不比得到的少。沙溪這場流行病起於非常複雜的身體化敘事，而這套敘事的核心是此地的社會結構和魂靈信仰。這些女孩透過預期將這種病的故事寫入大腦神經網路，當她們因為失去與女性親人的關係而產生心理困擾，她們便將已經寫入大腦的疾病故事表現出來。「這種病」與她們的信仰體系緊密結合，可以解決她們的問題。如果離家是病因，回家就是解方。這些女孩失去了與年長女性親人緊密相處的機會，這讓克特妮不禁想到：把她們趕回村裡的幽靈之所以以老祖母之姿現身，恐怕不是巧合。

❖ ❖ ❖

我沒有福氣親自走一趟沙溪。不過，二〇一九年秋，那場大流行結束多年以後，我去勒洛伊度了一個愉快的週末。實地走訪給我一種很深的感覺：媒體炒作對那些女孩和這個鎮的傷害真的不小。

到勒洛伊的路上風景優美。我開車穿過卡茲奇山山腳古樸的小鎮，以及阿第倫達克山脈金黃的森林。一路欣賞山光秋色之後，我原以為勒洛伊一定相形失色，沒想到不是如此。讀勒洛伊的報導時，我想像中的這裡死氣沉沉，到處都是閒置的樓房。的確，有些地方顯得沒落，例如原本是國家銀行的大廈已關閉多年，高聳的拱形窗上掛著空間出租的廣告。

林立的二手商店也隱隱透露這裡繁華不再。不過，看到寬闊宏偉的大街，還有錯落於綠色、金色樹叢中的聯邦風格大宅，你對這裡的印象又為之一變。穿過鎮中心的那條溪比我想的大。我們愛爾蘭人口中的「溪」只是條小水流，但這條溪水勢湍急，溪面寬闊，還修了幾處河堤，其中一處有縮小版的自由女神像。我讀的報導也有幾篇提到這條溪，說小孩子夏天會在這裡游泳。在大家對神祕怪病的起因眾說紛紜的時候，也有人把矛頭指向水汙染。

除了優美的自然風光之外，這裡也有豐富的人文歷史。溪岸邊的伍華德紀念圖書館氣勢恢弘，大柱林立，旁邊有一棵百年山毛櫸，樹前立牌寫道：英格罕大學舊址，第一所女子大學。這裡曾是紐約州第一所特許女子大學的所在地。原來，勒洛伊一度是女權重鎮。

我去一間由火車站改建的餐廳用餐，點了雞肉派。坐在格子布餐桌前，我覺得這裡充滿人情味。回想那些對於病症的報導，我有一種感覺：為了建構一套黯淡淒涼的歇斯底里症敘事，媒體似乎刻意報憂不報喜，把焦點全放在勒洛伊和那些女孩的負面面向，讓人完全看不見這個地方和這些鎮民正面的部分。

那些女孩始終堅稱她們沒有壓力，也不覺憂鬱——至少無異於一般人——但這種說法不符合大眾和媒體對這種病的想像，所以她們自身的實質感受不被理睬。這也是很多功能性疾病患者的經驗——他們不得不一再重申問題的重點不在壓力。在我看來，咬定這些女孩否認病因是矛頭方向錯指，更應該為這場大流行負責的是社會反應——亦即那些將矛頭亂指的人——而不是個人心理。

勒洛伊事件中顯然有必須記取的教訓，但我憂心的是，最需要記取教訓的那些人已經繼續過自己的日子，連事後諸葛都沒興趣當。當初不願接受功能性疾病真相的人，之後想必還是不願接受。布羅克維奇的團隊自行調查六個月後，在鎮上的退伍軍人協會公開說明結果。他們確認火車事故地點沒有妥善清理，化學物質的確外洩，可是，他們也承認沒有證據顯示化學物質對勒洛伊構成威脅，沒有陰魂不散的毒物汙染。布羅克維奇以身體不適為由沒有出席說明會。換句話說，她本人沒出面化解自己當初高調介入所引發的恐慌。收拾殘局的任務由她的一名調查員扛下，後者確認溪流和地下水雖有流經火車事故地點，可是是朝學校反方向流去。這讓人不禁好奇：在布羅克維奇上平斯基的節目大放厥詞之前，要是有人好好研究過地圖，是不是能阻止陰謀論蔓延，讓那些女孩少受點罪呢？當時有很多人對醫生的診斷嗤之以鼻，說他們只圖省事、結論下得太快，我很想知道平斯基和布羅克維奇後來怎麼想，他們可曾明白自己急於嘩眾取寵造成的後果？布羅克維奇再也沒有去過勒洛伊，也從未承認自己犯了錯。事實上，她表現得恰恰相反。調查一無所獲之後，她非但不認錯，還信誓旦旦要繼續追查，但最後不了了之。

勒洛伊傳出神祕怪病時，媒體敲鑼打鼓，唯恐天下不知；等到毒物外洩論不攻自破時，媒體輕輕帶過，若無其事。沒發現陰謀就沒有版面，而這個案子——咱們就直說了吧——沒有陰謀根本沒什麼好報導的。閱聽率至上的新聞業沒必要更正這種錯誤。喧騰一時的爭議真相大白的時候，人們往往已經在追下一則大新聞了。隨著各種調查一一結束，各種大驚小怪紛紛平息，轉化症仍是勒洛伊這場風波最可信的解釋，沒有人能提出其他合理的說明。美國內外一開始注意到這則新聞的人，或許大多數都不知道勒洛伊事件是怎麼結束的，原因很簡單：事件落幕的時候，它已經沒有新聞價值了。

我在勒洛伊和當地記者霍華德・歐文斯碰面。他報導過那次事件，也和病人家屬及媒體同業一起參加過多場說明會。他說他本來根本沒聽過轉化症，所以一開始聽醫生提到這個診斷，他當下上網搜尋。他說：「我在公聽會上第一次聽到這個詞。醫生提到的時候，我趕快拿出手機查，查詢結果看來這是胡說八道。查完以後我也不信。」大部分媒體似乎也是這樣想的，於是這個診斷被很多報導指控為敷衍了事。醫界顯然還得多加努力。要是連我們醫生都對心身症一知半解，怎麼能期待沒受過專業訓練的大眾了解？

布羅克維奇的人和其他國際新聞團隊直奔學校、與校長金・寇克斯激烈爭執那天，霍華德也在場。我問他後來對整件事有什麼想法。他是本地人，和鎮上的人都熟，也從頭到尾見證了整個發展。

「要是我當時就有我現在對這病的理解，我的作法會很不一樣。」他說。

霍華德本來不相信轉化症的診斷，因為他和大多數人一樣，對這種病十分陌生。在他看來，「轉化症」實在不像個診斷。另外，他親眼看過火車事故現場散落的大桶子，對他來說這是鐵證，他打從心裡擔心環境汙染，沒有人希望自家門口跑出這種東西。可是，隨著各種證據一一浮上檯面，毒物汙染的說法愈來愈站不住腳。霍華德對功能性疾病了解得愈深，就也愈覺得它是個合理的診斷。後來也有其他少數幾名記者回勒洛伊做追蹤調查，得知後續發展之後從中學到東西。

我強烈認為事情原本可以往不同的方向發展，也對霍華德說了出口：「也許艾琳．布羅克維奇應該等調查過後再上電視發言。調查應該走在前面，至少先有部分的調查。」

就我所知，後來只有一組電視團隊回勒洛伊做追蹤調查——是日本的新聞團隊。他們為揭露真相自豪，也澄清了觀眾之前得到的錯誤資訊。平斯基最終不情願地接受了轉化症的診斷，但還是宣稱沒有人能確定真相。被問到媒體關注對勒洛伊究竟是利是弊的時候，他承認媒體的確造成了一些傷害，但也強調，要是沒有媒體曝光，勒洛伊不會得到這麼多協助——尤其是艾琳．布羅克維奇的協助。

依照西方醫學的分類，克拉斯諾哥斯科的昏睡症、埃爾卡門的癲癇、勒洛伊的非自願動作、古巴的哈瓦那症候群、沙溪的怪病，在某種程度上都被歸為同一個醫學問題：集體歇斯底里症。這些病症背後有一張錯綜複雜的網，由社會、環境、醫學、心理因素交織而成，為不同群體打造出獨特的症狀軌跡。然而，很多人把這張網化約成可傳染的驚慌、恐懼、焦慮、心理脆弱，以致這個診斷經常不被接受。每場大流行都有自己的特徵，讓它們成為各自不同的存在，但「集體歇斯底里症」這個分類讓特徵盡失。這些集體事件之間最大的差異不在發病的人，而在這些發病者生存的社會。社會差異才是釐清集體社會性疾病成因的關鍵，才是找出這類疾病解方的關鍵。

我們認識和討論心身症和功能性疾病的方式有問題，而集體歇斯底里症是這些誤解的放大版。我們依刻板印象認定男性不可能出現集體歇斯底里症，又依刻板印象誇大年輕女性發生的可能性。我們對這些疾病的發展方式認識不足，也的確還有許多功課要做，但第一步應該不難：以後看到集體病症爆發或年輕女性暈倒的時候，請別讓老掉牙的刻板印象借屍還魂——別再望向女巫審判或佛洛伊德式的歇斯底里症了。

CHAPTER

# 8

# 正常行為 Normal Behaviour

正常（normal）：合乎標準或一般類型的；常見的。

韓國有一種病叫「화병」，意思是「火病」或「鬱火病」，一般被視為文化依存症候群或民俗病。主要症狀是全身灼熱感，以及胸痛、呼吸急促等其他身體症狀。如果是西醫遇到出現這些症狀的病人，可能會寬慰幾句，請病人放心，但更可能的是安排抽血檢查。他們或許也會做神經傳導檢查，因為皮膚灼熱也可能是神經病變造成的，所以最好評估一下病人的神經狀況。如果病人胸痛嚴重，他們應該會做心臟檢查。但要是醫生一開始就認為病人是心身症，大概就會把他們轉給精神科醫生。

西醫不容易懂火病對韓國人的文化意含。這種病好發於中年婦女，與婚姻問題或外遇產生的壓力有關。和格里西瘋病一樣，火病也是一種表達心理困擾的語言，說著相同語言的族群方能理解。這類疾病不能只從症狀論症狀，因為它們是心理痛苦的隱喻。火病是可以為人接受的求助方式。

《精神疾病診斷與統計手冊第五版》（將各種精神疾病分門別類的精神醫學聖經，以下簡稱DSM第五版）只列出第一語言非英語的族裔的文化依存症候群，例如拉美族裔的「susto」和「nervios」、華人的「神經衰弱」、柬埔寨的「khyal cap」、印度的「dhat」等等[19]。DSM第五版對「心理困擾的文化概念」的界定是：「特定文化群體經驗、理解、傳達痛苦、行為問題或令人煩惱的想法和情緒的方式」。DSM第五版沒有特別列出源於英語系西方工業國家的文化疾病，是否代表我們沒有文化形塑的病症呢？難道我們對自己的痛苦如此敞開談論，所以不需要生理的隱喻？

西方一些文化的確有其獨有的醫學症狀。例如法國有一種病叫「*les jambes lourdes*」，意思是「腿沉」（heavy legs），在別的國家不常見，幾乎只有法文醫學文獻會討論這種病，他們認為致病原因是靜脈功能不全。據信「腿沉」會造成腿部積水，導致腿部沉重和腫脹。如果你去法國的藥局說你腿沉，他們有一整櫃的產品任君挑選，據說可以緩解症狀。一個賣消除腿沉乳霜和凝膠的網站說，高達三分之一的女性有這種病，可是英國完全沒有「腿沉」這個疾病分類。

「腿沉」在法國不會被視為民俗病或文化依存症候群，因為這兩個名稱通常是用於自身文化群體之外的標籤。我們很難在自身社會看出或公開討論民俗病，一方面它們不被視為民俗病，另一方面它們被當成生理方面的疾病，因為若不如此，可能會讓某些刻意被隱藏起來的東西被掀開。我是接受西方醫學訓練的醫生，出身愛爾蘭，現居倫敦。我對健康和病症的看法主要受到這些文化因素影響，我被灌輸討論病症時要用這種文化語言。我和許多西醫一樣，也會把感受和行為當成醫學問題處理。病人來找我就是要我為他們這樣做——給他們的痛苦一個醫學解釋——但老實說，即便我所受的訓練如此，我的病人也抱此期待而來，但我無時無刻不在擔心：我這樣做其實是錯的，而且可能造成傷害。

❖　❖　❖

19 皆為有文化性及地域性的心身症。Susto，症狀包括緊張、厭食、失眠、精神萎靡、發燒、抑鬱、腹瀉等等。nervios 的症狀包括無法控制的尖叫或喊叫、哭泣、顫抖、感覺胸部和頭部發熱、解離等。khyal cap，症狀可能有心悸、視力模糊和呼吸急促等等類似驚恐發作的感覺。dhat 梵語為 धातु वीर्य，一稱泄精症，是一種存在於印度男性間與性和精液相關的嚴重焦慮與疑病症狀。

希亞娜來我這裡問第二意見。雖然她年方二十，卻已經有一大串醫學診斷。轉介信說她有關節問題、頭痛、記憶障礙、低血壓、睡眠障礙，而且經常暈倒。不過，她被轉介給我倒不是因為這些症狀，而是因為她會恍神（blank spells），而且她漸漸認定自己有癲癇。另一位醫生對她說過她不是癲癇，但她和家人都不相信。

「先讓妳知道一下希亞娜是什麼樣的孩子。」我還沒來得及問，她母親就急著開口：「她很聰明，表現一直很好，可是這些『癲癇小發作』（petit mal，又稱失神發作）把她的生活搞得一團糟。我們得好好處理。」

「癲癇小發作」是過時的醫學術語，指的是一種非常特殊的癲癇類型，出現這種症狀的大多是幼童。我作為醫生的諸多缺點之一，是聽到別人用專業術語描述他們的症狀會不耐煩——我希望他們用大白話敘述自己的故事。當我對希亞娜這樣說，瞄到她母親震驚的表情，我知道我搞砸了開頭。

「希亞娜，妳不用說服我妳不舒服。」我對著她，而非她母親說：「妳若沒有不舒服，就不會在這裡了。我得請妳做的是敘述症狀，從開始到此刻的症狀。但拜託別用醫學術語，因為可能造成混淆。」

「可是我們一直都這樣說。」我顯然惹惱了她。她父母坐她兩側，三人互看了一眼，對我打斷他們一臉不以為然。

「轉介信裡寫得很清楚，對吧？我們已經把前幾位醫生的信都給妳了。」她父親態度強硬。

「那些信的確有幫助，謝謝。但你們想問的是第二意見，我想先把之前的診斷歸零。如果希亞娜能用自己的話從頭說一遍，讓我知道問題出在哪裡，我想一定比較好。」

一份醫學研究說：解離型癲癇患者比較能描述發作的結果和場所，比較無法詳述主觀經驗。相對來說，癲癇患者比較會把焦點放在發作時的症狀。以我的經驗，許多功能性疾病患者也是如此。和功能性疾病患者談話的時候，我不時有種感覺：他們更想要的似乎不是治療，而是別人承認他們在受苦。給他們貼上診斷標籤可以達成這個目標，但前提是那個診斷必須經得起考驗。癲癇固然可以解釋希亞娜有多不舒服，但之前的醫生堅持她不是癲癇。

「妳不能自己讀信嗎？」希亞娜問。

「我已經讀過了。我現在需要的是妳用自己的話描述症狀，不然我只是重複前一位醫生說的內容——我們直說吧，你們就是不同意他的看法，所以才會在這的不是嗎？」

希亞娜不情願地從一年前說起。雖然她說得很吃力，但我一點一滴拼湊出她生病的過程。她是上大學後出問題的，一開始是發現自己跟不上授課老師的思路，聊天時也常跟不上對話。講述這些事的時候，她不時岔題抱怨醫生不把她當回事，朋友也疏遠她。我努力保持耐心。每次她偏離主題，我都盡可能不落痕跡地把話題帶回來，但我知道我們兩個都有點挫折。最後我理出頭緒：她一開始是因為課業落後才懷疑身體出了問題，後來才把問題歸咎於恍神，她認為那害她無法專心。不知道從什麼時候開始，她認定恍神一定是因為癲癇。一開始還不算頻繁，但頻率愈來愈高，後來一天會出現好幾次，而且總是上課時最常發生。聊天時她還能請朋友再說一次，但上課她不可能打斷老師，或是請老師講慢一點，於是她上課經常如墜五里霧中。後來她在聽課時邊錄音，解決了一部分問題，但分組討論沒辦法這樣應付，很多對話她左耳進右耳出。她也不敢發問，因為她擔心問到已經討論過的問題。這些情況日益嚴重，漸漸擴散到生活各個層面。她愈來愈常和朋友或家人起爭執，他們總是說已經和她說過什麼事，而她總是堅持沒有。

「妳發現自己漏掉什麼的時候，是什麼感覺？」我換了幾種問法問了她幾次，她歪著腦袋想該怎麼形容。

「有點像關機。」

「所以是完全空白嗎？發生之前，妳會不會有『快出事了』的感覺？能不能部分意識到？」

「最好的形容方式是像做夢。也有點像放空，像喝酒之後微醺。」

只要她多給自己一點時間好好想，她其實形容得很好，我心想。

「最近呢，在某些場合還是特別容易發生嗎？」我問。

「老師說太快時和房間太吵時都會。我有時候對聲音超級敏感，太吵的房間我沒辦法思考。我覺得我的大腦一次只能處理一組資訊。」

「她出問題時我看得出來，表情都變了。這孩子很聰明，但發作時整個人像空的。」她母親補充。

「那種時候妳能讓她回神嗎？」

「有時候可以。給她一點刺激的話，她會像是嚇了一跳，然後就清醒過來。」

逐漸深入希亞娜的經歷之後，我們的對話變得比較自然。這家人一開始雖然不太滿意我的提問風格，但談了這麼多細節之後，他們好像也開始喜歡我。我又問了希亞娜其他的健康問題。一個年輕女孩身上有這麼多彼此無關的症狀，說巧也太巧了一點。她十幾歲時膝蓋痛，看了幾位醫生之後診斷為關節過動。後來她經常暈眩，才知道自己也有低血壓的問題。為此，她做了一連串醫學檢查，被診斷為直立性心搏快速症候群（postural orthostatic tachycardia syndrome，簡稱PoTS）。這種病的患者從平躺轉為坐姿或站姿時會心跳驟升，主要症狀是頭暈、暈倒、疲倦。她還有大腸激躁症，也使用順勢療法處理睡眠障礙。她說自己從來不會一覺到天亮，每晚都會醒來二、三次。過去五年，她已經看過好幾位醫生。

令我尤其注意的是：希亞娜已經為她這些診斷放棄很多事物。因為關節過動，她完全不運動了；因為大腸激躁症，她近乎嚴苛地限制飲食；為了讓她專心讀書、好好睡覺，父母為她裝了遮光窗簾和隔音板；因為擔心突然不適，她盡量避免一個人外出，幾乎隨時都有家人或朋友陪在身旁；因為她對聲音敏感，學校有時讓她一個人考試，只有監考在場。我一邊聽她訴說自己的故事，一邊忍不住心想：等她離開學校、也脫離父母羽翼之後，該怎麼辦？她現在的小天地還能討價還價給她方便，將來面對的世界可不會。

「我讀了不少癲癇的資料，我知道癲癇小發作會這樣，讓人像是做白日夢一樣。」希亞娜的母親說，還特地強調：「我一位同事的兒子就有癲癇。有一次她看到希亞娜發作，說跟她兒子一模一樣。」

我想問的都問完以後，我請他們告訴我是否還有什麼事是我應該知道的。

「我們只想要個說得通的診斷，還有治療。她要升大二了。助教說她一年級還過得去，但繼續這樣的話，接下來恐怕有困難。」她父親說。

「我很確定是癲癇。」希亞娜決定單刀直入：「我知道上個醫生說不是，但我覺得他沒盡力。他幾乎什麼檢查都沒做。」

我也不認為希亞娜的情況是癲癇。老實說，聽她談到在吵雜的環境裡無法專心、發現自己漏聽上課內容時感到驚慌、有時候一頁書得讀上三遍等等，我忍不住心想同樣的事我也發生過很多次。但我沒說出口。我想，就算我對她說我也是這樣，告訴她這沒什麼不正常，現在的她大概也聽不進去。有的人看醫生是求個安心，但希亞娜不是。

所以我建議做幾項檢查。他們一家喜形於色，因為他們要的就是這個。「但我得先說一下，我覺得不太可能是癲癇。妳說的症狀在癲癇很少見。」我說。

她母親說：「我們想幫希亞娜做 PoTS 檢查時，那位醫生也是這樣說的。幾位醫生都說她沒什麼問題，說整天頭暈沒什麼大不了的。第一次檢查正常，我們還自費去做第二次——結果第二次就證明她是 PoTS。若要說我們過去幾年學到了什麼教訓，那就是醫生老是出錯。」

我同意：「對，搞不好我也弄錯了。」我知道癲癇不容易診斷，可能那時排除、這時確診，我們不必急著在初診就取得共識。如果是癲癇造成的恍神，腦波會出現劇烈的異常變化，我決定讓檢查告訴我們答案。

下一次見到希亞娜是在遠距錄影監測病房。她會住院一週，接上各式各樣的電極供儀器監測：腦電圖電極監測腦部活動，心電圖電極監測心率，還有一組電極是監測肌肉張力。除此之外，她還會戴上脈搏血氧機，隨時測量血液裡的含氧濃度。護理師會定時幫她量血壓。病房裡還有兩台監視器，好讓我們隨時可以從不同的角度觀察希亞娜。如果她人不舒服按下求救鈴，護理師會立刻進門察看；如果護理師從螢幕上看到不太正常的舉動，他們也會主動察看。如果她出現恍神，護理師會來問她幾個問題，並請她依照指示完成幾件事，以評估希亞娜的意識程度和互動能力。全部就緒後，剩下的就是等待。我們也請希亞娜帶本筆記本來，隨時記錄自己的感覺。我希望這些檢查能發現鐵證，所以我盡可能把各方面安排得滴水不露。一個星期後，我會核對資料，看看我們的紀錄和她對症狀的經驗是否相符。

結果一個星期才過了一半，護理師就跑來向我告狀，說希亞娜難以配合病房的作息。據說她大肆抱怨睡不安穩，還拒吃早餐，因為送餐時間太早。心理師九點來為她做記憶測驗，希亞娜拒答，說要改約下午，因為睡眠障礙讓她夜不成眠，她早上不能做測驗。

「妳看一下這段。」負責從頭到尾察看影片的腦電圖技師讓我看一段錄影：希亞娜躺在床上，她母親把土司掰成小塊慢慢餵她吃，好像她是個幼兒。

「她幹嘛這樣？」我問。

「她母親說她頭暈嚴重，要到下午才坐得起來，還說她早上血壓太低。」

「她門診時曾說過她有PoTS，但沒提到她暈得這麼嚴重。」我說

「我覺得她在家的時候應該沒那麼糟。可能是在這裡才這樣，我們的病房太熱了。」

我決定先多多收集資訊，再設法釐清這種行為的原因。一週結束時，我們已經記錄了一百五十多個小時的醒－睡腦波，她也寫了一本詳盡的症狀筆記可供討論。希亞娜說，不論看書、看電視還是和探病親友聊天的時候，她都一再恍神，也經常突然忘了大家在談什麼，每次發作大約幾秒。有時候護理師來檢查她的狀況，她卻像是沒看到他們似的，偶爾還會無法回答問題長達一分鐘。我翻看她的筆記，只見每天都寫了幾十次「放空」、「一片空白」、「無法思考」、「感覺好怪」等等。

我對照希亞娜說自己不舒服時的影片和腦電圖，結果發現：即使在她無法開口的時候，她的生理測量數值（尤其是腦波）仍是正常清醒狀態。還有幾次是希亞娜的母親按下求助鈴，說她很確定女兒正在恍神狀態。但我找出那幾段影片，希亞娜看起來一點事也沒有，不曉得她母親覺得她哪裡不對勁。

「睡眠多項生理檢查（polysomnography）也正常。」腦電圖技師順便告訴我睡眠分析的結

果。希亞娜沒有特別要我注意她的睡眠問題，但這裡的睡眠檢查儀器非常齊全，平白放過這項細節似乎有點傻。結果，睡眠檢查也沒有發現什麼奇怪的地方。希亞娜說得沒錯，她夜裡的確會醒來幾次，但醒過來的時間很短。她可以進入正常睡眠階段，睡眠時間也在正常值。我也看了她的血壓和心率，想知道和她不到中午不肯起身有沒有關係。她待在這裡的幾天血壓偏低，但還是在正常範圍內。

我已經和希亞娜一家說好週五上午和他們討論結果。我的巡房時間是十點，果然，我一進門就看到希亞娜躺在床上，不肯坐起。她母親坐在床邊握著她的手，她父親雙臂交叉靠牆站著，面無表情，一語不發。

「常常這樣嗎？」我問，想知道她是不是經常頭暈到不敢坐起。

「通常不會這麼糟。」她虛弱地一笑：「主要是這裡太熱。連窗戶都不開。」

這倒是。我們這裡和很多醫院一樣，暖氣不會隨著不合節令的溫暖冬日調低。另外，這裡是五樓，窗戶是封著的。

「真抱歉。這裡的確很悶。」

「我知道我為什麼會頭暈，所以我不擔心。反正我有PoTS。」她細聲細氣地說：「但檢查怎麼說？我這星期有幾次發作得真的很嚴重。護理師告訴妳了嗎？」

「有，他們都告訴我了，我也看了妳的筆記。」我答。接著，我向他們說明我怎麼解讀這些檢查：我以希亞娜的筆記為本，先找出她感到健忘或時間消失的時間，再察看她那段時間的腦波和其他檢查有沒有異常。人只要失去意識，不論原因是什麼，腦波一定會出現變化。然而，儘管希亞娜這幾天常常覺得恍神，有時候甚至對周遭的事渾然不覺，她的腦波始終呈現正常的清醒模式。事實上，我為她做的每個檢查都是正常的。

「不可能。」希亞娜一臉難以置信：「我有癲癇，我確定我有。妳看到了我記憶測驗的表現嗎？心理師只不過要我記一個簡單的小故事，我卻什麼也記不起來。」

事實上，心理師也同意希亞娜的記憶測驗表現不佳，但她認為那是因為希亞娜太過焦慮，以致無法專心。她的問題出在吸收資訊，不是保存資訊。她表現不好只是因為慌了手腳。

我向他們解釋：這些檢查全部正常，代表她沒有癲癇。

「就算不是癲癇，也總有其他原因吧？」她母親問。

「顯然有。不管是什麼原因，都已經造成她的問題。這些檢查全部正常，代表她會恍神是因為一種叫做『解離』的心理過程，而不是因為不可逆的腦部疾病。我們稱這種情況為解離型發作。」

我向他們解釋什麼是解離，並說明每個人都有這種傾向，生活壓力過大和心理困擾嚴重的人尤其容易發生。當你滿腦子都在煩惱別的事，另一半說的話一句也沒聽進去，是解離；當你諸事不順以致忘東忘西，是解離；當你壓力大到頭暈，是解離；當你注意力渙散，結果連簡單的指示都做不好，也是解離。我還對他們說，解離這種心理過程要是能正常發揮，對人是有幫助的：它讓我們不致負荷過重，也能讓一些人不受痛苦的念頭折磨。不過，解離和其他身體功能一樣，也會出錯。出錯的解離成了問題，不再正常。

「我不知道……」希亞娜和母親對望一眼，神色躊躇。

這是我在診察時最忐忑的時刻——把病人自以為罹患的疾病拿走，換上心理機制的解釋。對很多人來說，這種替代方式很不討喜。

「解離可以治療。」我進一步補充：「雖然它帶給妳很多困擾，但有辦法治療。」

這時，援軍從意想不到的地方出現。剛才一直默默站在一旁的父親突然開口：「我覺得她說的是對的。希亞娜，妳這種情況我以前也有。妳有一次也對我說妳覺得腦子塞滿了，新東西裝不進去。」

「對，有時候真的有那種感覺……」她同意。

「既然能治，我們至少該照醫生的建議試試。」

希亞娜從頭到尾一直躺著，我原本有點擔心自己像是在逼她。聽到她父親支持解離的診斷，我深受鼓舞，忍不住想趁機處理她其他的健康問題，畢竟其中幾項也和檢查結果衝突。雖然她來就診是想討論她的癲癇，但如果她能接受恍神是解離造成的，或許她也能接受另外幾個問題可能也系出同源？頭暈是相當常見的解離症狀，客觀的檢查結果也證明她沒有睡眠不足的問題。

「人睡多睡少的感覺未必準確，希亞娜的睡眠品質或許不如她想的糟。」我說。

「無所謂，反正我不是來治這個的。」希亞娜意興闌珊地說。

「是沒錯，但我想，知道自己沒有睡眠問題也還不錯吧？妳這七天晚上的睡眠品質滿好的。」

「嗯，算好消息吧。」她對這件事似乎還是興趣缺缺。

「我們擔心的是癲癇。」她母親插話挺女兒。

我這個人就是不知道什麼時候該見好就收，還是很想弄清楚希亞娜是否真的需要整個上午都躺著。她認為PoTS造成的低血壓讓她非躺著不可，但這個理論很容易驗證。PoTS患者之所以不能坐或站，是因為他們的身體無法負荷直立時的血壓。

「既然妳現在還連著這些儀器，不如順便檢查一下妳站和坐會有什麼變化？搞不好身體的反應也比妳以為的好？」

希亞娜看起來非常難以接受，但她父親再次幫忙敲邊鼓：「搞不好沒那麼糟。機會難得，以後不曉得還有沒有機會做這麼詳細的檢查。」

護理師和我一起把血壓監測器固定好，我把顯示希亞娜的腦電圖和心電圖的螢幕轉過來，讓我能看得更清楚一點。希亞娜雖然不情願，還是慢慢坐起。PoTS之所以會頭暈和暈倒，是因為身體對改變姿勢（從臥姿變成坐姿或站姿）產生異常的自主反應，導致心跳驟升，血壓驟降。

希亞娜說她覺得頭暈，但還是能完全坐直。心率只加快一些，血壓沒變。我一樣不知適可而止，請她站起來試試。

「我不敢站。」她聲音充滿恐懼。

「只要覺得不舒服，我馬上讓妳躺下。為了檢驗的完整性，能看看改變姿勢對妳身體的影響會很有幫助。」我說。

希亞娜吃力地慢慢把腿挪到床下。她母親站在一旁，一臉擔心。

「我不會讓她跌倒的。」我試著安撫她們兩個。

「你們不懂看著自己的女兒承受這些有多痛苦。」

我和護理師一人一側站在希亞娜兩旁，準備在她站不住時馬上出手扶住。

「哦，老天，我開始暈了。」她慢慢站起時說。

「慢慢來。如果妳血壓降得太低，身體一定感覺得出來，它也會自己調整。」

等她站穩以後，我看向房間一角的螢幕。她的心率和腦波都正常。不過，希亞娜對站姿戒慎恐懼不是沒道理的——她才剛站直就膝蓋一軟，眼睛一閉，身體癱軟。我和護理師趕忙扶著她往後倒回床上。護理師身手俐落地把她兩條腿抬上床，調整成舒服的姿勢。躺平以後她馬上醒了過來，開始哭泣。

「早就告訴你們會這樣。」她抽抽噎噎地說。

「對，妳說過。無論如何，謝謝妳讓我們試試，看到實際情況對我幫助很大。」

希亞娜站著的時候只有心率稍微增加，其他生理參數都是正常的。PoTS患者之所以會暈倒，是因為血壓降低導致大腦缺血和缺氧；暈倒以後，腦波會迅速變緩。可是，希亞娜躺回床上之後腦波沒有變緩，所以她不是暈倒。她之所以會對站姿產生劇烈反應，是出於預期，而非病理機制。另一個原因是恐懼：恐懼觸發解離，大腦因而停止運作。最後，這種反應也會因為變成慣性而日益嚴重。她預期自己早上會頭暈，於是她找尋頭暈的跡象。她認定頭暈和低血壓有關，更堅信感到頭暈時站著一定會暈倒。於是，每當她站起來，她的預期便將神經系統淹沒，實現了她的自我預言。

事情變得愈來愈清楚：希亞娜的很多症狀都出於功能性（心身性）因素，而非病理因素。不論是恍神還是早上不能站，檢驗結果都支持功能性診斷。睡眠多項生理檢查正常，代表她的睡眠品質並非不佳，只是對夜裡的醒覺過度警覺，發展成對睡眠問題的過度憂心。這些問題應該是相關的。它們可以總結成一個首尾連貫的診斷，而非相互無關的多種疾病。我擔心的是，如果不好好處理她發展功能性神經問題的傾向，不及時改變她累積疾病標籤的習慣，她恐怕會愈來愈惡化。我看過很多人剛開始和希亞娜一樣，最後發展為嚴重的長期失能。

等希亞娜恢復一些，我說出我的想法：她這種頭暈不太可能是PoTS造成的。

希亞娜反駁我：「早上血壓低的時候，我總是一站起來就暈倒。」

「希亞娜，可是那不是暈倒。暈倒時血壓會低到讓大腦缺血和缺氧。但妳剛剛站起來的時候我一直盯著數據，全都是正常的。

「可是我有PoTS。」她堅持。

「也許吧。但剛剛那次不是因為PoTS。」接下來我和她談了好一陣子，對她說明太關注身體微小變化的缺點，還有可以怎麼做來戒掉這種習慣。我建議她別受氣候或溫度影響，慢慢讓身體適應在早上站起。她聽得心不在焉，偶爾應和幾句敷衍了事。我再次冒出一種感覺：她來找我其實只有一個目的。除了配合她達成目的之外，我最好別多事。

她答應去看心理師，我也向她保證，心理師一定會盡力幫她打破這種惡性循環。談到最後，看到她終於願意接受恍神可能是解離造成的，也不再一口咬定自己有癲癇，我總算放心。但願心理師能教會她用不一樣的方式回應身體變化。

後來我有一陣子沒見到希亞娜。下一次在診間見面的時候，她的父母還是陪她來，但她臉上多了笑容。她說，她覺得好多了。她讀了一些關於解離的資料，覺得自己的情況的確很像。她也找助教談過這件事，他們願意多加幫忙，協助她跟上課業。

「可不可以請妳幫我寫封信給學校？我的論文需要晚一點交。」她說。

「沒問題，妳今年過得很辛苦。妳希望我寫什麼呢？」我問。

「可不可以對他們說一下妳對我的診斷？還有我需要安靜一點的環境，以及我以後作業需要多一點時間？」

「我可以說妳最近在醫院待了不少時間，對妳的課業造成影響。但妳真的覺得自己以後交作業還是需要多一點時間嗎？我滿希望妳可以和心理師一起改掉恍神。還有，我覺得妳應該期許自己回到正常，和別的同學用一樣的方式面對課業。」

她聽了不太高興。

「妳可不可以幫我寫封信就好？就告訴他們我今年病了。明天我再找我的PoTS醫生幫我寫。」

我想起第一次向她問診時冒出的念頭——等到她出了社會，進入一個不會配合她需求的世界，她會很辛苦。

「這門課會不會不太適合妳？」我大著膽子拐彎抹角地說，不表現出我覺得這門課恐怕超出她的能力範圍。

她渾然不覺。「我讀得來。只要我沒這麼多病的話，這門課對我沒問題的。」

我看看她父母，想知道他們的想法，但他們什麼也沒說。於是我不再多言，很快寫了封信請她老師留意她的病況，說她最近因為住院浪費掉不少時間。

他們離開時親切地向我道謝。我做了他們希望我做的事。我為希亞娜澈底做了檢查。雖然我的診斷不符他們期待，但畢竟是白紙黑字的診斷，他們還算滿意。希亞娜好轉了，她的家人也開心——可是，為什麼我有股罪惡感？我其實知道原因。雖然我做了份內該做的一切，我做了同事都會做的事，我遵守了這個行業的規矩，但老實說，我對這些規矩不盡認同，我知道自己沒有更坦誠地說出想法。

在西方醫學界三十多年，我已經學會配合日益增加的診斷需求，好像我們對每一件事都該貼上疾病的標籤。可是在內心深處，我認為這樣做對許多病人有害無益。要是我對希亞娜更坦誠，我會告訴她她的症狀顯示她已難以應付課業壓力；我會告訴她那些症狀不是病，而是訊號，告訴她她為自己選擇的人生正為她帶來負面影響。如果她得用盡全力才能達到目標，也許那個目標一開始就訂得不對。可是，西方社會的人遇上問題，他們尋求的往往是醫學解釋，因為醫學解釋比心理－社會解釋更讓他們接受。在某種意義上，西方醫學已經學會配合人們的需要。於是，行為與病症的界線、正常與不正常的界線——甚至生病與健康的界線——都已變得模糊不清，幾乎每一個人都可以冠上某種病症。到了這一步，「人」就變成了「病人」。

我給了希亞娜一個醫學標籤，讓她可以用診斷解釋她為什麼過得辛苦。我還為她寫了封信給學校，請他們讓她好過一點。可是，她需要的真的是這些嗎？如果是二十年前，我還是會向她解釋解離的現象，但我會設法不用「解離」這個詞。我甚至會更坦率地告訴她她壓力太大了。但現在，醫生很難這樣做。雖然家庭醫生幾乎一定會安撫求診者，但來到我這種專科醫生這裡的病人都已走過家庭醫生那關。他們之所以會被轉介給我，就是因為安撫策略已無法奏效。最令人滿意的醫病關係是醫生做出診斷，病人接受診斷。保險公司、病假單、醫院編碼系統都希望醫生把病人放進某個分類。

當希亞娜走進第三級轉診醫院尋求第二意見，我就隱約知道：除非我給出一個她信得過的明確診斷，否則她不會滿意。於是我給了她診斷。我可以說我達成任務了，但長期代價呢？希亞娜已經有將醫學診斷身體化的跡象，「解離」這個診斷最後會不會讓她更加嚴重，就像PoTS對她造成的一樣？被貼上PoTS的標籤之後，她毫無保留地以身體表現出來，這個診斷沒讓她更好，反而更糟。

解離是正常現象，我們很難認定哪裡是正常的終點，不正常的起點。睡眠也是如此——每個人的睡眠多寡都不一樣，雖然我們可以訂出全體人口的睡眠基準，但不可能規定每一個人到底要睡多久才算「正常」。我想我們應該可以這樣說：不論是睡眠或解離，在它帶來的缺點嚴重到讓人難以生活的時候，就是不正常。照這論點，希亞娜的極端解離情形的確是種病症，而我的處理方式也沒有錯。但即使如此，我的作法還是沒有顧及給人貼上「患病」標籤的潛在效果。我本來可以更努力不給希亞娜貼上標籤，換個方式討論她與外界的互動。但我選擇的是給她一個醫學分類，因為我認為這是她唯一能接受的結果。這樣做也代表我接受了哈金「迴圈效應」和「分類效應」的風險，讓她有機會將新的病人角色身體化。這是西方醫學的文化依存症候群——我們製造出「病人」。我們把差異變成醫學問題，即使查不出客觀病變也是如此。這樣做有時是對的，但我們錯的時候比人們以為的更多。雖然放棄生存症候群和哈瓦那症候群目前只影響了一小群人，但西方醫學終究是將新的分類引進世界。這一步從未經過人們同意，但影響極其深遠，思之令人心驚。

❖　❖　❖

雖然很多人以為有無病症（illness）或疾病（disease）是科學事實，但實情並非如此。當然，有的疾病囂張高調，有或沒有十分清楚，但許多狀況並沒有這麼黑白分明。從病理上來說，血壓多高才算「高血壓」，每個人的標準都一樣嗎？大多數生物數值沒有唯一正確的標準，只要在一定範圍內都算正常。決定誰生病、誰沒病，一定會遇到在正常與不正常之間劃界的問題。荷爾蒙濃度要多高或多低才算在正常值以內？解離要多嚴重才算嚴重？身高、體重、心率、血糖、血紅素值，還有其他生物數值，都有專家會議訂定的標準，這些標準決定誰有病、誰健康。但因為這些標準沒有絕對的對或錯，科學家必須運用他們的經驗和知識劃出界線。不過，這種決定無可避免地有專斷的成分，而且過程往往偏向過度診斷。由於西方醫學界念茲在茲的是盡可能地發現疾病，所以也會以達成這個目標為前提訂定標準。西方醫學體系懲罰的是漏看疾病的醫生。愈早發現疾病愈好，同樣是個未經過嚴格檢證的假設。科學家和醫生有十足理由訂立過度寬鬆的診斷標準。

西方醫學把本來安然無恙的人變成病人的例子數不勝數。舉例來說，有一群專家在二〇〇二年組成委員會，訂出一套早期檢測腎臟病的標準。腎衰竭是十分嚴重的問題，足以危及生命，對病人是沉重的負擔，醫療體系也必須付出昂貴的成本。委員會的想法是：把標準訂得更寬，就能更早檢測出腎臟病的跡象，進而減少腎衰竭的病例，挽救無數生命。理想令人欽佩，後續發展卻不是那麼回事。新標準適用之後，一大群從不知道自己有病、也沒怎麼想過這件事的人，突然得知自己有健康問題。一夕之間，美國有百分之十的人達到擴大後的腎臟病標準，英國則是百分之十四。在標準改變以前，兩國的比例都不到百分之二。

新病例大增帶來一個問題：如果真的認定他們全部都是高危險群，就代表六十五歲以上的人有高達三分之一會走向腎衰竭。可是，既然每年只有千分之一的人真的會變成末期腎衰竭，「三分之一」的推估不可能是正確的。數字兜不攏意味著，就算完全不治療這群突然被貼上慢性腎臟病標籤的人，他們絕大多數也不會惡化成嚴重腎臟病。但新標準適用後，一大群毫無症狀的人被貼上診斷標籤，開始需要做他們原本不必做的定期追蹤和檢查。

這樣的例子還有很多。一九九四年，世界衛生組織為骨質疏鬆症訂立新標準，讓貼上這個診斷標籤的人一夕翻倍。擴大骨質疏鬆症定義的問題和腎臟病類似。後續研究顯示：在新的骨質疏鬆症病例中，只有一百七十五人需要為預防髖部骨折而接受完整三年療程。

過度敏感的標準為這兩種疾病做出過度診斷，許多人因此面臨他們可能不需要的檢查與治療。為數眾多的健康者只因為疾病定義擴大就成了病人，但他們絕大多數不會想到：只要一群專家專斷地擴張疾病定義，就足以讓自己「生病」。他們相信醫界、相信科學，卻不知道醫學裡有那麼多模糊地帶。

過度診斷顯然帶來不便，也平添非必要治療的風險。不過，以希亞娜這一類的人和其他功能性（心身性）病症的人為鑑，我更擔心的是：將這麼多人框進擴大的慢性腎臟病和骨質疏鬆症範圍，對他們的心理和行為會產生何等影響？我想很多人或許還心存感激——因為這則警訊讓他們更注意健康問題——但他們絕大部分本來就不會腎衰竭或髖部骨折。他們甚至會把自己的健康歸功於預防計畫——這就是擴張預防計畫的美妙之處：如果你治療的人很多很多，而他們沒有一個演變成你所預防的疾病，你就能宣稱自己大獲成功。那些病人甚至會感謝你，因為他們根本不知道自己其實不需要這麼多回診、血檢、掃描、補給品。

可是，這些人會如何身體化他們的新身分——「病人」？這是過度診斷難以衡量的負面後果。正如哈金所說，分類效應讓疾病標籤身體化，製造出新類型的人；如果標籤夠有力，還會製造出新的失能者。我不禁好奇：有多少人因為被貼上腎臟病的標籤，變得過度擔心健康，開始在身體上到處尋找症狀，甚至限制自己的行動？人一旦被標籤困住，就很難把他們拉出來。大家往往把醫學診斷——尤其是依據看似科學的檢驗結果所下的診斷——當成絕無謬誤的真理，殊不知這些診斷多得是謬誤。

促成過度診斷風氣的，除了西方醫學唯恐遺漏疾病的習氣之外，還有醫生和科學家的個人特質，以及相關機構的實際考慮。界定何為疾病和病症的專家會議由小圈子組成，他們無可避免會有自己的盤算和缺陷——因為我們每一個人都有。為疾病設定標準的時候，醫生往往會訂下能把更多病人納入自身專業領域的標準。他們通常也有權為病人劃出灰色地帶——許多醫生也真的這樣做了。

容我用一個完全虛構的情境說明這點。假設我開了一家治療失眠的診所，可是有失眠困擾的人不夠多，我的診所門可羅雀，眼看無以為繼。病人是醫院的收入來源，沒有病人，醫院就沒有資金，也請不起人。在這種情況下，擴大失眠的定義再大加宣傳，可以吸引新的病人。此外，睡眠領域的研究者也需要病人才能做研究，所以他們可能也會採取同樣的作法。與此同時，不論是販售安眠藥的藥廠，還是生產研究睡眠障礙儀器的製造商，也都必須要有受失眠之苦的人才能繼續經營。我再強調一次：睡眠研究和治療的領域沒有這種事——有睡眠困擾的人太多，已經夠讓專家忙到天荒地老。然而，其他醫學領域還是會有意無意地招攬病人。醫療專業人員發現異常的動機，遠大於安慰病人一切正常的動機。

有「英國希波克拉底」之稱的十七世紀醫生湯瑪斯・希登漢說過：疾病（disease）是等著被發現的東西，獨立於觀察者而存在。例如癌症，不論醫生是否將它定義為疾病，它都會生長、現形，讓人生病。病症（illness）則不同，病症是一個人對自身知覺的感受，未必與疾病有關。換句話說，就算沒有客觀病變也可以有病症。病症由感覺到它的人和為之起名的醫生界定，所以在本質上是文化現象。「正常」取決於你生活的社群。洛杉磯的「過重」和薩摩亞的「過重」很不一樣，平地族群和高海拔族群的血紅素標準值可能也不一樣。衡量我們「正常」與否的標準，是與我們生活在同一個社會的其他人。所謂「健康」，可能只代表你比周遭的人健康。界定異常的是醫生和科學家，但這兩者也立足於社群，受社群的思考和價值觀影響。

除了擴大疾病（disease）的診斷標準之外，另一個將身體狀況醫學化的方法是重新定義生理正常。這種辦法不必證明身體出現任何病變，就能創造出全新的病症（illness）。雖然我們不時創造新的醫學診斷，但客觀的診斷和受社會文化影響的診斷不同，必須加以區分。客觀型的診斷起於發現新的致病因素（例如新病毒或基因異常），從而得以解釋先前無法解釋的醫學問題。這類疾病和希登漢說的一樣，就算科學家找不出確切成因，它們還是存在，也還是會造成生病和死亡。而另一種新的主觀型診斷，則只因為有人決定重新定義正常生理與行為的標準而出現。這類醫學問題不必證明有生理病變，醫生只要認定某種正常特徵已跨至異常的範圍即可。

把以前認為沒有大礙的問題變成病症有多容易呢？我用一個很小的例子說明。一九八五年，舒克拉醫生在《英國精神醫學期刊》的論文中指出：不打噴嚏（asneezia）[20]是精神病的徵兆，幸好注意到的人不多。舒克拉是精神科醫生，他說他有百分之二點六的病人有這種症狀。雖然從此以後，精神醫學文獻偶爾會提到這個症狀，但謝天謝地，不打噴嚏沒有成為眾所公認的疾病特徵。如果舒克拉更有權有勢，如果他的論文引起大眾媒體關注，如果有藥廠有意販售治療不打噴嚏的藥，這件事可能真的會往另一個方向發展。在因為「正常」被重新定義而產生的新醫學問題中，有太多比不打噴嚏更成功的例子。現在隨便一次門診，總有些病人的正式醫學診斷令我心裡一嘆，因為在我剛剛拿到醫生執照的時候，他們那些問題還屬於正常。

❖ ❖ ❖

西方醫學過度熱中診斷分類，我擔心希亞娜已經成為這種習尚的受害者。她已經被貼上太多標籤，統統沒有病理依據，只是因為生理「正常」的標準改變而起，是最可能被過度診斷的醫學問題。

在常態分布之中，明顯正常的人占大部分，明顯異常的人少得多，第三種人位於中間地帶，最容易隨西方醫學對疾病的成見挪移。舉例來說，大多數人都讀過或聽過每晚睡七至八個小時最好。很多人把這個當成絕對指標，好像睡得較少或較多就代表哪裡出了問題。可是，雖然常態分布是衡量全體人口的好量尺，如果要用於評估個人狀況，就必須把人格特質也考慮進去才有意義。因此，在討論睡眠情形的時候，我們會發現有合理數量的人睡得比平均睡眠時間少，但這些低於平均值的人也完全健康。

基於這些原因，我對希亞娜PoTS和關節過動的診斷心有疑慮，因為這兩個診斷都有過度診斷的風險，而且都無益於減輕希亞娜的症狀——實際上恰恰相反：她已經將這些標

20 打噴嚏為正常人體排除鼻腔分泌物或刺激的反射動作。

籤身體化，症狀也愈來愈嚴重。

PoTS這種病很難找到能證明它確實存在的客觀病變。如果是最嚴重的病例——也就是那些明顯不在正常區間、毫無疑問生病了的人——病因通常是自律神經系統或結締組織出了問題。但令我憂心的不是重度病例，而是輕症的灰色地帶，因為後者沒有可茲證明的病變。在症狀光譜上較輕的那端，PoTS是臨床診斷，在沒有疾病證據下被假定為疾病。PoTS之所以成為新的診斷，是因為專家會議為站立時的心率設下正常值。雖然他們決定的數值有所依據，但仍是人為評估後的結果。這讓它成為過度寬鬆的診斷標準，理由一如前述。結果是：醫生更可能為正常值邊緣的人下PoTS診斷，而非告訴他們沒事。

我對希亞娜的PoTS診斷知道的愈多，就愈不確定這個診斷的效力。她是因為暈倒才就醫。暈倒對年輕女孩來說不算罕見，但她擔心到直奔急診。幫她看診的醫生既非專科、資歷又淺，建議她做PoTS檢查。如果她當時找的是自己的家庭醫生，或是遇到一位資深醫生，他們可能只會安慰幾句沒有大礙。但因為資淺醫生經驗不足，他們往往會安排更多檢查。暈倒讓希亞娜感到焦慮，她開始注意到自己會暈眩。

PoTS的標準檢查是傾斜床檢查。這項檢查會先讓人平躺，再轉成立姿，同時監控心率和血壓變化。專家會議決定以每分鐘心率增加三十下為界，劃分正常與不正常——所以，傾斜床檢查心率增加二十九下的人沒有PoTS，增加三十下的人患有PoTS。

希亞娜的第一次傾斜床檢查是陰性，代表她沒有PoTS。但希亞娜對醫學診斷有某種執著，非得為每個身體症狀都找到解釋才安心，所以檢查正常不能說服她。她想弄清楚自己為什麼會暈倒，也擔心是不是遺漏了什麼，於是她做了第二次檢查，這次是陽性。人找到自己認同的答案之後，就不會繼續找了，所以希亞娜認為第二次檢查才是正確的，就這樣接受了PoTS的標籤。其實，她原本也可以認為第一次檢查才正確。如果她當初這樣想，後來的結果也許會很不一樣。

知道自己有PoTS讓希亞娜格外注意自己的身體狀況。她開始尋找自己新確診問題的小症狀，無意識地將它們表現出來。她加倍留心暈眩的問題，對心率變化嚴陣以待。她開始從白噪音中挑出症狀操心，腦中的模版告訴她站起來可能會暈倒。預測編碼和預測誤差開始擾亂她的神經系統。因為害怕不舒服的感覺，她開始避免站姿。內與外的回饋迴圈結合後，她的身體變得愈來愈不靈活，症狀也隨之加重。她在無意間把身體訓練得更不會站，症狀惡化又回過頭來加深她的恐懼，惡性循環就這樣持續下去。

PoTS的概念幾十年前就有人談過，但其診斷直到一九九〇年代才進入主流醫學，現在卻變成年輕女性中十分常見的診斷。有人說美國女性有百分之一有這種問題，殊不知三十年前還沒有這個診斷。在PoTS診斷出現以前，醫生會怎麼治療有這種症狀的人呢？我強烈認為：如果希亞娜是三十年前就醫，醫生只會對她說她的體質容易暈倒。她得到的醫囑和現在給PoTS確診者的應該一模一樣——補充水分、高鹽飲食、站起身時動作放慢——只是少了PoTS的標籤。不貼診斷標籤不代表醫生怠忽職守。不貼標籤，代表醫生不想讓就醫者扮演病人的角色，因此也免除了隨角色而來的負面後果。我認為對希亞娜來說，這種作法有幫助得多。

希亞娜也有關節過動的診斷，這是她十多歲時因為關節痛被貼上的。因客觀基因異常而造成的極端關節過動，一直以來都無疑是疾病；但近幾年來，連普通程度的關節柔軟都被當成疾病，連證據都不必有。這讓關節過動一下子多了一大群「輕症者」——他們不像重度關節過動者那樣基因異常，但他們的關節在醫生眼裡柔軟到不正常。

創造出關節過動和PoTS的輕症概念之後，醫生開始用這些新定義幫助急於為身體經驗貼上標籤的人，結果關節過動和PoTS的診斷暴增，我認為這只不過是分類效應發酵而已。如果得到這些診斷的人能因此做出正面改變，進而改善生活品質，沒什麼不好。可是，當許多年輕人傾向將醫學概念身體化，我擔心給出診斷無法緩解他們的症狀，反而使之加重。

考慮到貼標籤的後果，我認為我給希亞娜的解離型癲癇診斷同樣應受質疑。解離型癲癇也有輕重度之分，嚴重的會抽搐好一陣子，絕不可能有人認為那是「正常」。但希亞娜的症狀輕微，如果用比較不帶醫學色彩的方式向她解釋，應該可以處理得更好。事實上，一年以後，希亞娜嚐到了被貼上這個標籤的惡果，我不得不再次面對當初給她這個診斷的罪惡感。

來找我之前，希亞娜和心理師談過不少次，在心理治療期間有顯著改善，可惜效果並不持久。她一停止諮商，恍神和難以專心的症狀全回來了，而且情況更加嚴重。一段時間之後，她開始抽搐，這讓她再次相信自己一定有癲癇。

「我覺得我得再做一次檢查。也許妳上次檢查的不夠多。」她說。

上次做的檢查已經多到不能再多了，我心想，但我對她說：「我很確定妳上次沒有癲癇，這次也不可能是。妳說的這些情況和癲癇一點也不像。」我看了她發作時的影片，時間太長，動作也不是癲癇發作的動作。更重要的是，針對恍神的成因她已經得出一個診斷了，懷疑現在又有新的原因，直覺上不合理。

「我能再做一次檢查嗎？也許還有別的掃描能做，有嗎？」她滿懷期待。

西方醫學有太多浪費時間、把常人變成病人的辦法，開一大堆非必要的檢查鑽牛角尖是其中之一。檢查並非船過水無痕，帶來的害處可能多過好處。在勒洛伊鎮參觀果凍展覽館的時候，我被一個極其怪誕的東西提醒了這一點。果凍展覽館是一棟磚造舊校舍，位於主街，記念那裡風雲一時的出口商品，是那種你本來沒什麼期待、進去一看才發現十分有趣的地方。

在展覽館工作的女士為每位訪客提供個人導覽，我跟著她逛的時候，完全沒想到會看到一則醫學警世寓言。那是一張果凍的腦電圖，擺在展場裡顯眼的位置，旁邊的剪報標題是：腦電圖證明大腦不是糨糊，是果凍。一九七四年，安大略神經學家亞德里安．厄普頓做了一個實驗：他為一大塊半球形果凍連上腦電儀電極，記錄它的「腦波」，然後將果凍和人類的腦電圖比較，指出證據顯示果凍可能有生命。展覽館把果凍和人類的腦電圖並列，簡介上寫著：「果凍的性質其實和健康男女的大腦一樣」。這當然不是事實。對外行人來說，這兩張腦電圖或許很像，但神經學家一眼就能看出兩者天差地遠。厄普頓博士做這個實驗不是異想天開，而是想指出重要的一點：醫學檢查不是無害的。包括測量腦波在內，很多檢查都極可能是偽陽性。檢查結果必須經過詮釋，也必須考慮臨床脈絡。不只腦電圖，許多醫學檢查都是如此。只要檢查夠多次，醫生一定能找出和正常情況不太一樣的地方，進而過度詮釋，徒增病人的焦慮。醫療不是做愈多檢查愈好。好的醫療方針是由經驗豐富的人做適當的檢查、提出適當的詮釋。如果醫生不想急救半天才發現自己救的是一顆果凍，就該好好遵守這項基本原則。

我設法勸阻希亞娜別再做掃描和檢查腦波，因為我知道做了對她沒有幫助。她則是堅持她絕對不是解離型癲癇，因為如果她是，她和心理師談了那麼久早該治好了。但她的話只讓我再次想到：大家對功能性疾病的標準果然比其他診斷高。如果一個人治的是偏頭痛、癲癇或糖尿病，治了一段時間沒有好轉，他們通常會要求換個方式治療；但如果是功能性疾病治了一段時間沒有好轉，他們會要求換個診斷。

我又花了六個月重新幫希亞娜找病因，然而結果一模一樣：她沒有癲癇，她的抽搐是解離造成的。她再一次找上心理師，但還是沒有好轉，因為不是每一個人都會好轉。最後，她從大學退學。回過頭看，我想唯一能改變她軌跡的是第一次診斷，而非第五次。從十五歲開始，她就已經學會把所有身體變化全當成醫學問題。大腦一旦建立起這種模式，就很難掙脫。

西方醫學熱中把人放進診斷分類，給細微差異和微小身體變化安上疾病名稱——這是整體趨勢，不只對功能性疾病如此。糖尿病前期、多囊性卵巢症候群、某幾種癌症和許多病症都有診斷過寬的問題。我對這個現象最憂心的是：很多人完全沒有意識到疾病分類的主觀本質。當人們聽醫生說自己有這種或那種病，他們往往以為醫生一定是對的。不論是我們給疾病取的拉丁文名稱，或是外觀酷炫的掃描儀器，都讓診斷顯得比其實際上來得更有權威。希亞娜在某種程度上是主動爭取她的診斷，但其他人是突然被扣上一個診斷，卻不知道那可能有爭議——也不知道自己其實有選擇。

西方醫學對人的吸引力、對系統化的要求、對精確的講究，讓它成為一股強大的力量，足以傳遞何為「健康」、何為「不健康」的文化概念。然而，西方醫學其實和其他醫學傳統一樣，無法免於追逐流行和趨勢。五十年後，今天的許多科學將不再被視為科學。一九四九年，諾貝爾醫學獎頒給了葡萄牙神經醫學家安東尼奧．埃加斯．莫尼斯，表彰他發展前額葉切除術治療精神病患。不幸的是——對女人來說尤其不幸——當時「正常行為」的範圍非常窄，以致這個手術被用來掌控叛逆的女兒和出軌的妻子。疾病的定義不斷在變，雖然這些變化有時能帶給我們益處，但未必總是如此。

我不願把過度診斷的問題全都怪在醫生頭上。大多數醫生很努力地當守門人，設法避免妄下診斷，也盡力安撫病人他們健康無恙，不需多做檢查，可是往往事與願違。人們愈來愈常要求得到標籤或追加檢查。社會逼醫生給予絕對的答案，只要我們有所疏漏，就懲罰我們。之所以會出現這麼多擴張定義的新醫學分類，醫生和病人都是共犯。有人暗示醫生喜歡下診斷一定有不可告人的理由，他們懷疑診斷是社會控制的手段，為事物貼上醫學標籤是為了使其成為醫生的禁臠。但我仍然由衷相信：科學家和醫生大多（雖然一定不是全部）是為了更大的美善而努力，只是我們不一定如自己以為的聰明，我們從錯誤中學習的速度也絕不算快。不論是鴉片類藥物成癮問題，還是抗生素使用過度造成抗藥性的問題，似乎都沒有冷卻我們過度醫學化的狂熱。可是在功能性疾病的領域，醫生看得見將疾病標籤身體化的結果，那些故事令人發怵。希亞娜現在已年近三十，身上有幾種使她無法正常生活的慢性醫學問題，而那些全都無法以病理學解釋。我診療過情況和她幾乎一模一樣的人，每個月都有幾個。

❖ ❖ ❖

如果決定一個人有沒有病都那麼複雜，請想想界定何謂正常行為有多困難。假使我們在七十年前將青春期的叛逆病理化，哪些人格特質會在現在被視為疾病，並於未來感到後悔？

美國精神醫學會的DSM已經出到第五版，不但一版比一版厚，而且精神和心理疾病的新分類愈來愈多。DSM對「精神病」的看法隨著時間發生重大變化。雖然有些分類消失了，但整體趨勢是分類愈擴愈大，新定義和子分類愈來愈多。DSM第四版將「哀傷」從重度憂鬱症的診斷標準排除，但第五版沒有排除這項。有人質疑這是把一般的哀傷也當成醫學問題，但也有人認為這項排除會讓一部分人得不到幫助。這個問題沒有唯一正確的答案。

DSM和腎臟病及骨質疏鬆症的定義一樣，也是由專家會議訂立的。因此，它是一部依存於文化的指南，內容與其出版的時間地點密不可分。最能說明這點的是各版對同性戀的歸類：第一版將同性戀列為「性欲倒錯」；第二版和第三版稱為「性傾向紊亂」。同性戀直到一九七三年才從DSM中刪除，不再被視為精神疾病。

DSM也列入了神經發展障礙症，例如自閉症和注意力缺陷過動症（ADHD，簡稱過動症）。得到這兩個診斷的人現在愈來愈多。我剛開始當醫生的時候，被貼上這兩個標籤的大多是孩子，但現在被診斷為自閉症或過動症的成人與日俱增（雖然診斷標準說病人必須從童年開始就出現相關特徵，才能下此診斷，但不是每個醫生都嚴格遵守診斷標準）。診斷急速增加在許多層面是好事，畢竟過動症和自閉症可以非常嚴重，阻礙生涯發展，而孩子這方面的問題很容易被忽略，過往甚至經常不得不輟學。診斷增加代表我們正努力尋找需要更多幫助的孩子，為他們提供支持。明白他們的問題何在，可以讓他們不再被貼上「笨」或「壞」的標籤，進而發揮所長。

不過，診斷增加也有不好的一面。過動症和自閉症的確診人數之所以大幅上升，部分原因是人們開始熱中尋求和運用這些標籤。由於大家顯然沒有想過此舉伴隨的風險，我們又一次看到過度診斷的危害。兒童發展「正常」與否是社會定義的，每個文化的標準都不一樣，沒有絕對。既然過動症和自閉症這類問題沒有單一的診斷檢查，其診斷標準又是質性的，診斷者保有某種程度的詮釋空間。從診斷標準的用語就能看出空間多大：「直接對話時，經常感覺沒在聽」、「在日常生活中常忘東忘西」、「無法完成學校功課」、「多話」、「坐立不安」。試問：多躁動是太躁動？多坐立不安是太坐立不安？多不專心是太不專心？診斷標準也說：這些特徵必須持續六個月以上，而且有礙行為功能，才可以診斷為過動症。可是，這還是取決於你認為怎麼樣的行為功能才正常、才可以接受。簡言之，過動症的診斷必須取決生活背景，必須參照社會群體裡的其他人。不同的人會以不同的方式運用診斷標準。

美國的過動症人數持續增加，從一九九七年的百分之六點九，上升到二〇〇七年的百分之九點五，之後也不斷提高。在《過動症之國：兒童、醫生、大藥廠與打造流行病》中，亞倫·史華茲請讀者注意有些州的過動症比例明顯過高，例如維吉尼亞州居然高達百分之三十三。研究顯示，超過兩成的中學男孩會被指為有過動症。這個領域還有不少爭議：在愛爾蘭，調查指出下學期生日的學生更容易被診斷為過動症。由於這些學生是班上年紀較小的一群，他們之所以得到這個診斷，也可能是因為我們不懂得分辨不成熟和過動。除了年紀長幼之外，還有文化因素：香港過動症診斷的比例特別高，有人認為是因為華人傾向把憤怒和強烈的情緒當成病。

助長過度診斷的因素很多，商機無疑是其中之一。光是販賣治療過動症成人和兒童的派醋甲酯（methylphenidate，商品名：利他能〔Ritalin〕），就能讓藥廠賺進幾十億元，連沒有過動症診斷的人都會借助它提升課業表現（如果他們確診過動症的話，取得藥品更方便）。除此之外，診斷標準和定義游移的主觀性也推波助瀾，讓病例不斷增加。令人憂心的是，家長、老師、學校有不少誘因為孩子尋求這類標籤。如果一個診斷能讓孩子得到更多幫助、學校得到更多資源，放寬診斷標準不就是皆大歡喜？

在孩子身上看出問題的確非常重要。我想再次強調：我不是否定診斷，而是擔心給輕症者貼上標籤的後果。只要你看過重度自閉症或過動症的孩子，一定不會質疑他們的失能程度。我擔心的是診斷對灰色地帶的孩子造成長期傷害。對這些身處「正常」邊緣的孩子，我們常常未充分考慮確診對他們的負面影響。被貼上標籤的孩子可能遭受異樣眼光，被別人認為比較不聰明或比較不可能成功。他們甚至會認同這個標籤，實現與之相關的預言，一生帶著汙名。另外，只因為注意力不足就把成人或兒童診斷為過動症，容易使得人們輕估了真正重度患者所遭遇的困難。

也許，在我們給學童貼上輕度過動症的標籤時，我們的確看出了他們需要更多幫助，這是對的。可是，我們難道一定需要標籤，才能照顧到難以適應學校、或是交不到朋友的孩子？或許我們還有更好的辦法，能既不給予診斷，又能提供幫助。畢竟，是標籤把行為變成病症。

進入二十一世紀後，成人也經常診斷出學習和神經發展問題。西方社會重視成就、獨立、不屈不撓和個人成功。當一個人沒能做到自己非常想做的事，社會通常會鼓勵他們繼續努力，而不是建議他們更改目標：「一開始做不到沒關係，再試一次，多試幾次。」我們鼓勵孩子別放棄追逐夢想，告訴別人如果他們真心想做一件事，終究會成功。對於總是沒辦法出版作品的寫作者，我們一定會拿J．K．羅琳當年被多次退稿的故事為他們打氣，告訴他們有志者事竟成——可是實際上當然未必。努力不一定會有成果；就算有成果，達成目標可能也讓人身心交瘁，付出健康代價。

病症有時是一個訊號，告訴我們選錯了路。但西方文化讓人難以承認失敗，於是我們日益傾向把自己的困頓歸咎於醫學原因。我懷疑希亞娜的解離是身體在對她發聲，告訴她她的人生選擇不適合她。西方的價值觀讓人以社會標準衡量自己，只要自己沒達到世人眼中的成功，就認為自己很失敗。愈來愈多人以為有一套眾所公認的「對」的人格特質，在別人認為——或他們自己認為——他們欠缺這種人格特質的時候，他們就以醫學解釋為自己解套。

我想起在廣播上聽到的兩個故事。第一個是一名女性到成年才被診斷為自閉症。她已經憂鬱多年，在工作上力不從心。直到她終於接受心理師的完整評估、被診斷為自閉症之後，她才重新看待自己的人生。

她說：「我覺得鬆了好大一口氣。以前有很多事我覺得是我的問題，還有種種失敗、缺點、我沒辦法控制的事，突然全都說得通了……那時的工作對我造成沉重的情緒和身體壓力……所以我馬上辭職走人，換了跑道。要是沒有這個診斷，我不會知道該這麼做。」

為什麼她需要診斷告訴她這些事呢？我納悶。她過得既辛苦又不快樂——這還不夠提醒她應該重新思考人生嗎？為什麼她需要經過這麼曲折的過程，才能做出在我看來十分明顯的選擇呢？自閉症診斷像是一張許可證，讓她決心離開不喜歡的工作。這讓我想起柳波芙和克拉斯諾哥斯科的人，他們必須得過昏睡症才忍心離開心愛的城市。

第二件事是一位作家寫了一本談母親的書。她母親確診自閉症的年紀相當大——七十二歲。作者說她母親一輩子鬱鬱寡歡，焦慮不安，也常常對家人說她感到恐懼，覺得人生沒有意義。她的身體出過不少狀況，也接受過很多檢查，可是始終沒有發現什麼毛病。後來醫生又讓她做了好幾次侵入性的檢查，還是難以做出診斷，只好讓她出院。最後，連她自己的孩子都感到厭煩，不再聽她訴苦。

沒想到她年逾古稀竟被診斷出自閉症，這對那位作家來說是個轉捩點。她開始用截然不同的眼光看待母親的苦，也對她產生前所未有的同情。可是，她母親都說了一輩子憂愁，難道還不夠？都說了「人生沒有意義」，難道還表達得不夠清楚？她因為無法解釋的身體症狀多次入院，為什麼醫生和家人都沒看出她的需求？西方社會對心理痛苦的耐心就是不如其他痛苦。而我們的大腦對心理之苦不屑一顧的結果，就是讓深受其苦的人不得不尋求疾病標籤，好得到他們苦求不得的協助和尊重。

西醫專科醫生看診往往只就症狀論症狀。雖然家庭醫生和社區醫生尚可掌握病人生病的全貌，醫院裡的醫生卻常常只見一隅，一頭鑽進特定症狀，如果檢查正常就讓病人離去，無法提供任何協助。火病、格里西瘋病、放棄生存症候群都是訴說心理困擾的文化語言，它們的症狀有超乎器官的意義。胸痛未必代表心臟出了問題。所以，當西醫聽見不符他們所學的疾病模式陳述，他們難以意會，至少不知該如何回應。

西方文化非常看重快樂，以致一個人不夠快樂都有可能被視為異常。我們把人的痛苦醫學化，也商業化。英美文化傾向把憂鬱症概念化（conceptualize）為生理和心理問題，其他文化則認為它因境遇而起（situational）。憂鬱症診斷的問題和前面幾個類似，爭議出在灰色地帶。重度憂鬱的症狀學相當穩定，發病者的行動能力明顯受到影響，一看便知他們需要幫助。但輕度憂鬱不一樣，你很難在「不快樂」和「病症」之間劃下一條線。西方文化傾向把這條線往病症那邊推。如果放寬定義能讓更多發病者好轉，當然是好事；但如果這個診斷變成製造慢性病症的標籤，顯然應該避免。

二〇一三年，全科醫生克里斯．唐瑞克發表〈憂鬱症作為文化依存症候群〉，探討將輕度憂鬱醫學化的種種因素。其中商業因素和實務因素的影響明顯可見：治療憂鬱是門大生意；對保險公司和醫生來說，多一個能為情緒低落者貼上的標籤不是壞事。醫生樂於提供診斷，病人則需要診斷為他們的感受賦予意義。然而，正如唐瑞克所說：以這種方式運用診斷是有爭議的。雖然研究證明抗憂鬱藥對重度憂鬱的人有幫助，但臨床試驗整合分析顯示：抗憂鬱藥用於輕度憂鬱的效果有待商榷。在臨床試驗中，抗憂鬱藥治療輕度憂鬱的效果頂多和安慰劑一樣。因此唐瑞克認為（我也同意）：這些標籤讓病人成為環境的消極受害者。我們應該重塑憂鬱和情緒低落的概念，讓它們擺脫這些標籤的框架。這樣做並不代表有這些困擾的人不能向醫生求助，相反地，這能讓求助者成為自身困擾的主人，而非消極受害者。

關於焦慮與憂鬱臨床表現的文化差異，精神醫學家勞倫斯・基梅爾曾為文指出：世界上大多數人都不認為憂鬱是精神疾病，所以精神醫學常規往往無法幫助到他們。在英國，我常聽人說情緒低落是因為血清素低。但調查顯示，少數族裔往往認為這類感受是重大事故所致，與生理或心理健康無關。從醫學論文就看得出來：西方醫學熱中於將人拉進自己的分類系統，並因此認為少數族裔對心理健康問題認識不足。可是，DSM是依存於文化的作品，只因為我們認為自己以證據為基礎的科學方法高人一等，醫界既有體制便急於把我們的規則套用到別人身上。問題是：我們蒐集的證據其實無法代表世界上的多數人口——大部分心理健康研究的受試者都是受過教育、居住在工業化富裕國家的白人。這些受試者無法代表那些我們試圖硬套用西醫系統的其他族裔。

以上種種問題讓我不禁要想：移民美國的韓國人要是犯了火病，會有什麼遭遇？既然現代醫學不善於融入其他觀點，他們無疑會依西醫的辦法接受評估和治療，然後安排進一步的醫學檢查或諮商（或者雙管齊下）。醫生將完全聽不出火病這種語言的弦外之音，因為他們一聽病人說不舒服，首先思考的一定是生物解釋，只有在嘗試失敗之後，才會轉向心理解釋。至於社會和文化因素？他們不太有能力列入考慮。

在《像我們一樣瘋》一書裡，作者伊森．沃特斯質疑西方文化對心理健康議題的處理方式，認為我們對自己的作法過於自滿。沃特斯指出，面對憂鬱的時候，我們之所以選擇在藥物和談話治療上挹注資源，是因為我們已經失去為受苦之人提供支持的群體感。他以創傷輔導為例，敘述一群到斯里蘭卡協助的美國心理師的態度。二〇〇四年南亞大海嘯之後的幾個月，美國的團體和個人志工紛紛來到斯里蘭卡。除了提供支援之外，他們也準備傾囊相授，把自己認為斯里蘭卡需要的治療方法傳授給當地人。可惜事與願違。這群心理師說，雖然他們試過教導當地人如何支持受害者，但後者似乎聽不進去，而且「對心理學意興闌珊」。他們也把創傷後壓力症候群（以下簡稱PTSD）的概念帶到斯里蘭卡，認為人對壓力的反應是大腦發生的生理現象，普世皆然，與社會和文化的關係不深。他們相信自己的輔導方式一定是對的，也對斯里蘭卡人做了種種預設（例如他們以為這裡長年貧困，戰事頻仍，人民必定脆弱不堪）。不料，斯里蘭卡人對這場天災的反應令美國人大惑不解。看到孩子個個急著回去上學，他們認為這是否認的心理防衛機制在發揮作用。不過，在美國執業的斯里蘭卡裔心理師蓋絲莉．斐南多另有見解。事實上，看到西方PTSD專家和輔導人員大量湧入，她感到不安。在她看來，種種磨難已經讓斯里蘭卡人更堅強，而非脆弱。她知道斯里蘭卡面對壓力的方式和北美不一樣——斯里蘭卡人更傾向將壓力表現為身體症狀，不像西方醫學直到現在還擺脫不掉心－身二元的想法。此外，對斯里蘭卡人來說，創傷不只是對內心狀態的震撼，也是對人際關係的衝擊。斐南多也強調斯里蘭卡人度過難關十分仰賴信仰——另一個被西方生理和心理治療途徑忽略的面向。事實上，她以前研究過戰爭對群體的影響，發現佛教和印度教孩童似乎比較不像基督徒孩童那樣憂鬱。與此同時，美國的治療途徑嚴重缺乏文化敏感度。

我想說的並不是某種文化比另一種文化更善於處理心理健康問題，而是處理心理問題沒有唯一正確的方式，若有某個群體認為自己知道另一個群體該怎麼做才對，恐怕不甚明智。同樣地，逼別人依自己的方式行事也是不智之舉。在敘述處理哀傷的文化差異時，勞倫斯．基梅爾以立陶宛為例：在那裡，人們總是勸哀傷的人「將傷痛埋在石頭底下，唱著歌跨過去」。在澳洲，原住民相信自己與土地俱為一體，除非大地康健，否則自己不會康健。西方醫學不會管立陶宛人或澳洲原住民怎麼想。西方醫學可能對我們有效，也可能不，但無論如何，我們不該以為它適用於每一個人。

主流現代醫學人多勢眾，而且不斷壯大聲勢，試圖讓其他人接受同一套思考和實作模式。常有人說如果某個問題能用藥物解決，就證明那是個醫學問題，而不是因境遇而起的問題。照這樣的邏輯，如果抗憂鬱藥讓你感覺變好，是不是就證明你有憂鬱症？如果利他能改善了你的注意力，是不是就證明你有過動症？藥物能增強某種能力的事實，並不能證明一個人有病。否則服用禁藥的運動員也能拿禁藥當證據，證明自己患有某種會讓表現變差的病。科學讓我們有機會透過病症和疾病將挫敗、失落、哀傷、悲痛概念化，很多人也真的抓住了這個機會。如果診斷能幫我們擋下責難，讓我們不被追究為何缺少自身文化重視的特質，欲將情緒低落和個人缺陷解釋成醫學問題當然可理解。但我們或許還有更好的作法，讓需要幫助的人不必尋求正式的醫學診斷，也可以重新看待自己。

我們的大腦厭惡混亂、迷戀解答，看似有理的醫學診斷——聽起來愈科學愈好——對撫平人生傷痛大有裨益。我並不認為這種辦法一定是錯的。能讓人好過一點，繼續向前，就是好辦法，我也支持。雖然我不會選擇以醫學化或信仰處理自己的問題，但我不排斥西方醫學，也不排斥密斯基托人和瓦皮沙納人的信仰。做為醫生，我只對什麼能讓人好過一點有興趣。可是，我認為應該在充分提供資訊之後再讓人做選擇。人不該被醫界體制推上醫學化之路，也不該被教會逼著接受信仰。如果醫界體制給每一種診斷都披上「符合科學」、「正確無誤」的外衣，無異於剝奪人們的知情選擇權。

不過，我最憂心的還是下一代。成人尚可自行選擇醫生和尋求標籤，視該標籤對生活品質的影響決定接受與否，但孩子不能。當我們把注意力轉移到孩子身上，同時不斷擴大診斷標準、創造新的標籤，用學習障礙、社會化障礙、身體疾病解釋他們的弱項，我們等於聽任他們被這些充滿不確定性的標籤擺布。在傾向過度醫學化的醫學氣氛中，我們給孩子的標籤其實並不可靠，但家長卻以為它們絕對無誤。等孩子長大以後，誰知道這些標籤會對他們的心理和生活造成什麼影響？造成格里西瘋病的「精靈」來來去去，自閉症、過動症、憂鬱症、PoTS的標籤卻永不消失。

# 結語 Epilogue

社會（society）：由許多個人以社群成員的身分一起生活的集合體

二〇一八年，放棄生存症候群傳到了太平洋島國諾魯。諾魯當時是難民中途站，收容向澳洲尋求庇護的難民。放棄生存症候群換了地方也變了症狀，十足忠於其生物－心理－社會疾病的本色。諾魯的難民兒童拒絕進食，澈底憂鬱和絕望，最後動也不動。如果說瑞典的兒童是被動地、無精打采地緩緩沉入淡漠的世界，諾魯的兒童就是主動地發出求助的吶喊。一名女童自焚，多名孩童求死。情勢惡化到需要立刻緊急處理。

諾魯是座小島，自然資源早已被採礦摧毀，海洋生態也已遭汙染破壞。被拘留在這裡的孩子前途茫茫，進也不得，退也不能。諾魯對他們來說更像監獄，連守衛都有。他們獲准進入澳洲的機會渺茫，但可以選擇遣送回國，或是接受更遙遠的國家庇護。瑞典那些孩子的處境已經十分艱難，諾魯這些孩子的情況甚至更糟。到二〇一八年，放棄生存症候群已廣受全球媒體報導，傳到半個地球外的另一個難民營似乎不令人意外。二〇一九年，它又傳到希臘萊斯沃斯島的難民營。

問題來了：該怎麼預防放棄生存症候群？又該怎麼治療這些陷入昏迷或僵直的孩子？我去探望諾拉、赫蘭、芙蘿菈、凱琪雅的時候，她們都靜靜躺在家裡，沒有積極的醫療介入。如果放棄生存症候群是一種醫學疾病，她們當然應該住進醫院；就算要待在家裡，她們起碼也該接受居家密集治療。我忍不住在想：如果她們生於歐洲——如果她們不是難民——社會一定會要求讓她們得到更多照顧。

或者我們該問的是：放棄生存症候群是醫學疾病嗎？如果它是社會－文化現象，像現在這樣讓她們待在家裡，偶爾有幾位像奧爾森醫生這樣的人為她們發聲，爭取更明確的解決方案，或許尚可接受。如果讓她們入院接受個別治療，她們或許會有一絲希望康復，但這樣做之後，我們就放著背後造成這種疾病的社會問題不管了嗎？我的密斯基托族新朋友馬里歐說過，像格里西瘋病這樣的病讓脆弱的女孩變強。我漸漸感到放棄生存症候群是一種表達心理困擾的語言，但力道比言語更大。如果我們光是治療放棄生存症候群的症狀，卻不處理更根本的社會問題，到頭來是否剝奪了這個社群的聲音、沒收了這些孩子的力量？如果消滅放棄生存症候群，這些尋求庇護的孩子該怎麼讓外界聽見他們的苦？畢竟，他們曾經明確表達困擾，也曾經透過正常的管道求助，可是似乎都不夠。

看著放棄生存症候群傳向全世界、新型心身症在新的群體爆發，我為它們造成的浩劫和我們對它們的無知感到絕望。開始寫這本書的時候，我天真地預想著要透過幫助人們了解創造功能性疾病的生理機制，讓大家更懂得如何防範。接著我展開訪談，第一次以不是醫生、也沒有治療義務的身分聽人們的故事。沒想到卻發現了新的視角，讓我現在不禁懷疑：根除這些病是對的嗎？對我訪談的許多人來說，心身症有某種重要功能。對密斯基托人和瓦皮沙納人來說，癲癇解決了他們的社會文化問題；在克拉斯諾哥斯科，昏睡症發揮了同樣的作用。心身症和功能性疾病打破了其他醫學問題的規則——儘管它們帶來傷害，有時候卻也少不了它們。

言語不足以道盡人的一切感受。複雜的情緒無法精簡成理性而周密的概念，用以說明每一個人在每一種處境裡的感覺。人就是會認知失調，就是會遇上道德兩難、衝突的選擇、不平等和絕望。生命總是能找到方法設下看似不可能逃脫的陷阱。人不是機器，不可能依照只知邏輯、沒有情緒的演算法做出決定，所以，我們或許就是需要緩衝機制、應對手腕、不傷面子的衝突解決辦法、克服矛盾心理的技巧。有時候，將衝突以身體化的方式表現出來，比直接說出來更好控制，也更實際。

聽柳波芙談她的昏睡症和往日時光的時候，我以為她和克拉斯諾哥斯科人的經驗是獨一無二的。但我愈是思考，愈覺得她的故事是普世的——那是一則舊情不再的故事。柳波芙與克拉斯諾哥斯科的關係，就像曾經的愛逐漸褪色，乃至煙消雲散。當愛已成往事之後，許多人雖然黯然神傷，也難以忍受不確定感，但還是會為該走還是該留掙扎良久。這種兩難有實際的一面，可以歸納出各種優點和缺點逐項分析，但它也有複雜得多的情感面，怎麼選都難如登天。面臨人生重大改變時也是如此，當每個抉擇和問題都錐心刺骨、都沉重到不可能調和，我們或許需要無意識的過程才能走出泥沼。對於柳波芙的昏睡症，我們一方面可以把它當成處理艱難抉擇的異常方式；另一方面也可以把它當成必經之路。如果沒走過這條路，柳波芙不可能做出重大決定，也不可能處理心中的嚴重失落。

我也想起我在廣播上聽到的故事：一名女性因為確診自閉症的關係，生活發生了不少正面改變。剛聽到這個故事時，我只擔心過度使用標籤和醫學化的傷害，但我或許漏看了其中的美。如果我是她的醫生，而她已經找到能讓自己的人生快樂一點的道路，我何苦多此一舉拆掉那條路呢？西方醫學鼓勵我們就症狀論症狀。問診的時候，我們希望病人能描述、統整自己的問題。結果我們成了方法、準則、科技的奴隸，失去解讀病人故事必備的重要能力。可是，只有在百分之百只靠分析、完美到不可能存在的世界裡，才可能完全不必以隱喻的方式表達心理困擾。

對於心身症，西醫現在把大部分的注意力都放在它們的生理機制，因為外界要求我們證明它們是「真的」，而且大家普遍認為：想證明它們是「真的」，唯一的辦法就是找出大腦掃描和血液檢查的異狀——因為西方社會重視的就是這種證據。生物途徑對塔拉的確有用。她之所以失去走路的能力，是因為椎間盤突出引發迴圈效應；而椎間盤突出之所以能引發迴圈效應，是因為她對自己的身體狀況做了一番解釋。在指出她的解釋有誤之前，我們必須先知道她是怎麼解釋的；想說服塔拉相信醫生沒有誤診，就必須讓她了解她產生了哪些異常的生理過程。唯有讓她了解身體真的能玩出這種把戲，她才能克服心理障礙。

如同其他醫學疾病，心身症和功能性疾病一樣是透過生理變化發作，因而絕不該低估那些變化。面對排山倒海的資訊，大腦隨時都在預測、刪除、評估、再評估、推測、學習。細胞可能長得太快，變成癌症；器官可能分泌太多荷爾蒙，造成病變。同樣地，無意識的心理過程也隨時都有可能出問題，功能性神經症狀障礙症就是大腦的編碼錯誤。它們是神經迴路對行為變化的異常反應；它們的觸發因素數不勝數，其中只有一部分和心理困擾有關；它們可能是對傷害、疾病、錯誤醫學觀念、困境、衝突或傳染性焦慮的反應。功能性疾病的失能是透過與學習類似的過程發展的，但寫進大腦的東西也可以抹除，所以這個過程並非不可逆。

不過，西方的生物途徑僅止於此，它沒辦法讓人更好。雖然心理衝突的身體化是人生必要之惡，但我們不該讓功能性疾病和心身症演變為長期失能。然而，解離型癲癇的人只有三成完全康復。塔拉算是幸運兒，因為許多功能性疾病的前景同樣黯淡，不論是治癒率或復原率都沒什麼進展。像這樣原地踏步的醫學問題，我還真想不出幾個。也許是因為我們總是忽略功能性疾病的社會文化層面，把焦點全放在如何結合生物治療和心理治療。也許有一天潮流會變，主流醫界會將影響病症的社會因素納入治療考量，不這樣做的醫生反而成為異數。

在我寫作本書所收集的案例裡，圓滿收場的都不是透過生物或心理治療，甚至不是透過醫學。密斯基托人藉由儀式復元；對中毒說深信不疑的克拉斯諾哥斯科人搬離原發地，讓昏睡病解決了它想解決的問題；瓦皮沙納族的女孩離開讓她們發病的學校；勒洛伊的女孩遠離讓她們症狀惡化的媒體風暴。值得一提的是，雖然勒洛伊的女孩不肯接受轉化症的診斷，但她們醫生的堅定立場對她們起了正面作用。在我這次調查的案例中，這是唯一一個醫生幫上忙的例子。

每個人產生心身症症狀的生物變化都是一樣的，之所以有的人康復、有的人惡化為慢性病，常常是因為社群的反應程度不同。人的生病經驗會因他人的反應而易。在我調查的案例中，沒有一個社群不激烈抗拒「心身症」這個醫學概念，將之等同於「假冒」。由於發病者的家人和社群不願他們被這樣診斷，當事人往往選擇不多。這些讓我獲益匪淺的受訪群體都植根於社會之中，而社會在形塑這些病的敘事上扮演十分關鍵的角色。社群為解釋這些病而創造敘事，不同的敘事讓一些人康復，讓另一些人長期失能。在哈瓦那症候群事件中，聲波武器的謠言始終具有優勢，以致美國使館有一些人真的認為自己不可能復原。在埃爾卡門，被貼上「瘋子」標籤的女孩形同被社會放逐，讓她們不得不證明自己真的病了。

在所有我見到的人裡頭，我最佩服的是密斯基托社群。我認為他們的解決方式最優雅，因為他們是把發病者帶回群體，而不是把他們趕出去。格里西瘋病像是喊出口號，召喚整個社群一起回應。相較之下，我的病人往往因為失能而遭到孤立。格里西瘋病不只讓我看到以儀式化的病症（ritualized illness）外化衝突的優點，更重要的是，提醒了我信仰的可貴。我是個死硬派無神論者，傾向實用主義，來自一個宗教機構已聲名狼藉的國家，我實在想不到我還會有肯定信仰的一天。但我親眼看到密斯基托人的信仰如何凝聚他們，為他們創造出有助於發病者康復的環境。看到信仰提供的解釋為他們帶來多少安慰，我不禁對個人主義的西方社會感到同情，因為在我們的社會裡，陷入危機的人常常完全沒有支持體系。

當社會失去共同的信仰、社群感、家庭，人就不得不尋找新的支持管道。當社群中只有醫院提供照顧，將社會問題和心理困擾醫學化反而合情合理。當一個人只有進入診間才能得到聆聽，把病治好無異於讓自己陷入孤立。也許，醫界既有體制治療心身症的成績之所以如此不佳，是因為其他支持資源根本不到位。我的很多病人（不限於功能性疾病病人）希望得到的是社會支持，而非更多藥物，但他們想要的我沒辦法給。有時會有病人問我：「如果我好了，是不是就不能來找妳了？」想到他們和我（或任何一位醫生）偶爾十五分鐘的約診，竟是他們唯一的盼望，我低徊不已。

寫這本書提醒了我：當病人對自己的病症已經有了一套解釋，醫生必須和他們的觀點合作，而非對抗。當醫學既有規則和流程不適用，醫生必須退後一步，聆聽症狀訴說的故事。當醫生和病人找到交集，解決辦法水到渠成。

我也學到：病人康復機會最大的社群，是容許病人和醫生一起尋找交集的社群，是懂得以聆聽代替批判的社群，是提供支持的社群，是能容忍不完美和失敗的社群，是能謙卑地放下既有利益的社群，是能全方位觀照健康的社群。
現在，我們該做的就是創造這樣的社群。

# 致謝 Acknowledgements

至為感謝容我在這本書裡寫下你們故事的每一位。謝謝你們的慷慨、信任、幽默、善意——當然也謝謝你們一路招待的咖啡、茶和美味的餐點（柳波芙的熱情好客尤其令我難忘）。由於這些故事涉及敏感內容和個人隱私，我更動了其中幾位的名字，但我已盡力依我聽到的原貌呈現。即使如此，有些地方我還是可能有所誤會，如果不幸言中，還望見諒。

我也深深感謝協助我研究與訪問的諸君，尤其是伊莉莎白·胡爾特克蘭茨、艾德·保利特、卡爾·薩林、荻娜菈·薩立艾瓦、達納貝克·比門諾夫、莎拉·多波爾、克特妮·斯塔福-渥特、卡塔琳娜·赫南德斯、梅爾·艾斯匹諾薩、潔咪·巴布羅·史考特、摩西·路易斯、霍華德·歐文斯、凱利·歐康諾、章魚壺心肌症支持團體、愛莉森·湯普森。瑪妲蓮娜·康納博士的作品與慷慨對我啟發尤多。這一路上的每一個人都是我的良師，但書中若有錯誤都是我個人的責任。

在哈薩克首都努爾蘇丹時，與我素昧平生的蘇利曼先生邀我參加他盛大的生日宴會，不為別的，只為他看出我獨自一人身在陌生的地方，很想找人聊聊。謝謝他和他可愛的家人如此溫暖的舉動，也謝謝每段旅程中每一位款待我的人。感謝劍橋大學愛爾蘭學會讓我增廣見識——原來製作能完美模仿人類走路的機器，比設計能打敗棋王的電腦更難。我們的身體精巧如機械奇蹟，我們卻隨隨便便就能學會複雜的動作、打字、踢足球、新單字——為什麼我們這麼難想像自己可能一夕之間失去這些能力？

謝謝皮卡鐸出版社強大的團隊。無限感謝我的編輯喬治·莫利的建議、提點和用心。也謝謝保羅·馬提諾維奇和潘妮洛普·普萊斯給我無比可貴的協助。感謝嘉柏莉耶菈·瓜托米尼、麗百加·洛伊德、克蘿依·梅、史都華·威爾森，以及所有我尚未相見、但盼望一會的辛勤出版人。

衷心感謝我在摩根·格林創作公司的經紀人克絲蒂·麥可拉克蘭。謝謝她願意放手一搏讓我嘗試，對此，我永遠感謝。謝謝莉賽特·弗哈根和ＰＦＤ團隊為本書熱情付出。

在這本書的開始階段，我一度不知如何下筆。在此，我想向那段時間給我建議和方向的人致上謝意與歉意。這樣的貴人多到我無法一一點名。

work disorder
器質性腦部疾病 organic brain disease
戰或逃 fight-or-flight
轉化症 conversion disorder
攣縮 contractures

組織機構

太平洋瓦斯電力公司 Pacific Gas and Electric
卡布里飯店 Hotel Capri
伍華德紀念圖書館 Woodward Memorial Library
拯救兒童基金會 Save the Children
美國國家衛生院神經疾病與中風研究所 US National Institute of Neurological Disorders and Stroke, NINDS
美國精神醫學會 American Psychiatric Association
美聯社 Associated Press
英格罕大學 Ingham University
哥倫比亞國家衛生研究院 Instituto Nacional de Salud, INS
國家飯店 Hotel Nacional
無國界醫生 Médecins Sans Frontières
硝石醫院 Salpêtrière Hospital
路透社 Reuters
瑪利亞山脈大女性主義者協會 Great Feminists of the Maria Mountains
劍橋大學愛爾蘭學會 Cambridge University Irish Society
摩拉維亞教會 Moravian church
摩根・格林創作公司 Morgan Green Creatives

其他

毛利人 Maori
瓦皮沙納族 Wapishana
伊特拉斯坎 Etruscan
剌撒 lasa
阿拉瓦克語 Arawakan
哥倫比亞聯合自衛軍 AUC
密斯基托族 Miskito
雅茲迪人 Yazidi
塞勒姆審巫案 Salem Witch Trials
塞爾維亞人 Serbs
奧許維茲 Auschwitz
矮妖 leprechaun
精靈 *duende*
赫蒙族 Hmong
薩拉多大屠殺 Massacre of El Salado
羅姆人 Romany

生物－心理－社會醫學 biopsychosocial medicine
回憶偏差 recall bias
多發性硬化症 multiple sclerosis
自我延續現象 self-perpetuating phenomenon
自我感喪失 depersonalization
自傳播 self-propagating
利他能 Ritalin
妥瑞症 Tourette's syndrome
貝爾現象 Bell's phenomenon
身體化 embody
帕金森氏症 Parkinson's disease
性欲倒錯 sexual perversion
性傾向紊亂 sexual-orientation disturbance
放棄生存症候群 resignation syndrome
注意力缺陷過動症 attention deficit hyperactivity disorder, ADHD
注意力偏誤 attentional bias
直立性心搏快速症候群 postural orthostatic tachycardia syndrome, PoTS
阿茲海默症 Alzheimer's disease
非自願動作 tics
非癲癇性發作 non-epileptic seizures
前知 priors
哈瓦那症候群 Havana syndrome
派醋甲酯 methylphenidate
格里西希克尼斯（格里西瘋病）grisi siknis
消耗病 consumption
症狀庫 symptom pool
神經發展障礙症 neurodevelopmental disorders
迴圈效應 looping effect
情緒激發 emotional arousal
章魚壺心肌症 takotsubo cardiomyopathy
集體心因性疾病 mass psychogenic illness, MPI
集體社會因素疾病 mass sociogenic illness
集體焦慮症 mass anxiety disorder
集體歇斯底里症 mass hysteria
歇斯底里症候群 hysteriadisorder
解離 dissociation
跳跳法國佬 jumping Frenchmen
運動型集體歇斯底里症 mass motor hysteria
運動神經元疾病 motor neurone disease
預測誤差 prediction error
熊貓症 PANDAS
睡眠多項生理檢查 polysomnography
腿沉 les jambes lourdes
舞疫 dancing plague
僵直症 catatonia
廣泛性拒絕症候群 pervasive refusal syndrome
廣泛性激發退縮症候群 pervasive arousal withdrawal syndrome, PAWS
模版 templates
複雜性腦網路疾病 complex brain net-

蓋亞那 Guyana
德州 Texas
緬因州 Maine
諾魯 Nauru
薩摩亞 Samoa
露德 Lourdes

## 書報電影名

《今日秀》*Today Show*
《永不妥協》*Erin Brockovich*
《如果這是一個人》*If This Is a Man*
《每日郵報》*Daily Mail*
《坦維拉》*Tangweera*
《科學》*Science*
《美國旁觀者》*American Spectator*
《美國醫學會期刊》*Journal of the American Medical Association, JAMA*
《英國精神醫學期刊》*British Journal of Psychiatry*
《時代雜誌》*Time*
《時報》*El Tiempo*
《紐約客》*New Yorker*
《紐約時報雜誌》*New York Times Magazine*
《第七人》*A Seventh Man*
《喉鏡研究耳鼻喉科學》*Laryngoscope Investigative Otolaryngology*
《歇斯底里症候群研究》*Studies on Hysteria*
《過動症之國：兒童、醫生、大藥廠與打造流行病》*ADHD Nation: Children, Doctors, Big Pharma, and the Making of an Epidemic*
《像我們一樣瘋》*Crazy Like Us*
《精神疾病診斷與統計手冊》*Diagnostic and Statistical Manual, DSM*
《蓋亞那紀事報》*Guyana Chronicle*
《衛報》*Guardian*
《激情年代》*The Crucible*
《闇黑經》*black book*
《鏡報》*Mirror*
《變身女郎：西碧兒和她的十六個人格》*Sybil*

## 專有名詞

下視丘－腦垂腺軸 hypothalamic–pituitary axis, HPA
大笑流行病 laughter epidemic
分類效應 classification effect
反射性缺氧暈厥 reflex anoxic syncope
心因性 psychogenic
心碎症候群 broken-heart syndrome
文化依存症候群 culture-bound syndromes
火病 화병，hwa-byung
代理型孟喬森症候群 Munchausen's syndrome by proxy
功能性神經症狀障礙症 functional neurological disorder, FND
外傷性腦損傷 traumatic brain injury
失神發作 petit mal
民俗病 folk illness

潔琳 Jaylene
潘妮洛普・普萊斯 Penelope Price
璜・古茲曼 Juan Guzman
諾拉 Nola
霍華德・歐文斯 Howard Owens
黛思禮・福克斯 Desrey Fox
麗百加・洛伊德 Rebecca Lloyd
寶菈 Paula
蘇利曼 Suleyman
蘇菲 Sophie
露琪雅 Lucia
蘿菈 Laura
蘿菈・布倫南 Laura Brennan

## 地名

巴蘭吉亞 Barranquilla
水牛城 Buffalo
北約克夏 North Yorkshire
卡貝薩斯港 Puerto Cabezas
卡拉可里 Caracoli
卡拉契 Kalachi
卡茲奇山 Catskills
卡塔赫納 Cartagena
古巴 Cuba
史特拉斯堡 Strasburg
尼加拉瓜 Nicaragua
尼加拉瀑布 Niagara Falls
伊特拉斯坎 Etruscan
安大略 Ontario
艾西爾 Esil
克拉斯諾哥斯科 Krasnogorsk
努爾蘇丹 Nur Sultan
宏達爾 Horndal
希臘萊斯沃斯島 Lesbos
沙溪 Sand Creek
辛克利 Hinkley
里彭 Ripon
亞瑟港 Port Arthur
坦噶尼喀 Tanganyika
帕薩迪納 Pasadena
拉康索納 La Cansona
林肯郡 Lincolnshire
波哥大 Bogotá
阿瓦斯塔拉 Awastara
阿克莫拉 Akmola
阿拉木圖 Almaty
阿第倫達克山脈 Adirondacks
阿斯塔納 Astana
阿爾巴尼亞 Albania
南斯拉夫 Yugoslav
哈瓦那 Havana
哈薩克 Kazakhstan
科索沃 Kosovo
哥倫比亞 Colombia
埃爾卡門 El Carmen de Bolívar
海地 Haiti
勒洛伊 Le Roy
曼哈頓 Manhattan
莫斯基托海岸 Mosquito Coast
斯德哥爾摩 Stockholm
奧斯汀 Austin
瑪利亞山脈 Maria Mountains

珍妮 Jenny
約瑟夫・門格勒 Josef Mengele
約翰・伯格 John Berger
約翰・凱瑞 John Kerry
耶莉莎 Yeliza
耶絲米 Yesmid
娜潔絲妲 Nadezhda
泰德・克魯茲 Ted Cruz
茱莉亞・羅勃茲 Julia Roberts
茱莉葉 Juliet
茵佳 Inga
馬可・魯比歐 Marco Rubio
馬克・哈利特 Mark Hallett
馬里歐 Mario
梅爾・艾斯匹諾薩 Mel Espinoza
笛卡兒 Descartes
荻娜菈 Dinara
荻娜菈・薩立艾瓦 Dinara Salieva
莉賽特・弗哈根 Lisette Verhagan
莎拉・多波爾 Sarah Topol
莎莉・菲爾德 Sally Field
麥可・霍佛 Michael Hoffer
凱利・歐康諾 Kelly O' Connell
凱琪雅 Kezia
凱瑟琳 Catherine
凱瑟琳・希貝爾 Kathleen Siepel
凱蒂・克勞特伍斯特 Katie Krautwurst
勞倫斯・基梅爾 Laurence Kirmayer
勞爾・卡斯楚 Raúl Castro
喬治・恩格爾 George Engel
喬治・莫利 George Morley
斐代爾・卡斯楚 Fidel Castro
普丁 Vladimir Putin
普利摩・李維 Primo Levi
晶姆 Kim
湯瑪斯・希登漢 Thomas Sydenham
舒克拉 G. D. Shukla
華德・歐文斯 Howard Owens
菲利普・丹尼斯 Philip Dennis
塔拉 Tara
奧圖 Otto
奧爾森 Olssen
奧黛莉 Audrey
愛莉森・湯普森 Alison Thompson
愛莉雅 Aliya
愛瑞卡・賈西亞 Erika Garcia
瑟菈 Thera
道格拉斯・史密斯 Douglas H. Smith
達納貝克・比門諾夫 Danabek Bimenov
嘉柏莉耶菈・瓜托米尼 Gabriela Quattromini
瑪妲蓮娜・康納 Maddalena Canna
瑪塞拉 Marcela
瑪裘莉 Marjory
瑪麗雅 Maria
蓋絲莉・斐南多 Gaithri Fernando
赫蘭 Helan
德魯・平斯基 Drew Pinsky
摩西・路易斯 Moses Lewis
潔咪・巴布羅・史考特 Jamie Pablo Scott

# 名詞對照表

## 人名

J. K. 羅琳 J. K. Rowling
大衛・查爾默思 David Chalmers
山姆 Sam
川普 Donald Trump
巴拉克・歐巴馬 Barack Obama
卡辛－若馬特・托卡葉夫 Kassym-Jomart Tokayev
卡洛斯 Carlos
卡琳 Karin
卡塔琳娜 Catalina
卡塔琳娜・赫南德斯 Catalina Hernández
卡爾・雅斯培 Karl Jaspers
卡爾・薩林 Karl Sallin
卡爾文・柯立芝 Calvin Coolidge
史都華・威爾森 Stuart Wilson
伊恩・哈金 Ian Hacking
伊納鳩 Ignacio
伊莉莎白・胡爾特克蘭茨 Elisabeth Hultcrantz
伊森・沃特斯 Ethan Waters
吉米・卡特 Jimmy Carter
安東尼 Anthony
安東尼奧・埃加斯・莫尼斯 António Enas Moniz
托馬斯 Thomas
米拉 Mila
艾琳・布羅克維奇 Erin Brockovich
艾雷拉 Herrera
艾德・保利特 Ed Paulette
佛洛伊德 Freud
克里斯・唐瑞克 Chris Dowrick
克特妮・斯塔福－渥特 Courtney Stafford-Walter
克絲蒂・麥可拉克蘭 Kirsty McLachlan
克蘿依・梅 Chloe May
努爾蘇丹・納扎爾巴耶夫 Nursultan Nazarbayev
希亞娜 Sienna
希波克拉底 Hippocrates
亞倫・史華茲 Alan Schwarz
亞瑟・米勒 Arthur Miller
亞德里安・厄普頓 Adrian Upton
妲瑪拉 Tamara
尚－馬丹・夏科 Jean-Martin Charcot
芙烈妮雅 Frinia
芙烈達 Frida
芙烈達・卡蘿 Frida Kahlo
芙蘿菈 Flora
金・寇克斯 Kim Cox
阿萊瑟雅 Alethia
保羅・馬提諾維奇 Paul Martinovic
柳波芙 Lyubov

# 謎病睡美人

## 各種罕見心身症的奇妙故事，一位腦神經專家的醫療人類學全球踏查報告



謎病睡美人：各種罕見心身症的奇妙故事，一位腦神經專家的醫療人類學全球踏查報告／蘇珊・歐蘇利文(Suzanne O'Sullivan)著；朱怡康譯.－初版.－臺北市：麥田出版：英屬蓋曼群島商家庭傳媒股份有限公司城邦分公司發行，2022.11
面；公分
譯自：The sleeping beauties : and other stories of mystery illness
ISBN 978-626-310-326-9(平裝)
1.CST: 心身症 2.CST: 心身醫學
415 111014845

封面設計　莊謹銘
內文排版　黃暐鵬
印　　刷　前進彩藝有限公司
初版一刷　2022年11月

定　　價　新台幣480元
I S B N　978-626-310-326-9
Printed in Taiwan


作　　者　蘇珊・歐蘇利文（Suzanne O'Sullivan）
譯　　者　朱怡康
責任編輯　翁仲琪
國際版權　吳玲緯
行　　銷　何維民　闕志勳　吳宇軒　陳欣岑
業　　務　李再星　陳紫晴　陳美燕　葉晉源
副總編輯　何維民
編輯總監　劉麗真
總 經 理　陳逸瑛
發 行 人　涂玉雲

出　　版

麥田出版
台北市中山區104民生東路二段141號5樓
電話：(02) 2-2500-7696　傳真：(02) 2500-1966
麥田網址：https://www.facebook.com/RyeField.Cite/

發　　行

英屬蓋曼群島商家庭傳媒股份有限公司城邦分公司
地址：10483台北市民生東路二段141號11樓
網址：http://www.cite.com.tw
客服專線：(02)2500-7718; 2500-7719
24小時傳真專線：(02)2500-1990; 2500-1991
服務時間：週一至週五09:30-12:00; 13:30-17:00
劃撥帳號：19863813　戶名：書虫股份有限公司
讀者服務信箱：service@readingclub.com.tw
麥田網址：https://www.facebook.com/RyeField.Cite

香港發行所

城邦（香港）出版集團有限公司
地址：香港灣仔駱克道193號東超商業中心1樓
電話：+852-2508-6231　傳真：+852-2578-9337
電郵：hkcite@biznetvigator.com

馬新發行所

城邦（馬新）出版集團【Cite(M) Sdn. Bhd. (458372U)】
地址：41, Jalan Radin Anum, Bandar Baru Sri Petaling, 57000 Kuala Lumpur, Malaysia.
電話：+603-9057-8822　傳真：+603-9057-6622
電郵：cite@cite.com.my